中医经典要文便读

主　编　吕光耀　安冬青

副主编　关继华　李凤森　洪　军

编　委　（以姓氏笔画为序）

马骏麒　王朝驹　冉亚军

刘在新　闫卫国　安　娜

汪建萍　陈少辉　张新军

张　红　罗江萍　赵明芬

虞红新

U0334514

中国中医药出版社

·北　京·

图书在版编目（CIP）数据

中医经典要文便读/吕光耀，安冬青主编 . —北京：中国中医药出版社，2011.7（2017.3 重印）
ISBN 978 - 7 - 5132 - 0138 - 4

Ⅰ. ①中… Ⅱ. ①吕… ②安… Ⅲ. ①中国医药学 -古籍 - 简介 Ⅳ. ①R2 - 52

中国版本图书馆 CIP 数据核字（2010）第 190871 号

中国中医药出版社出版
北京市朝阳区北三环东路 28 号易亨大厦 16 层
邮政编码 100013
传真 010 64405750
北京泰锐印刷有限责任公司印刷
各地新华书店经销

*

开本 787 × 1092 1/32 印张 12.5 字数 296 千字
2011 年 7 月第 1 版 2017 年 3 月第 5 次印刷
书 号 ISBN 978 - 7 - 5132 - 0138 - 4

*

定价 28.00 元
网址 www.cptcm.com

序　言

　　古人曰：学分三类，曰已然，曰当然，曰未然。观已然之迹，习当然之法，知未然之理。未观已然，难习当然，不习当然，罔知未然。是故已然者，为学之根基也。目下中医之学，亦可三分：医史文献，已然之学；临床诊疗，当然之学；扩展创新，未然之学也。学虽三枝，其本则一，本于中医经典尔。

　　或问：习医史文献之学者，固当谙熟经典，若临床诊疗家，只取辨证论治法则，熟记方药经络可也，何必着力于经典？曰：不然。医家临证，如兵家临敌。善用兵者，决机制胜，虽若纵横捭阖出于己心，然求其谋计之所施，无不暗合古法。如韩信之背水，虞诩之增竈，往往皆祖孙吴故智。盖取事之已然者以为证，果何往而不获效耶。中医经典，辨证论治之圭臬也，一如兵家之孙吴；晓兵法方许临阵，读医经才可临证，其理一也。不晓兵法，或可偶胜一阵，而欲决胜千里者难矣！未谙医经，或有侥幸愈病，而能救死回生、成就大医者，未之闻也。至若专于拓展创新之学而行中医科学研究者，更不可须臾脱离中医经典，否则其所思也遂非衷中，而所行也更非衷中，及其所出研究成果也，亦必南其辕而北其辙，无复中医矣！

　　凡习学研用中医，必当以经典为本源，盖无异议。然经典夥矣，涉猎之非易，皓首而不能穷，熟谙之尤难，毕生而未允就。是故以短暂之有生，临深广之学问，不可求全，贵在精要，有所为与不为可也。然则习读经典，必当有精要范本。集录医经典籍，旧多有刻，惟其详略不同，简繁失中，运用不共。详者蔚成大观，则意重寡要，宜于馆藏备考用之；略者约为辑要，则词简不该，宜于初学童蒙用之；至有折中其制者，惜又杂采诸家，而讫无的取之论，均未足以语完书也。

　　仆业医之初，尝自感叹，恨无通书可执一册而概众经者！倘或有之，以置案头，或携之衣袋，时时翻检诵读，何其便也。遂效古人如《肘后》、《备急》等辑录方书之制，欲汇集医药经典，撷取其精要者，勒成一部，以便自用，或可利人。然意广才疏，思之易而行之艰，孰为粗，孰为精？何者当选，何者可弃？踟蹰不能权衡定夺，蹉跎多年，迄无所成。既见吕光耀博士《中医经典要文便读》书稿，不禁拍案称善！此正余曩欲为之而未能成之者也，后生之可畏可敬也如此。是书也，所集均系中医经典著述，遴选公允，无失偏颇；有博有约，约而不涩，博而不杂；详疏兼之，详而不繁，疏而不漏。故凡中医徒生、医师，并中医研究者，均宜读之。非特业医者有所式循，即有意于认识中医学术者，亦可一览而知源流所自，庶几传统文化精神，得以彰显而不至湮没云尔。其书篇帙装帧精当，堪称袖珍，易携易用，其阅览习读之便，省时省力之捷，勿须序者赘言，得此书者自可玩味。

　　光耀天姿聪颖，质直洞达，敏思维，善谈议，勤奋好学，广览群书，志意高远。研读硕士、博士期间，余忝为其师，尝与畅论医经，评骘医理，深知其能。近年又赴广州攻读博士后之学，识见日隆。归来与谈，其指述中医传承与科学研究，直陈利弊，切中关键，每能运新意于法度之中，标奇趣于寻常之外。士别三年，刮目相看而不及矣。冬青女士与光耀同期博士毕业，素禀慧敏，晔晔风清，琴思而淳志，将器而匠心。多年间致力于心病等研究，学验已丰，颇多建树，且又兼行中医医疗、教学、科研管理，领军一方，策划有度，运筹自如，允称中医栋梁者欤。书将刊行，感念光耀、冬青弘扬中医之心，故伻来谒序而不敢辞。凡我同仁，当励读经临证之志，发好学日新之奋，力促中医学术传承光大。略述拙见，期共勉之。

周铭心谨识于乌鲁木齐
2011 年 5 月

前　言

经典是指具有典范性、权威性、经久不衰的万世之作，是经过历史选择出的"最有价值"、最能表现本行业精髓、最具代表性、最完美的作品。尤其是那些重大原创性、奠基性的著作，更被单称为"经"。（百度百科语）

中医经典不仅仅意味着传统的四大经典读物，在当前形势下，对经典的认识应当扩大到所有在中医学发展史上对中医的进步和发展起过重要推动作用、影响力深远、且被大家公认、能够促进中医学学习的著作。孙思邈说："凡欲为大医，必须谙素问、甲乙、黄帝针经……张仲景、王叔和……等诸部经方"。国医大师周仲瑛也说："学习经典是掌握中医仁术的必由之路，而对经典领悟能力的提高，又需要在临床实践中不断探索和思考。"我们惟有："心仲景之心，志仲景之志以求之"，方有可能溯本求源，悟得中医真谛。

考察古今中医名家，无一不是素谙经典而取得卓越成绩的；纵观历史，各大医家莫不是"勤求古训，博采众方"或者"博极医源，精勤不倦"而名著于世。如今，熟读传统四大经典、背诵汤头歌诀、濒湖脉学等仍然是打好中医基本功不可或缺的手段之一。观《名老中医之路》各位大师的成长之道，几乎书中所有的老中医都是"童子功"出身，尤其是张仲景的著作无一例外都认为要熟记熟背。正如岳美中教授所云，熟读伤寒金匮，方能在临床应用时："触机即发，左右逢源，还熟能生巧，别有会心"。

中国自古以来就有"死记硬背"的学习传统，随着科举制度的废除和被批判，以及当代对应试教育的过度批判，这一非常重要的传统学习方法遭到了很多人的反对，古人强调"书读百遍，其义自见"，而"不积跬步，无以至千里；不积小流，无以成江海"，如果没有对中医经典的强化记忆和存贮，对中医理论的理解和临床技能的提高，也就成了"无源之水，无本之木"。

中医经典不但应该涵盖传统的四大经典内容，还应该包括后世医家在医学实践和学习中总结提炼而出的便于学习的一些传统学习资料，诸如汤头歌诀、药性赋、药性总义、濒湖脉学等等。学科特征的不同决定了中西医教育中所用教材和指导思想的不同：中医尊崇经典，西医崇尚创新；中医奉不易的经典为圭臬，西医尊最新的知识为指南。

中医急诊理论发轫于《内经》其辨证论开创于《伤寒论》，其后又经历代大家在实践中不断完善，尤其是温病诸家的贡献功不可没。中医急诊的开拓者之一，国医大师任继学先生号称"中医活字典"，博闻强记，临床上有真功夫，也是得益于经典功底深厚。新疆自治区中医医院急诊临床基地诸位同仁素慕先贤，热爱中医事业，在业余时间协同精选内容、细校审定本书，有借经典复兴光大中医急诊之志，共同完成本书，可为中医、中西医结合等专业的同仁参考之用。

　　希望本书的出版能够推动在中医药大学开展中医经典背诵的活动，在这个活动中也使本书成为学习中医的经典之作。

2011 年 2 月

凡　例

一、本书集素难灵枢、仲景天士等诸家精华，并中医传世之作以为经典者，择其精要，合为采撰，以便观览诵读。

二、中医经典须朝夕展卷细玩方可见功，其诵读须长期、反复、分层次进行，非一朝一夕可竟也。书不在多，有用之书一卷在手，晨昏诵之，日久其效自现。

三、凡我中医学子，莫不以修德为先，故而篇首即献孙思邈之《大医精诚》，供学者时时诵之，鞭策自己。

四、病因赋、病机赋当在大学一年级背诵，濒湖脉学能背诵其中七言诀也已足够。

五、中药炮制赋、药性歌括四百味、草药辨性歌、青草药歌诀等熟读即可，而十八反、十九畏、妊娠用药禁忌歌、药性总义、用药传心赋、药性赋、十二经补泻温凉引经药歌、治病主药诀则需在教师指导下分层次背诵，学有余力者可加背"寒热温平四赋，增补东垣未尽之意"。

六、方剂学方歌部分的内容常随教材的更迭而变动，不利于师生的传承学习，本书选方以七版教材为准，方歌则以《汤头歌诀》为主，依《增辑汤头歌诀》、《伤寒方歌括》、《金匮方歌括》等为据，择取其中方剂歌诀以供学生诵读。教材可变，而方歌不可变。大纲要求掌握的内容以黑体标明，熟悉的以斜黑体标记，了解的则书以宋体。

七、临床篇选取医学三字经、西溪书屋夜话录、妇女经带胎产歌诀，示以基本内容，供临床修习参考。其中"医学三字经"，简单实用，值得记诵。

八、昔年王冰注《素问》，"凡所加字，皆朱书其文，使今古必分，字不杂糅"，以期"奎张不乱"，今仿其以黑体标明重要文献。传统经典内容部分，不论"素问序"还是"伤寒论序"，文采内容均值一览，故而列于书中，学者不可以不诵。仁者见仁智者见智，《内经》之中，经典佳句甚多，惟选其精华，以大纲为据，结合编者平素所学，将建议背诵内容标黑以警示。《伤寒论》更是字字珠玑，也以大纲为本，不删一句条文，将建议背诵内容标以黑体。个人以为重要者以斜黑体标注，建议凡有方药之条文，均可背诵。个人临床体会不同，侧重自有差异。《金匮要略》选其重要条目，黑体标其背诵条文。《难经》摘其精华佳句录入书中，其需背诵条文，惯例标以黑体。温病学内容，叶天士《温热论》前十段条公认经典，标注如前，《三时伏气外感篇》因其重要而收录，以供参阅；薛生白《湿热病篇》，择其菁华以录之；《温病条辨》与《伤寒论》交相辉映，全文收入，参教学大纲而拟定背诵条文。

九、针灸学作为传统中医的两大板块之一，也有基本内容值得背诵，主要选取市面通用版本，结合《灵枢·经脉篇》熟读成诵，则针灸学基本功可以大成矣！

考虑本书内容及学习需要，特印制成小 32 开口袋书，结合目录，善用此书，日久必见奇功。所选材料，出处明确者均予注明！

本书内容已经收集完毕 6 年余，曾在教学中试用，一直未予公开出版。人人心中都有属于自己的经典，内容选取不当之处，尚请斧正。衷心希望中医学能够蒸蒸日上，拳拳之心，惟日月可鉴！

目　录

第三部分 临 床 篇

第四部分　传统经典篇

第五部分　针 灸 篇

大医精诚

唐　孙思邈

张湛曰："夫经方之难精，由来尚矣。"今病有内同而外异，亦有内异而外同，故五脏六腑之盈虚，血脉荣卫之通塞，固非耳目之所察，必先诊候以审之。而寸口关尺，有浮沉弦紧之乱；俞穴流注，有高下浅深之差；肌肤筋骨，有厚薄刚柔之异。唯用心精微者，始可与言于兹矣。今以至精至微之事，求之于至粗至浅之思，其不殆哉？若盈而益之，虚而损之，通而彻之，塞而壅之，寒而冷之，热而温之，是重加其疾。而望其生，吾见其死矣。故医方卜筮，艺能之难精者也，既非神授，何以得其幽微？世有愚者，读方三年，便谓天下无病可治；及治病三年，乃知天下无方可用。故学者必须博极医源，精勤不倦，不得道听途说，而言医道已了，深自误哉！凡大医治病，必当安神定志，无欲无求，先发大慈恻隐之心，誓愿普救含灵之苦。若有疾厄来求救者，不得问其贵贱贫富，长幼妍蚩，怨亲善友，华夷愚智，普同一等，皆如至亲之想，亦不得瞻前顾后，自虑吉凶，护惜身命。见彼苦恼，若己有之，深心凄怆，勿避崄巇、昼夜、寒暑、饥渴、疲劳，一心赴救，无作功夫形迹之心。如此可为苍生大医，反此则是含灵巨贼。自古名贤治病，多用生命以济危急，虽曰贱畜贵人，至于爱命，人畜一也。损彼益己，物情同患，况于人乎！夫杀生求生，去生更远。吾今此方所以不用生命为药者，良由此也。其虻虫、水蛭之属，市有先死者，则市而用之，不在此例。只如鸡卵一物，以其混沌未分，必有大段要急之处，不得已隐忍而用之。能不用者，斯为大哲，亦所不及也。其有患疮痍、下痢，臭秽不可瞻视，人所恶见者，但发惭愧凄怜忧恤之意，不得起一念蒂芥之心，是吾之志也。夫大医之体，欲得澄神内视，望之俨然，宽裕汪汪，不皎不昧。省病诊疾，至意深心；详察形候，纤毫勿失；处判针药，无得参差。虽曰病宜速救，要须临事不惑。唯当审谛覃思，不得于性命之上，率尔自逞俊快，邀射名誉，甚不仁矣！又到病家，纵绮罗满目，勿左右顾眄，丝竹凑耳，无得似有所娱，珍羞迭荐，食如无味，醽醁兼陈，看有若无。所以尔者，夫一人向隅，满堂不乐，而况病人苦楚，不离斯须。而医者安然欢娱，傲然自得，兹乃人神之所共耻，至人之所不为。斯盖医之本意也。

夫为医之法，不得多语调笑，谈谑諠哗，道说是非，议论人物，衒耀声名，訾毁诸医，自矜己德，偶然治差一病，则昂头戴面，而有自许之貌，谓天下无双，此医人之膏肓也。老君曰"人行阳德，人自报之；人行阴德，鬼自报之。人行阳恶，人自报之；人行阴恶，鬼自害之。"寻此贰途，阴阳报施，岂诬也哉？所以医人不得恃己所长，专心经略财物，但作救苦之心，于冥运道中，自感多福者耳。又不得以彼富贵，处以珍贵之药，令彼难求，自衒功能，谅非忠恕之道。志存救济，故亦曲碎论之，学者不可耻言之鄙俚也。

第一部分

中医基础篇

　　入门之时，稍加用功背诵，略知病因病机一二，俾使初学者免除旁人一问三不知之尴尬也。当在大学一年级完成。

　　精力有限，只需背诵《脉学七言绝》也已足够，四言诀熟读即可，能诵更佳。随课本进度走，终生不辍，以防遗忘。

第一章

病因赋

夫百病之生也，各有其因，因有所感，则显其症。

症者病之标；因者病之本。故《内经》有曰："知标本者，万举万当。未知标本，是谓妄行。"盖百病皆生于六气，诸症莫逃乎四因。伤寒症传变六经，必须熟认。瘟疫病感冒四气，务要先明。内伤脾胃者，辨有余与不足。外感热病者，知夏热与春温。

卒中风因有四端，治分三中。破伤风原有三种，治别三经。中暑有动静之异。受湿有内外之分。火有七说，痰有十因，气有九论，郁有六名。疟犯暑风，更兼痰食。

痢因湿热，及受积停。呕吐者，胃气逆而不下。泄泻者，脾气伤而不平。霍乱，脾寒伤食所致。痞满，脾倦积湿而成。呃逆者，胃气之不顺。咳嗽者，肺气之不清。嗳气皆由于痰火。咽酸尽为乎食停。中满膜胀者，脾虚不运。噎膈翻胃者，气食相凝。喘急有虚有实。痉症有阴有阳。五积六聚，总是气凝其痰血。五劳六极，皆是火烁乎天真。吐血出于胃腑。衄血本乎肺经。痰涎血，属于脾脏。咯唾血，属于肾经。牙宣者，阳明之热极。舌衄者，少阴之火生。腹中窄狭，而痰火各别。胸中烦热，而虚实可分。惊悸，痰迷恐惧所致。健忘，血少忧郁而成。癫狂者，分心肝之热极。痫症者，寻痰火之重轻。便浊有赤白之异。汗出有自盗之名。

九种心疼，痛在胃脘。七般疝气，病在厥阴。胁痛有两边之别。头风有左右之分。腰痛肾虚而或闪挫。腹痛寒气而或食停。痿症不足与湿热。痹症寒湿与风乘。

四种遗精，心肾不能既济。五般黄疸，湿热熏蒸而成。眩晕者无痰不作。消渴者无火不生。不寐者，痰火旺而血少。多睡者，脾胃倦而神昏。大便秘乃血液燥结。小便闭乃气滞不行。痔疾、肠风湿热所致。发斑、瘾疹风热所成。

耳聋者肾虚之故。目疾者肝火之因。齿疼乃胃热虫蚀、喉痹乃火动痰生。鼻塞者肺气之不利。口疮者脾火之游行。女人经水不调皆是气逆。妇人心烦潮热多是郁生。带下沙淋由于湿热。崩漏下血为损任冲。胎孕不安治有二理。产后发热原有七因。

兹有七十四种之病，略举其概而赋云。欲知其备，后论详明。看方犹看律，用药如用兵，机无轻发，学贵专精。

（出自《医学传心录》）

第二章
病 机 赋

病机玄蕴，脉理幽深，虽圣经之备载，匪师授而罔明。处百病而决死生，须探阴阳脉候，订七方而施药石，当推苦药志形，邪之所客，标本莫逃乎六气，病之所起，枢机不越乎四因。一辨色，二辨音，乃医家圣神妙用。三折肱九折臂，原病者感受与情态。穷浮沉迟数滑涩大缓八脉之奥，（有一说浮沉迟数长短虚实八脉为纲者。）便知表里虚实寒热邪正八要之名，八脉为诸脉纲领，八要是众病权衡。

涩为血少精伤，责责然往来，涩滞如刀刮之状。滑为痰多气盛，惕惕然应指圆滑，似流珠动之形。迟寒数热，纪至数多少。浮表沉里，在举按重轻。缓则正复，和若春风柳舞，大则病进，势如秋水潮生。六脉同等者喜，其勿药。六脉偏盛者忧，其采薪。表宜汗解，里即下平。救表则桂枝芪芍，救里则姜附参苓。

病有虚实之殊，虚者补而实者泻，邪有寒热之异，寒者温而热者清。外邪是风寒暑湿燥火之所客，内邪则虚实贼微正之相乘。正乃胃之真气，良由国之鲠臣。驱邪如逐寇盗，必亟攻而尽剿。养正如待小人，在修己而正心。

地土厚薄，究有余不足之禀赋，运气胜复，推太过不及之流行。脉病既得乎心法，用药兮患乎弗灵。

原夫中风当分真伪，真者现六经形证。有脏腑血脉之分，伪者遵三子发挥，有属湿火气虚之谓。万病能将火湿分，彻开轩岐无缝锁。中脏命危，中腑肢废。在经络则口眼㖞斜，中血脉则半身不遂，僵仆卒倒，必用补汤，痰气壅塞可行吐剂。手足瘛疭曰搐，背项反张曰痉，或为风痱偏枯，或变风痹风懿，瘫痪痿四肢缓而不仁。风湿寒并三气合而为痹，虽善行数变之莫测，皆木胜风淫之所致。风从火断汗润宜，风从寒者温之可，风从湿则燥而渗。雪霜凛冽，总是寒邪，酷日炎蒸，皆为暑类。伤寒则脉紧身寒，中暑则脉虚热炽，暑当敛补而清，寒可温散而去。诸痉强直，体肿跗肿，由山泽风雨泾蒸。诸涩枯涸，干劲皴揭，皆天地肃清燥气。湿则寒其皮肉，燥则涸其肠胃。

西北风高上燥，尝苦渴闭痈疡。东南地卑水湿，多染疸肿泄痢。其邪有伤有中，盖伤之浅而中之深，在人有壮有怯，故壮者行而怯者剧。天人七火君相，五志为工者能知直折顺性之理，而术可通神，善医者解行反治求属之道，而病无不治。虚火实火，补泻各合乎宜。湿热郁热，攻发必异乎剂。湿热攻而郁热发。既通六气之机，可垂行古之誉。

尝闻血属阴，不足则生热，斯河间之确论，而血不足也可生风。气属阳，有余便是火，佩丹溪之格言，而气不足也有热者。气盛则为喘急，为胀满，为痞塞，兼降火必自已。气虚也有是证。血虚者为吐衄，为烦蒸，为劳瘵，非清热而难痊。血盛者也有吐衄，因血有余则怒，怒则气上，血随气走则也。

理中汤治脾胃虚冷，润下丸化胸膈痰涎。暴呕吐逆为寒所致，（因热也有暴呕吐逆者。）久嗽咯血是火之愆。平胃散湿胜濡泄不止，益荣汤治怔忡恍惚无眠，枳壳散达生散令妇束胎而易产，麻仁丸润肠丸治老人少血而便难。定惊悸须索牛黄珠珀，化虫积必仗鹤虱雷丸。通闭以葵菜菠薐，取其滑能养窍，消瘿以昆布海藻，因其咸能软坚。斯先贤之秘妙，矧后进之无传。

所谓夏伤于暑，秋必作疟。近而暴者，即时可瘳，远而痎者，三日一发。若瘅疟但用清肌，在阴分勿行截药。人参养胃治寒多热少而虚，柴胡清脾理热多寒少而渴。自汗阳亏，盗汗阴弱。嗽而无声有痰兮，脾受湿侵，咳而有声无痰兮，肺由火烁。霍乱有寒有暑，何局方泥乎辛温。积聚有虚有实，岂世俗偏于峻削。当知木郁可令土达金，郁泄而土郁夺水，郁折而火郁发泄，发即汗利之称，折夺是攻抑之别。倒仓廪去陈莝，中州荡涤良方，开鬼门洁净府，上下分消妙法。如斯瞑眩反掌，生杀辄有一失，悔噬脐之莫追，因而再逆，耻方成之弗约。

大抵暴病匪热，久病匪寒。臀背生疽，良由热积所致，心腹卒痛，却乃暴寒所干。五泄五疸因湿热，惟利水为尚。三消三衄为燥火，滋阴自安。呕吐咳逆，咎归于胃，阴癞疝瘕，统属于肝。液归心而作汗，敛之者黄芪六一，热内炽而发疹，消之者人参化斑。身不安兮为燥，心不宁兮为烦。忽然寒僵起立昏冒者名为尸厥，卒尔跌仆流涎时醒者号曰癫痫。腹满吞酸，此是胃中流饮，胸膨嗳气，盖缘膈上停痰。

欲挽回春之力，当修起死之丹。窃惟阴阳二症，疗各不同，内外两伤，治须审别。内伤外伤，辩口鼻呼吸之情，阴症阳症，察尺寸往来之脉。既明内外阴阳，便知虚实冷热。曰浊曰带，有赤有白，或属痰而或属火，白干气而赤干血，本无寒热之分，但有虚实之说，痢亦同然。瘀积湿热勿行淡渗，兜涩汤丸可用汗下。寒温涌泄，导赤散通小便癃闭，温曰丸解大肠痛结。地骨皮散退劳热偏宜，青礞石丸化结痰甚捷。火郁者必扪其肌，胎死者可验其舌。延胡苦楝医寒疝控引于二丸，当归龙荟泻湿热痛攻于两胁。

诸晓阴阳虚实之情，便是医家玄妙之诀。当以诸痛为实，诸痒为虚。虚者精气不足，实者邪气有余。

泄泻有肠垢鹜溏，若滑脱则兜涩为当。肠痛有食积郁热，倘阴寒则姜附可施。厥心痛者，客寒犯胃，手足和者温散即已。真头痛者入连于脑，爪甲黑者危笃难医。

结阳则肢肿有准，结阴则便血无疑。足膝屈弱曰脚气，肿痛者湿多热盛。腰痛不已曰肾虚，胫山者气滞血瘀。巅顶苦痛，药尊藁本，鼻渊不止，方选辛夷。手麻有湿痰死血，手木缘风湿气虚。淋沥似欲通不通，气虚者清心莲子。便血审先粪后粪，阴结者平胃地榆。盖闻溲便不利谓之关，饮食不下谓之格，乃阴阳有所偏乘，故脉息因而覆溢。咳血与呕血不同，咳血嗽起，呕血逆来。吞酸与吐酸不同，吞酸刺心，吐酸涌出。水停心下曰饮，水积胁下曰癖。行水以泽泻茯苓，攻癖以芫花大戟。控涎丹虽云峻利，可逐伏痰，保和丸性味温平，能消食积。溺血则血去无痛，有痛者自是赤淋。短气乃气难布息，粗息者却为喘急。胃脘当心而痛，要分客热客寒，遍身历节而疼，须辩属风属湿。通圣散专疗诸风，越鞠丸能开六郁。虚弱者目眩头晕，亦本痰火而成，湿热者精滑梦遗，或为思想而得。

　　缘杂病绪繁无据，机要难明，匪伤寒经络有凭，形症可识。临病若能三思，用药终无一失。酒客忌甘，出血者忌汗。略举众疾之端，俾为后学之式。

（出自《医学传心录》）

第三章
濒 湖 脉 学

明·李时珍

脉学七言诀

浮 脉

体状诗： 浮脉惟从肉上行，如循榆荚似毛轻；
三秋得令知无恙，久病逢之却可惊。

相类诗： 浮如木在水中浮，浮大中空乃是芤，
拍拍而浮是洪脉，来时虽盛去悠悠。
浮脉轻平似捻葱，虚来迟大豁然空，
浮而柔细方为濡，散似杨花无定踪。

主病诗： 浮脉为阳表病居，迟风数热紧寒拘；
浮而有力多风热，无力而浮是血虚。
寸浮头痛眩生风，或有风痰聚在胸，
关上土衰兼木旺，尺中溲便不流通。

沉 脉

体状诗： 水行润下脉来沉，筋骨之间软滑匀，
女子寸兮男子尺，四时如此号为平。

相类诗： 沉帮筋骨自调匀，伏则推筋着骨寻；
沉细如绵真弱脉，弦长实大是牢形。

主病诗： 沉潜水蓄阴经病，数热迟寒滑有痰，
无力而沉虚与气，沉而有力积并寒。
寸沉痰郁水停胸，关主中寒痛不通，
尺部浊遗并泄痢，肾虚腰及下元疴。

迟 脉

体状诗： 迟来一息至惟三，阳不胜阴气血寒，
但把浮沉分表里，消阴须益火之原。

相类诗： 脉来三至号为迟，小快于迟作缓持，
迟细而难知是涩，浮而迟大以虚推。

主病诗： 迟司脏病或多痰，沉痼癥瘕仔细看，
有力而迟为冷痛，迟而无力定虚寒。
寸迟必是上焦寒，关主中寒痛不堪，
尺是肾虚腰脚重，溲便不禁疝牵丸。

数 脉

体状诗： 数脉息间常六至，阴微阳盛必狂烦，
浮沉表里分虚实，惟有儿童作吉看。

相类诗： 数比平人多一至，紧来如数似弹绳，
数而时止名为促，数在关中动脉形。

主病诗： 数脉为阳热可知，只将君相火来医，
实宜凉泻虚温补，肺病秋深却畏之。
寸数咽喉口舌疮，吐红咳嗽肺生疡，
当关胃火并肝火，尺属滋阴降火汤。

滑 脉

体状诗： 滑脉如珠替替然，往来流利却不前，
相类诗： 莫将滑数为同类，数脉惟看至数间。
主病诗： 滑脉为阳元气衰，痰生百病食生灾，
上为吐逆下蓄血，女脉调时定有胎。
寸滑膈痰生呕吐，吞酸舌强或咳嗽，
当关宿食肝脾热，渴痢癫淋看尺部。

涩 脉

体状诗： 细迟短涩往来难，散止依稀应指间，
如雨沾沙容易散，病蚕食叶慢而艰。

相类诗： 参伍不调名曰涩，轻刀刮竹短而难，
微似秒芒微软甚，浮沉不别有无间。

主病诗：涩缘血少或伤精，反胃亡阳汗雨淋，
寒湿入营为血痹，女人非孕即无经。
寸涩心虚痛对胸，胃虚胁胀察关中，
尺为精血俱伤候，肠结溲淋或下红。

虚 脉

体状诗：举之迟大按之松，脉状无涯类谷空，

相类诗：莫把芤虚为一例，芤来浮大似慈葱。

主病诗：脉虚身热为伤暑，自汗怔忡惊悸多，
发热阴虚须早治，养营益气莫蹉跎。
血不荣心寸口虚，关中腹胀食难舒，
骨蒸痿痹伤精血，却在神门两部居。

实 脉

体状诗：浮沉皆得大而长，应指无虚幅幅强，
热蕴三焦成壮火，通肠发汗始安康。

相类诗：实脉浮沉有力强，紧如弹索转无常，
须知牢脉帮筋骨，实大微弦更带长。

主病诗：实脉为阳火郁成，发狂谵语吐频频，
或为阳毒或伤食。大便不通或气疼。
寸实应知面热风，咽疼舌强气填胸，
当关脾热中宫满，尺实腰肠痛不通。

长 脉

体状诗：过于本位脉名长，弦则非然但满张，

相类诗：弦脉与长争较远，良工尺度自能量。

主病诗：长脉迢迢大小匀，反常为病似牵绳，
若非阳毒癫痫病，即是阳明热势深。

短 脉

体状诗：两头缩缩名为短，涩短迟迟细且难，

相类诗：短涩而浮秋喜见，三春为贼有邪干。

主病诗：短脉惟于尺寸寻，短而滑数酒伤神，
浮为血涩沉为痞，寸主头疼尺腹疼。

洪 脉

体状诗： 脉来洪盛去还衰，满指滔滔应夏时，
若在春秋冬月分，升阳散火莫狐疑。

相类诗： 洪脉来时拍拍然，去衰来盛似波澜，
欲知实脉参差处，举按弦长愊愊坚。

主病诗： 脉洪阳盛血应虚，相火炎炎热病居，
胀满胃翻须早治，阴虚泄痢可踌躇。
寸洪心火上焦炎，肺脉洪时金不堪，
肝火胃虚关内察，肾虚阴火尺中看。

微 脉

体状诗： 微脉轻微瞥瞥乎，按之欲绝有如无，

相类诗： 微为阳弱细阴弱，细比于微略较粗。

主病诗： 气血微兮脉亦微，恶寒发热汗淋漓，
男为劳极诸虚候，女作崩中带下医。
寸微气促或心惊，关脉微时胀满形，
尺部见之精血揭，恶寒消瘅痛呻吟。

紧 脉

体状诗： 举如转索切如绳，脉象因之得紧名。
总是寒邪来作寇，内为腹痛外身疼，

相类诗： 见弦、实脉

主病诗： 紧为诸痛主于寒，喘咳风痫吐冷痰，
浮紧表寒须发越，紧沉温散自然安。
寸紧人迎气口分，当关心腹痛沉沉，
尺中有紧为阴冷，定是奔豚与疝疼。

缓 脉

体状诗： 缓脉阿阿四至通，柳梢袅袅飐轻风，
欲从脉里求神气，只在从容和缓中。

相类诗： 见迟脉

主病诗： 缓脉营衰卫有余，或风或湿或脾虚，
上为项强下痿痹，分别浮沉大小区。

寸缓风邪项背拘，关为风眩胃家虚，
神门濡泄或风秘，或是蹒跚足力迁。

芤 脉

体状诗： 芤形浮大软如葱，边实须知内已空，
火犯阳经血上溢，热侵阴络下流红。

相类诗： 中空旁实乃为芤，浮大而迟虚脉呼，
芤更带弦名曰革，芤为失血革血虚。

主病诗： 寸芤积血在于胸，关里逢芤肠胃痈，
尺部见之多下血，赤淋红痢漏崩中。

弦 脉

体状诗： 弦脉迢迢端直长，肝经木旺土应伤，
怒气满胸常欲叫，翳蒙瞳子泪淋浪。

相类诗： 弦来端直似丝弦，紧则如绳左右弹，
紧言其力弦言象，牢脉弦长沉伏间。

主病诗： 弦应东方肝胆经，饮痰寒热疟缠身，
浮沉迟数须分别，大小单双有重轻。
寸弦头痛膈多痰，寒热癥瘕察左关，
关右胃寒心腹痛，尺中阴疝脚拘挛。

革 脉

体状诗： 革脉形如按鼓皮，芤弦相合脉寒虚，

相类诗： 女人半产并崩漏，男子营虚或梦遗。

相类诗： 见芤、牢脉

牢 脉

体状诗： 弦长实大脉牢坚，牢位常居沉伏间。

相类诗： 革脉芤弦自浮起，革牢牢实要详看。

主病诗： 寒则牢坚里有余，腹心寒痛木乘脾，
疝癩癥瘕何愁也，失血阴虚却忌之。

濡 脉

体状诗： 濡形浮细按须轻，水面浮绵力不禁，

病后产中犹有药，平人若见是无根。

相类诗： 浮而柔细知为濡，沉细而柔作弱持，
微则浮微如欲绝，细来沉细近于微。

主病诗： 濡为亡血阴虚病，髓海丹田暗已亏，
汗雨夜来蒸入骨，血山崩倒湿侵脾。
寸濡阳微自汗多，关中其奈气虚何，
尺伤精血虚寒甚，温补真阴可起疴。

弱 脉

体状诗： 弱来无力按之柔，柔细而沉不见浮，
阳陷入阴精血弱，白头犹可少年愁。

相类诗： 见濡脉

主病诗： 弱脉阴虚阳气衰，恶寒发热骨筋痿，
多惊多汗精神减，益气调营急早医。
寸弱阳虚病可知，关为胃弱与脾衰，
欲求阳陷阴虚病，须把神门两部推。

散 脉

体状诗： 散似杨花散漫飞，去来无定至难齐，
产为生兆胎为堕，久病逢之不必医。

相类诗： 散脉无拘散漫然，濡来浮细水中绵，
浮而迟大为虚脉，芤脉中空有两边。

主病诗： 左寸怔忡右寸汗，溢饮左关应软散，
右关软散胻胕肿，散居两尺魂应断。

细 脉

体状诗： 细来累累细如丝，应指沉沉无绝期，
春夏少年俱不利，秋冬老弱却相宜。

相类诗： 见微、濡脉

主病诗： 细脉萦萦血气衰，诸虚劳损七情乖，
若非湿气侵腰肾，即是伤精汗泄来。
寸细应知呕吐频，入关腹胀胃虚形，
尺逢定是丹田冷，泄痢遗精号脱阴。

伏 脉

体状诗： 伏脉推筋着骨寻，指间才动隐然深，
　　　　伤寒欲汗阳将解，厥逆脐疼证属阴。

相类诗： 见沉脉

主病诗： 伏为霍乱吐频频，腹痛多缘宿食停，
　　　　蓄饮老痰成积聚，散寒温里莫因循。
　　　　食郁胸中双寸伏，欲吐不吐常兀兀，
　　　　当关腹痛困沉沉，关后疝疼还破腹。

动 脉

体状诗： 动脉摇摇数在关，无头无尾豆形团，
　　　　其原本是阴阳抟，虚者摇兮胜者安。

主病诗： 动脉专司痛与惊，汗因阳动热因阴，
　　　　或为泄痢拘挛病，男子亡精女子崩。

促 脉

体状诗： 促脉数而时一止，此为阳极欲亡阴，
　　　　三焦郁火炎炎盛，进必无生退可生。

相类诗： 见代脉

主病诗： 促脉惟将火病医，其因有五细推之，
　　　　时时喘咳皆痰积，或发狂斑与毒疽。

结 脉

体状诗： 结脉缓而时一止，独阴偏盛欲亡阳，
　　　　浮为气滞沉为积，汗下分明在主张。

相类诗： 见代脉。

主病诗： 结脉皆因气血凝，老痰结滞苦沉吟，
　　　　内生积聚外痈肿，疝瘕为殃病属阴。

代 脉

体状诗： 动而中止不能还，复动因而作代看，
　　　　病者得之犹可疗，平人却与寿相关。

相类诗： 数而时止名为促，缓止须将结脉呼，

止不能回方是代，结生代死自殊途。

主病诗： 代脉原因脏气衰，腹痛泄痢下元亏，

或为吐泻中宫病，女子怀胎三月兮。

四 言 诀

经脉与脉气

脉乃血脉，气血之先；血之隧道，气息应焉。

其象法地，血之府也；心之合也，皮之部也。

资始于肾，资生于胃；阳中之阴，本乎营卫。

营者阴血，卫者阳气；营行脉中，卫行脉外。

脉不自行，随气而至；气动脉应，阴阳之义。

气如橐籥，血如波澜；血脉气息，上下循环。

十二经中，皆有动脉；惟手太阴，寸口取决。

此经属肺，上系吭嗌；脉之大会，息之出入。

一呼一吸，四至为息；日夜一万，三千五百。

一呼一吸，脉行六寸；日夜八百，十丈为准。

部位、诊法

初持脉时，令仰其掌；掌后高骨，是谓关上。

关前为阳，关后为阴；阳寸阴尺，先后推寻。

心肝居左，肺脾居右；肾与命门，居两尺部。

魂魄谷神，皆见寸口；左主司官，右主司府。

左大顺男，右大顺女；本命扶命，男左女右。

关前一分，人命之主；左为人迎，右为气口。

神门决断，两在关后；人无二脉，病死不愈。

男女脉同，惟尺则异；阳弱阴盛，反此病至。

脉有七诊，曰浮中沉；上下左右，消息求寻。

又有九候，举按轻重；三部浮沉，各候五动。

寸候胸上，关候膈下；尺候于脐，下至跟踝。

左脉候左，右脉候右；病随所在，不病者否。

五脏平脉

浮为心肺，沉为肾肝；脾胃中州，浮沉之间。
心脉之浮，浮大而散；肺脉之浮，浮涩而短。
肝脉之沉，沉而弦长；肾脉之沉，沉实而濡。
脾胃属土，脉宜和缓；命为相火，左寸同断。
春弦夏洪，秋毛冬石；四季和缓，是谓平脉。
太过实强，病生于外；不及虚微，病生于内。
春得秋脉，死在金日；五脏准此，推之不失。
四时百病，胃气为本；脉贵有神，不可不审。

辨脉提纲

调停自气，呼吸定息；四至五至，平和之则。
三至为迟，迟则为冷；六至为数，数即热证。
转迟转冷，转数转热；迟数既明，浮沉当别。
浮沉迟数，辨内外因；外因于天，内因于人。
天有阴阳，风雨晦冥；人喜怒忧，思悲恐惊。
外因之浮，则为表证；沉里迟阴，数则阳盛。
内因之浮，虚风所为；沉气迟冷，数热何疑。
浮数表热，沉数里热；浮迟表虚，沉迟冷结。
表里阴阳，风气冷热；辨内外因，脉证参别。
脉理浩繁，总括于四；既得提纲，引申触类。

诸脉形态

浮脉法天，轻手可得；泛泛在上，如水漂木。
有力洪大，来盛去悠；无力虚大，迟而且柔。
虚甚则散，涣漫不收；有边无中，其名曰芤。
浮小为濡，绵浮水面；濡甚则微，不任寻按。
沉脉法地，近于筋骨；深深在下，沉极为伏。
有力为牢，实大弦长；牢甚则实，幅幅而强。
无力为弱，柔小如绵；弱甚则细，如珠丝然。
迟脉属阴，一息三至；小驶于迟，缓不及四。
二损一败，病不可治；两息夺精，脉已无气。

浮大虚散，或见芤革；浮小濡微，沉小细弱。
迟细为涩，往来极难；易散一止，止而复还。
结则来缓，止而复来；代则来缓，止不能回。
数脉属阳，六至一息；七疾八极，九至为脱。
浮大者洪，沉大牢实；往来流利，是谓之滑。
有力为紧，弹如转索；数见寸口，有止为促。
数见关中，动脉可候；厥厥动摇，状如小豆。
长则气治，过于本位；长而端直，弦脉应指。
短则气病，不能满部；不见于关，惟尺寸候。

诸脉主病

一脉一形，各有主病；数脉相兼，则见诸证。
浮脉主表，里必不足；有力风热，无力血弱。
浮迟风虚，浮数风热；浮紧风寒，浮缓风湿，
浮虚伤暑，浮芤失血；浮洪虚火，浮微劳极。
浮濡阴虚，浮散虚剧；浮弦痰饮，浮滑痰热。
沉脉主里，主寒主积；有力痰食，无力气郁。
沉迟虚寒，沉数热伏；沉紧冷痛，沉缓水蓄。
沉牢痼冷，沉实热极；沉弱阴虚，沉细痹湿。
沉弦饮痛，沉滑宿食；沉伏吐利，阴毒聚积。
迟脉主脏，阳气伏潜；有力为痛，无力虚寒。
数脉主腑，主吐主狂；有力为热，无力为疮。
滑脉主痰，或伤于食；下为蓄血，上为吐逆。
涩脉少血，或中毒湿；反胃结肠，自汗厥逆。
弦脉主饮，病属胆肝；弦数多热，弦迟多寒。
浮弦支饮，沉弦悬痛；阳弦头痛，阴弦腹痛。
紧脉主寒，又主诸痛；浮紧表寒，沉紧里痛。
长脉气平，短脉气病；细则气少，大则病进。
浮长风痫，沉短宿食；血虚脉虚，气实脉实。
洪脉为热，其阴则虚；细脉为湿，其血则虚。
缓大者风，缓细者湿；缓涩血少，缓滑内热。
濡小阴虚，弱小阳竭；阳竭恶寒，阴虚发热。

阳微恶寒，阴微发热；男微虚损，女微泻血。

阳动汗出，阴动发热；为痛为惊，崩中失血。

虚寒相抟，其名曰革；男子失精，女子失血。

阳盛则促，肺痈阳毒；阴盛则结，疝瘕积郁。

代则气衰，或泄脓血；伤寒心悸，女胎三月。

杂病脉象

脉之主病，有宜不宜；阴阳顺逆，凶吉可推。

中风浮缓，急实则忌；浮滑中痰，沉迟中气。

尸厥沉滑，卒不知人；入脏身冷，入腑身温。

风伤于卫，浮缓有汗；寒伤于营，浮紧无汗。

暑伤于气，脉虚身热；湿伤于血，脉缓细涩。

伤寒热病，脉喜浮洪；沉微涩小，证反必凶。

汗后脉静，身凉则安；汗后脉躁，热甚必难。

阳病见阴，病必危殆；阴病见阳，虽困无害。

上不至关，阴气已绝；下不至关，阳气已竭。

代脉止歇，脏绝倾危；散脉无根，形损难医。

饮食内伤，气口急滑；劳倦内伤，脾脉大弱。

欲知是气，下手脉沉；沉极则伏，涩弱久深。

火郁多沉，滑痰紧食；气涩血芤，数火细湿。

滑主多痰，弦主留饮；热则滑数，寒则弦紧。

浮滑兼风，沉滑兼气；食伤短疾，湿留濡细。

疟脉自弦，弦数者热；弦迟者寒，代散者折。

泄泻下痢，沉小滑弱；实大浮洪，发热则恶。

呕吐反胃，浮滑者昌；弦数紧涩，结肠者亡。

霍乱之候，脉代勿讶；厥逆迟微，是则可怕。

咳嗽多浮，聚肺关胃；沉紧小危，浮濡易治。

喘急息肩，浮滑者顺；沉涩肢寒，散脉逆证。

病热有火，洪数可医；沉微无火，无根者危。

骨蒸发热，脉数而虚；热而涩小，必殒其躯。

劳极诸虚，浮软微弱；土败双弦，火炎急数。

诸病失血，脉必见芤；缓小可喜，数大可忧。

瘀血内蓄，却宜牢大；沉小涩微，反成其害。

遗精白浊，微涩而弱；火盛阴虚，芤濡洪数。

三消之脉，浮大者生；细小微涩，形脱可惊。

小便淋闭，鼻头色黄；涩小无血，数大何妨。

大便燥结，须分气血；阳数而实，阴迟而涩。

癫乃重阴，狂乃重阳；浮洪吉兆，沉急凶殃。

痫脉宜虚，实急者恶；浮阳沉阴，滑痰数热。

喉痹之脉，数热迟寒；缠喉走马，微伏则难。

诸风眩晕，有火有痰；左涩死血，右大虚看。

头痛多弦，浮风紧寒；热洪湿细，缓滑厥痰。

气虚弦软，血虚微涩；肾厥弦坚，真痛短涩。

心腹之痛，其类有九；细迟从吉，浮大延久。

疝气弦急，积聚在里；牢急者生，弱急者死。

腰痛之脉，多沉而弦；兼浮者风，兼紧者寒。

弦滑痰饮，濡细肾着；大乃肾虚，沉实闪朒。

脚气有四，迟寒数热；浮滑者风，濡细者湿。

痿病肺虚，脉多微缓；或涩或紧，或细或软。

风寒湿气，合而为痹；浮涩而紧，三脉乃备。

五疸实热，脉必洪数；涩微属虚，切忌发渴。

脉得诸沉，责其有水；浮气与风，沉石或里。

沉数为阳，沉迟为阴；浮大出厄，虚小可惊。

胀满脉弦，土制于木；湿热数洪，阴寒迟弱。

浮为虚满，紧则中实；浮大可治，虚小危极。

五脏为积，六腑为聚；实强者生，沉细者死。

中恶腹胀，紧细者生；脉若浮大，邪气已深。

痈疽浮散，恶寒发热；若有痛处，痈疽所发。

脉数发热，而痛者阳；不数不热，不疼阴疮。

未溃痈疽，不怕洪大；已溃痈疽，洪大可怕。

肺痈已成，寸数而实；肺痿之形，数而无力。

肺痈色白，脉宜短涩；不宜浮大，唾糊呕血。

肠痈实热，滑数可知；数而不热，关脉芤虚。

微涩而紧，未脓当下；紧数脓成，切不可下。

妇儿脉法

妇人之脉，以血为本；血旺易胎，气旺难孕。

少阴动甚，谓之有子；尺脉滑利，妊娠可喜。

滑疾不散，胎必三月；但疾不散，五月可别。

左疾为男，右疾为女；女腹如箕，男腹如釜。

欲产之脉，其至离经；水下乃产，未下勿惊。

新产之脉，缓滑为吉；实大弦牢，有证则逆。

小儿之脉，七至为平；更察色证，与虎口纹。

奇经八脉诊法

奇经八脉，其诊又别；直上直下，浮则为督。

牢则为冲，紧则任脉；寸左右弹，阳跷可决。

尺左右弹，阴跷可别；关左右弹，带脉当决。

尺外斜上，至寸阴维；尺内斜上，至寸阳维。

督脉为病，脊强癫痫；任脉为病，七疝瘕坚。

冲脉为病，逆气里急；带主带下，脐痛精失。

阳维寒热，目弦僵仆；阴维心痛，胸胁刺筑。

阳跷为病，阳缓阴急；阴跷为病，阴缓阳急。

癫痫瘛疭，寒热恍惚；八脉脉证，各有所属。

平人无脉，移于外络；兄位弟乘，阳溪列缺。

真脏绝脉

病脉既明，吉凶当别；经脉之外，又有真脉。

肝绝之脉，循刃责责；心绝之脉，转豆躁疾。

脾则雀啄，如屋之漏；如水之流，如杯之覆。

肺绝如毛，无根萧索；麻子动摇，浮波之合。

肾脉将绝，至如省客；来如弹石，去如解索。

命脉将绝，虾游鱼翔；至如涌泉，绝在膀胱。

真脉既形，胃已无气；参察色证，断之斯易。

第二部分

方 药 篇

　　十八反、十九畏、妊娠用药禁忌歌、药性总义须在中药学总论完毕之前做到流利背诵，至于草药辨性歌、中药炮制赋等则做到熟读，能诵更佳。

　　中药学各论开始则背诵用药传心赋，学有余力则换药性赋背诵，熟读药性歌括。学习中医内科学时同时背诵治病主要诀和十二经补泻温凉引经药歌或在中药学结束的假期加以背诵。

　　依照大纲三个层次的教学要求，方歌部分，黑体必须背诵，斜黑体能诵更佳，其余依个人能力而背诵，重点在于黑体部分的掌握内容。本书所选方歌基本出自《汤头歌诀》，为永久不变之歌诀，建议从方剂学学习开始即诵，打好迟到的方歌童子功。

第一章
中药歌诀

十八反歌

本草明言十八反，半蒌贝蔹及攻乌；
藻戟遂芫俱战草，诸参辛芍叛藜芦。

十九畏歌

明 刘纯

硫黄原是火中精，朴硝一见便相争。
水银莫与砒霜见，狼毒最怕密陀僧。
巴豆性烈最为上，偏与牵牛不顺情。
丁香莫与郁金见，牙硝难合荆三棱。
川乌草乌不顺犀，人参又忌五灵脂。
官桂善能调冷气，若逢石脂便相欺。
大凡修和看顺逆，炮爁炙煿莫相依。

妊娠用药禁忌歌

蚖斑水蛭及虻虫，乌头附子配天雄；
野葛水银并巴豆，牛膝薏苡与蜈蚣；
三棱芫花代赭麝，大戟蝉蜕黄雌雄；
牙硝芒硝牡丹桂，槐花牵牛皂角同；
半夏南星与通草，瞿麦干姜桃仁通；
硇砂干漆蟹爪甲，地胆茅根与䗪虫。

草药辨性歌

大地草木须辨别，各样性能皆不同。
有毛清风止痛痒，有刺凉血解毒功。
枝圆行血入内脏，茎方疏散瘀滞通。
中空能通表里气，软藤横行筋骨中。
叶滑粘腻多有毒，奇花异草莫乱撞。
开花颜色要观察，蓝黄赤白紫与红。
黄花散气通积滞，赤花破瘀活经络。
白花清肺能润燥，紫花祛瘀血中通。
红花破积消血肿，蓝花味苦属寒药。
红黄酸涩性主温，赤花味辛性为热，
白花味平降火功。凉利之药生湿地，
破积之药产高峰。

青草药歌诀

肉质性清凉，有毛便退黄，乳汁多含毒，
锯叶破血凉，方骨主疏散，扁骨主胃肠，
空心驱风好，有刺排脓疮，披针叶凉血，
心形叶性刚，竹形叶利水，黄花解毒强。
辛臭可杀虫，芳香能止痛，此是一般法，
临症要审量。

李汉彪师傅传草药辨认秘诀

草木中空善治风，对枝对叶能治红。
叶边有刺皆消肿，叶中有浆拔毒功。

中药炮制赋

酒制升提而制寒，姜制温散而解毒，入盐走肾而下行软坚，用醋注肝而收敛止痛，童便制除劣性而下降，米泔制去燥性而和中，乳汁制润枯而助生阴血，蜜炙制润燥而甘缓益元，陈壁土制借土气以补中焦，干漆水制去血块以泻伏火，麦麸皮制资助谷气而抑酷性勿伤上膈，寒热并制相互中和而去偏性各逞其能。

吴萸汁制乘热性抑苦寒而扶胃气，黄连汁制仗苦寒抑肝热而无上炎，乌豆汤、甘草汤渍曝并解毒致令中和，羊酥油、猪脂油涂烧咸渗骨容易脆断，猪胆汁制泻胆火而达木郁，牛胆汁制去燥烈而化清润，秋石水制益阴而养阳，枸杞汤制益阳而养阴，糯米饭制成糕养阴润燥而泽土，牡蛤粉炒胶珠去腻固涩而易研，黄精汁制补土而益母，黑芝麻制润燥而益阴，白矾汤制去辛烈而安胃，皂角水制开窍闭而疏通，蒲草蒸制归水脏而益坎宫，芭蕉汁制益真阴而缩膀胱，楮麻叶包制入中宫之意，青荷叶包蒸取震卦之象。

煅者去坚性而易研碎，飞者取细粉便于吸收，醉淬使坚硬而易脆，砂炒使质脆而易煎，煨者取和平之性，炙者取缓和之意，炒者降性而减毒，炒爆疏松而易煎，炒黄炒焦取芳香而健脾胃，炒黑炒炭入血分而后止血，露者去燥烈之性，泡者去辛辣之味，洗者去污而中正，漂者去咸与腥臭，蒸者取其味厚味足，煮者取其易熟易烂，煎熬性易出，阴干性原存，晒烘者取易干，酥烤者取易脆，捣杵者取性在，锉末者取性正，水磨者取性真，怀干者取性全，发汗取其性纯而色泽，发曲取其化食而健中，深埋者去毒防腐而发酵，风吹者去杂易干而结晶，银器制者取煅炼而去毒，砂锅制者取煎熬而味真，竹刀铜刀遵切制而不改味，铁器钢器犯虔修而失炮规。

（出自陈由凤　湖南中医药导报　1996，2（6）：45.）

药 性 总 义

凡酸属木入肝，苦属火入心，甘属土入脾，辛属金入肺，咸属水入肾，此五味之义也。

凡青属木入肝，赤属火入心，黄属土入脾，白属金入肺，黑属水入肾，此五色之义也。

凡酸者能涩能收，苦者能泻能燥能坚，甘者能补能和能缓，辛者能散能润能横行，咸者能下能软坚，淡者能利窍能渗泄，此五味之用也。

凡寒热温凉，气也。酸苦甘辛咸淡，味也。气为阳，味为阴（气无形而升故为阳，味有质而降故为阴）。气厚者为纯阳，薄为阳中之阴。味厚者为纯阴，薄为阴中之阳。气薄则发泄，厚则发热（阳气上行，故气薄者能泄于表，厚者能发热）。味厚则泄，薄则通（阴味下行，故味厚者能泄于下，薄者能通利）。辛甘发散为阳，酸苦涌泄为阴（辛散甘缓故发肌表，酸收苦泄故为涌泄）。

咸味涌泄为阴，淡味渗湿为阳。轻清升浮为阳，重浊沉降为阴。清阳出上窍（本乎天者亲上，上窍七谓耳目口鼻），浊阴出下窍（本乎地者谓下，下窍二谓前后二阴）。清阳发腠理（腠理，肌表也。阳升散于皮肤，故清阳发之），浊阴走五脏（阴受气于五脏，故浊阴走之）。清阳实四肢（四肢为诸阳之本，故清阳实之），浊阴归六腑（六腑传化水谷，故浊阴归之）。此阴阳之义也。

凡轻虚者浮而升，重实者沉而降。味薄者升而生（春象），气薄者降而收（秋象），气厚者浮而长（夏象），味厚者沉而藏（冬象），味平者化而成（土象）。气厚味薄者浮而升，味厚气薄者沉而降，气味俱厚者能浮能沉，气味俱薄者可升可降。酸咸无升，辛甘无降，寒无浮，热无沉。此升降浮沉之义也（李时珍曰：升者引之以咸寒则沉而直达下焦，降者引之以酒则浮而上至巅顶。一物之中有根升梢降生升熟降者，是升降在物亦在人也。凡根立土中者，半身以上则上升，半身以下则下降。虽一药而根梢各别，用之或差，服亦无效）。

凡质之轻者上入心肺，重者下入肝肾，中空者发表，内实者攻里，为枝者达四肢，为皮者达皮肤，为心、为干者内行脏腑。枯燥者入气分，润泽者入血分。此上下内外各以其类相从也。

凡色青味酸气臊（臊为木气所化）性属木者，皆入足厥阴肝、足少阳胆经（肝与胆相表里，胆为甲木，肝为乙木）；

色赤味苦气焦（焦为火气所化）性属火者，皆入手少阴心、手太阳小肠经（心与小肠相表里，小肠为丙火，心为丁火）；

色黄味甘气香（香为土气所化）性属土者，皆入足太阴脾、足阳明胃经（脾与胃相表里，胃为戊土，脾为己土）；

色白味辛气腥（腥为金气所化）性属金者，皆入手太阴肺、手阳明大肠经（肺与大肠相表里，大肠为庚金，肺为辛金）；

色黑味咸气腐（腐为水气所化）性属水者，皆入足少阴肾、足太阳膀胱经（肾与膀脉相表里，膀胱为壬水，肾为癸水。凡一脏配一腑，腑皆属阳，故为甲丙戊庚壬，脏皆属阴，故为乙丁己辛癸也）。

十二经中惟手厥阴心包络、手少阳三焦经无所主，其经通于足厥阴、少阳。厥阴主血，诸药入厥阴血分者并入心包。少阳主气，诸药入胆经气分者并入三焦。命门相火散行于胆、三焦、心包络，故入命门者并入三焦。此诸药入诸经之部分。

人之五脏应五行，金木水火土，子母相生。《经》曰：虚则补其母，实则泻其子。又曰：子能令母实。如肾为肝母，心为肝子，故入肝者并入肾与心；肝为心母，脾为心子，故入心者并入肝与脾；心为脾母，肺为脾子，故入脾者并入心与肺；脾为肺母，肾为肺子，故入肺者并入脾与肾；肺为肾母，肝为肾子，故入肾者并入肺与肝。此五行相生，子母相应之义也。

凡药各有形性气质，其入诸经，有因形相类者（如连翘似心而入心，荔枝核似睾丸而入肾之类），有因性相从者，（如润者走血分，燥者入气分，本乎天者亲上，本乎地者亲下之类），有因气相求者（如气香入脾，气焦入心之类），有因质相同者（如头入头，干入身，枝入肢，皮行皮。又如红花，苏木，汁似血而入血之类），自然之理，可以意得也。

有相须者，同类不可离也（如黄柏、知母、补骨脂、胡桃之类）。为使者，我之佐使也。恶者，夺我之能也。畏者，受彼之制也。反者，两不可合也。杀者，制彼之毒也。此异同之义也。

肝苦急，急食甘以缓之（肝为将军之官，其志怒，其气急，急则自伤，反为所苦，故宜食甘以缓之，则急者可平，柔能制刚也）。肝欲散，急食辛以散之。以辛补之，以酸泻之（木不宜郁，故欲以辛散之，顺其性者为补，逆其性者为泻。肝喜散而恶收，故辛为补，酸为泻）。

心苦缓，急食酸以收之（心藏神，其志喜，喜则气缓而虚神散，故宜食酸以收之）。心欲软，急食咸以软之。用咸补之，以甘泻之（心火太过则为躁越，故急宜食咸以软之。盖咸从水化能相济也。心欲软，故以咸软为补，心苦缓，故以甘缓为泻）。

脾苦湿，急食苦以燥之（脾以运化水谷、制水为事，湿胜则反伤脾土，故宜食苦以燥之）。脾欲缓，急食甘以缓之。用苦泻之，以甘补之（脾贵冲和温厚，其性欲缓，故宜食甘以缓之。脾喜甘而恶苦，故苦为泻而甘为补也)。

肺苦气上逆，急食苦以泄之（肺主气，行治节之令。气病则上逆于肺，故宜急食苦以降泄之）。肺欲收，急食酸以收之。用酸补之，以辛泻之（肺应秋气，主收敛，故宜食酸以收之。肺气宜聚不宜散，故酸收为补，辛散为泻）。

肾苦燥，急食辛以润之。开腠理，致津液，通气也（肾为水脏，藏精者也。阴病者苦燥，故宜食辛以润之。盖辛从金化，水之母也。其能开腠理、致津液者，以辛能通气也。水中有真气，惟辛能达之，气至水亦至，故可以润肾之燥）。肾欲坚，急食苦以坚之。用苦补之，以咸泻之（肾主闭藏，气贵周密，故肾欲坚。宜食苦以坚之也。苦能坚，故为补；咸能软，故为泻）。此五脏补泻之义也。

酸伤筋（酸走筋，过则伤筋而拘急），辛胜酸（辛为金味，故胜木之酸）。苦伤气（苦从火化故伤肺气，火克金也。又如阳气性升，苦味性降，气为苦遏则不能舒伸，故苦伤气），咸胜苦（咸为水味，故胜火之苦。按：气为苦所伤而用咸胜之，此自五行相制之理。若以辛助金而以甘泄苦，亦是捷法。盖气味以辛甘为阳，酸苦咸为阴。阴胜者，联之以阳；阳胜者，制之以阴。何非胜复之妙而其中宜否，则在乎用之权变尔）。

甘伤肉，酸胜甘（酸为木味，故胜土之甘）。辛伤皮毛（辛能上气故伤皮毛），苦胜辛（苦为火味，故胜金之辛）。咸伤血（咸从水化故伤心血，水胜火也、食咸则渴，伤血可知），甘胜咸（甘为土味，故胜水之咸）。五行相克之义也。

辛走气，气病勿多食辛（《五味》论曰：多食之令人洞心。洞心者，透心若空也）。咸走血，血病勿多食咸（血得咸则凝结而不流。《五味》论曰：多食之令人渴）。

苦走骨，骨病勿多食苦（苦性沉降，阴也。骨属肾，亦阴也。骨得苦则沉降，阴过盛骨重难举矣。《五味》论曰：多食之令人变呕）。

甘走肉，肉病勿多食甘，甘能缓中，善生胀满。（《五味》论曰：多食之令人悗心。悗心，心闷也）。

酸走筋，筋病勿多食酸（酸能收缩，凡筋得酸则缩。《五味》论曰：多食之令人癃，小便不利也）。此五病之所禁也。

多食咸则脉凝泣而变色（水能克火，故病在心之脉与色也。《五味》论曰：心病禁咸）。多食苦则皮槁而毛拔（火能克金，故病在肺之皮毛也。《五味》篇曰：肺病禁苦）。多食辛则筋急而爪枯（金能克木，故病在肝之筋爪也。《五味》篇曰：肝病禁辛）。多食酸则肉胝胎（即皴）而唇揭（胝，皮厚也，手足胼胝之谓。木能克土，故病在脾之肉与唇也。《五味》篇曰：脾病禁酸），多食甘则骨痛而发落（土能克水，故病在肾之骨与发也。《五味》篇回：肾病禁甘）。此五味之所伤也。

风淫于内，治以辛凉，佐以苦甘，以甘缓之，以辛散之（风为木气，金能胜之，故治以辛凉。过于辛，恐反伤其气，故佐以苦甘。苦胜辛，甘益气也。木性急，故以甘缓；风邪胜，故以辛散之）。

热淫于内，治以咸寒，佐以甘苦，以酸收之，以苦发之（热为火气，水能胜之，故治以咸寒，佐以甘苦。甘胜咸，所以防咸之过也。苦能泻，所以去热之实也。热盛于经而不敛者，以酸收之。热郁于内而不解者，以苦发之）。

湿淫于内，治以苦热，佐以酸淡，以苦燥之，以淡泻之（湿为土气，燥能除之，故治以苦热。酸从木化，制土者也，故佐以酸淡。以苦燥之者，苦从火化也。以淡泄之者，淡能利窍也）。

火淫于内，治以咸冷，佐以苦辛，以酸收之，以苦发之（火者，壮火也，故宜治以咸冷。苦能泄火，辛能散火，故用以为佐。酸收苦发，义与上文热淫同治）。

燥淫于内，治以苦温，佐以甘辛，以苦下之（燥为金气，火能胜之，治以苦温。苦从火化也，佐以甘辛，木受金伤，以甘缓之。金之正味，以辛泻之也．燥结不通则邪实于内，故当以苦下之）

寒淫于内，治以甘热，佐以苦辛，以咸泻之，以辛润之，以苦坚之（寒为水气，土能制水，热能制寒，故治以甘热，甘从土化，热从火化也。佐以苦辛等，义如《藏气法时论》曰：肾苦燥，急食辛以润之。肾欲坚，急食苦以坚之，用苦补之，咸泻之也）。此六淫主治各有所宜也。

凡药须俟焙制毕，然后秤用，不得先秤。湿润药皆先增分两，燥乃秤之。

凡酒制升提，姜制温散，入盐走肾而软坚，用醋注肝而收敛。童便除劣性而降下，米泔去燥性而和中。乳润枯生血，蜜甘缓益元。陈壁土籍土气以补中州，面煨曲制抑醋性勿伤上膈。黑豆甘草汤渍并解毒，致令平和；羊酥猪脂涂烧咸渗骨，容易脆断。去穰者免胀，去心者除烦，此制治各有所宜也。

《本草》所谓黑豆、乌豆，皆黑大豆。苏颂曰：紧小者为雄，入药尤佳。宗奭曰：小者力更佳。皆谓黑大豆之较小者，非世俗所称马料豆也。世俗所谓马料豆，即绿豆也。绿豆性温热，味涩劣，乃豆中之最下之品，以其野生，价低贱，北方甚多，故喂马用之。盖凡豆皆可作马料，而莫有如此豆之价廉也。今药肆中煮何首乌不用黑大豆而用绿豆，甚谬。并有将煮过首乌之绿豆伪充淡豆豉，尤属可笑。市医每有以绿豆皮可用也，因时珍混注绿豆即小黑豆，以致后人多误。

用药有宜陈久者（收藏高燥处又必时常开着，不令微蛀），有宜精新者。（如南星、半夏、麻黄、大黄、木贼、棕榈、芫花、槐花、荆芥、枳实、枳壳、橘皮、香栾、佛手柑、山茱萸、吴茱萸、燕窝、蛤蚧、糖壁土、秋石、金汁、石灰、米、麦、酒、酱、醋、茶、姜、芥、艾、墨、蒸饼、诸曲、诸胶之类，皆以陈久者为佳）。或取其烈性灭，或取其火气脱也（凡煎阿胶、鹿胶等只宜微火令小沸，不得过七日。若日数多，火气太重。虽陈之至久，火气终不能脱，服之不惟无益，反致助火伤阴也。煎膏滋亦宜微火，并不可久煎。阴虚有火之人一应药饵、食物最忌煎炒，修合丸子宜将药切绝，薄片子蒸烂，熟捣为丸。若用火制焙，不但不能治病，反致发火伤阴，旧疾必更作也）。余则俱宜精新。若陈腐而欠鲜明，则气味不全，服之必无效。唐耿沣诗云：朽药误新方。正谓是也。此药品有新陈之不同，用之贵各得其宜也。

用药传心赋

用药之妙，如将用兵。兵不在多，独选其能，药不贵繁，惟取其效，要知黄连清心经之客火。黄柏降相火之游行。黄芩泻肺火而最妙。栀子清胃热而如神（炒黑止血）。芒硝通大便之结燥。大黄乃荡涤之将军。犀角解乎心热。牛黄定其胆惊。连翘泻六经之火。菊花明两目之昏。滑石利小便之结滞。石膏泻胃火之炎蒸。山豆根解热毒而治喉痹。桑白皮泻肺邪而利水停。龙胆治肝家之热。瞿麦利膀胱之淋。鳖甲治疟而治癖。龟板补阴而补心。茵陈治黄疸而利水。香薷治霍乱以清襟。柴胡退往来之寒热。前胡治咳嗽之痰升。元参治结毒痈疽，清利咽膈。沙参补阴虚嗽，保定肺经。竹叶、竹茹治虚烦而有效。茅根、藕节止吐衄而多灵。苦参治发狂痈肿。地榆止血痢血崩。车前子利水以止泻。瓜蒌仁降痰以清襟。秦艽去骨蒸之劳热。丹皮破积血以行经。熟地补血而疗损。生地凉血以滋阴。白芍药治腹疼——补而收——而烦热上除。赤芍药通血瘀——散而泻——而小腹可利。麦冬生脉以清心，上而止嗽。天冬消痰而润肺，下走肾经。地骨皮治夜热之劳蒸。知母退肾经之火沸。葛根止渴而解肌。泽泻补阴而渗利。兹乃药性之寒，投剂须当酌意。

又闻热药可以温经：麻黄表寒邪之汗；官桂治冷气之侵；木香调气治腹痛；沉香降气治腰疼；丁香止呕，煖胃家之冷。藿香止吐，壮胃脘以温；吴茱萸走小腹疗寒疼；山茱萸壮腰肾以涩精；豆蔻、砂仁理胸中之气食；腹皮、厚朴治腹内之胀膨。白豆蔻开胃口而去滞；元胡索治气血而亦调经；附子回阳，救阴寒之药；干姜治冷，转脏腑以温。草果消溶宿食；槟榔去积推陈。苁蓉壮阳而固本；鹿茸益肾而生精；锁阳子最止精漏；菟丝子偏固天真。没药、乳香散血凝之痛；二丑、巴豆（二位相反）攻便闭之屯。紫苏散风寒，子能降气；川椒退蛔厥，核治喘升。五灵脂治心腹之血痛；大茴香治小肠之气痛。此热药之主治，分佐使与君臣。

论及温药，各称其能。甘草为和中之国老；人参乃补气之元神。葶苈降肺喘而利水，苦甜有别；茯苓补脾虚而利渗，赤白须分。黄芪补卫而止汗；山药益肾而开心；莪术、三棱消积坚之痞块；麦芽、神曲消饮食而宽膨；顺气化痰陈皮可用；宽中快膈枳壳当行；白术健脾而去湿；当归补血以调经；半夏治痰燥胃；枳实去积推陈；川芎治头疼之要药；桃仁破瘀血之佳珍；艾叶安胎而治崩漏；香附顺气而亦调经；杏仁止风寒之嗽；五味敛肺气之升；防风乃诸风之必用；荆芥清头目而疗崩；山楂消肉食之积；细辛止少阴头疼；紫薇花通经而堕胎；酸枣仁敛汗而安神；藁本止头疼于巅顶之上；桔梗载药物有舟楫之能；杜仲壮腰膝而补肾；红花苏血晕而通经。兹温药之性气，学者必由是而遵循。

既已明于三者，岂不悉举其平。常山使之截疟；阿魏用之消癥；防己、木瓜除下焦之湿肿；菖蒲、远志通心腹之神明；壮腰膝莫如虎骨；定惊悸当用茯神；阿胶止嗽而止血；牡蛎涩汗而涩精；羌活散风，除骨节之疼；冬花止咳，降肺火之升；独活、寄生理脚膝之风湿；薄荷、白芷散头额之风疼；木贼、蒺藜退眼睛之浮翳；元明、海粉降痰火之升腾；青皮伐木、紫菀克金。五加皮消肿而活血；天花粉止渴而生津。牛蒡子清咽喉之不利；薏苡仁理脚气之难行。琥珀安神而利水；朱砂镇心而定惊。贝母开心胸之郁，而治结痰。百合理虚劳之嗽，更医蛊毒；升麻提气而散风；牛膝下行而壮骨。利水须用猪苓；燥湿必当苍术；枸杞子明目以生精。鹿角胶补虚而大益；天麻治诸风之掉眩；木通治小便之秘涩；天南星最治风痰；莱菔子偏医面食。此乃药性之提纲，用作传心之秘术。

（出自《医学传心录》）

药性赋

（一）寒性

诸药赋性，此类最寒。犀角解乎心热；羚羊清乎肺肝。泽泻利水通淋而补阴不足；海藻散瘿破气而治疝何难。闻之菊花能明目而清头风；射干疗咽闭而消痈毒，薏苡理脚气而除风湿；藕节消瘀血而止吐衄。瓜蒌子下气润肺喘兮，又且宽中；车前子止泻利小便兮，尤能明目。

是以黄柏疮用，兜铃嗽医。地骨皮有退热除蒸之效；薄荷叶宜消风清肿之施。宽中下气，枳壳缓而枳实速也；疗肌解表，干葛先而柴胡次之。百部治肺热，咳嗽可止；栀子凉心肾，鼻衄最宜。玄参治结热毒痈，清利咽膈；

升麻消风热肿毒，发散疮痍。

尝闻腻粉抑肺而敛肛门；金箔镇心而安魂魄。茵陈主黄疸而利水；瞿麦治热淋之有血。朴硝通大肠，破血而消痰癖；石膏治头痛，解肌而止烦渴。前胡除内外之痰实；滑石利六腑之涩结。天门冬止嗽，补血涸而润肝心；麦门冬清心，解烦渴而除肺热。

又闻治虚烦，除哕呕，须用竹茹；通秘结，导瘀血，必资大黄。宣黄连治冷热之痢，又厚肠胃而止泻；淫羊藿疗风寒之痹，且补阴虚而助阳。茅根止血与吐衄；石韦通淋于小肠。熟地黄补血且疗虚损；生地黄宣血更医眼疮。赤芍药破血而疗腹痛，烦热亦解；白芍药补虚而生新血，退热尤良。

若乃消肿满，逐水宜牵牛；除毒热，杀虫以贯众。金铃子治疝气而补精血；忍冬花疗疮疡而解热毒。侧柏叶治血山崩漏之疾；香附子理血气妇人之用。地肤子利膀胱，可洗皮肤之风；山豆根解热毒，能止咽喉之痛。白鲜皮去风，治筋弱而疗足顽痹；旋覆花明目，治头风而消痰嗽壅。

又况荆芥穗清头目便血，疏风散疮之用；瓜蒌根疗黄疸毒痈，解渴消痰之忧。地榆疗崩漏，止血止痢；昆布破疝气，散瘿散瘤。疗伤寒、解虚烦，淡竹叶之功倍；除结气，破瘀血，牡丹皮之用同。知母止嗽而骨蒸退；牡蛎涩精而虚汗收。贝母清痰止咳嗽而利心肺；桔梗下气，利胸膈而治咽喉。

若夫黄芩治诸热，兼主五淋；槐花治肠风，亦医痔痢。常山理痰结而治温疟；葶苈泻肺喘而通水气。桑叶疏风热，发汗消水用浮萍；钩藤平肝风，透疹散热用蝉衣。青蒿珠退潮热；白头翁治血痢。冬葵子利肠，便燥淋涩并治；夏枯草平肝，瘰疬瘿结能医。大戟、甘遂，同为泻水利水之药；茜草、棕榈，皆属和血止血之品。板蓝根治瘟毒而清血；蒲公英治乳痈而疏气。丹参活血调经，血瘀腹痛能治；白前宣肺下痰，肺热咳逆用宜。蔓荆子治风热头痛；旱莲草有止血之功。秦皮治热痢并能清目；紫草疗斑疹，预防亦用。苦参解毒泄肠热；芦根清胃除烦呕。马齿苋治热痢；白雷丸杀三虫。郁金解郁，凉血破血；䗪虫化瘀，伤愈经通。益母草活血调经，妇科多施；穿山甲溃脓散血，外科常用。清肺火、养肺阴，北沙参效着；泻肝火、泄湿热，龙胆草功崇。此九十六种药性之寒，又当考图经以博其治，现夫方书，以参其用焉，其庶几矣。

（二）热性

药有温热，又当审详。欲温中以荜茇；用发散以生姜。五味子止嗽痰，且滋肾水；温肭脐疗瘰疬，更壮元阳。原夫川芎祛风湿，补血清头；续断治崩漏，益筋强脚。麻黄表汗以疗咳逆；韭子助阳而医白浊。川乌破积，有消痰治风痹之功；天雄散寒，为去湿助阳精之药。

观夫川椒达下，干姜暖中。葫芦巴治虚冷之疝气；生卷柏破癥瘕而血通。白术消痰壅温胃，兼止吐泻；菖蒲开心气散冷，更治耳聋。丁香快脾胃而止吐泻；良姜止心气痛之攻冲。肉苁蓉填精益肾；石硫黄暖胃驱虫。甘松主开郁而除冷；薤白善理气而宽胸。吴茱萸疗心腹之冷气，辰灵砂定心脏之怔忡。散肾冷，助脾胃，须荜澄茄；疗心痛，破积聚，用蓬莪术。缩砂止吐泻安胎，化酒食之剂；附子疗虚寒反胃；壮元阳之用。白豆蔻治冷泻，疗痛止痛以乳香；红豆蔻止吐酸；消血杀虫以干漆。

岂不知鹿茸生精血，腰脊崩漏之均补；虎骨壮筋骨，寒湿毒风之并祛。檀香定霍乱，而心气之痛愈；鹿角秘精髓，而腰脊之痛除。消肿益血于米醋；下气散寒以紫苏。扁豆助脾，则酒有行药破血之用；麝香开窍，则葱为通中发汗所需。

尝观五灵脂治崩漏，理血气之刺痛；麒麟竭止血出，疗金疮之伤折。麋茸壮阳以助肾；当归补虚而养血。乌贼骨止带下，且除崩漏目翳；鹿角胶止血崩，能补虚羸劳绝。白花蛇治瘫痪，除风痒之癣疹；乌梢蛇疗不仁，去疮疡之风热。

是知台乌药有治冷气之理；禹余粮乃疗崩漏之因。巴豆利痰水，能破积冷；独活疗诸风，不论久新。山茱萸治头晕遗精之药；白石英医咳嗽吐脓之人。厚朴温胃而去呕胀，消痰亦验；肉桂行血而疗心痛，止汗如神。

是则鲫鱼有温胃之功，代赭乃镇肝之剂。沉香下气补肾，定霍乱之心痛；橘皮开胃去痰，导壅滞之逆气。砒霜剧毒，宁瘴疟寒喘，杀虫愈疥；樟脑香窜，治中恶、霍乱，通关利气。此六十四种药性之热，又当博本草而取治焉。

（三）温性

温药总括，医家素谙。木香理乎气滞；半夏主于湿痰。苍术治目盲，燥脾去湿宜用；萝卜去膨胀，下气制面尤堪。钟乳补肺气，劳嗽寒喘咸宜；雄黄解百毒，梅毒喉症可治。山药而腰湿能医；阿胶而痢嗽能止。赤石脂治精浊而治泻，兼补崩中；阳起石暖子宫以壮阳，更疗阴痿。

诚以紫菀止嗽；防风祛风。苍耳子透脑止涕；威灵仙宣风通气。细辛去头风，止嗽而疗齿痛；艾叶止崩漏，安胎而医痢红。羌活明目驱风，除筋挛肿痛；白芷止崩治肿，疗痔漏疮痈。红蓝花通经，治产后恶血之余；刘寄奴散血，疗烫火金疮之苦。减风湿之痛则茵芋叶；疗折伤之症则骨碎补。藿香叶辟恶气而定霍乱；草果仁温脾胃而止呕吐。巴戟天治阴疝白浊，补肾尤滋；玄胡索理气痛血瘀，调经有助。

尝闻款冬花润肺，去痰嗽以定喘；肉豆蔻温中，止霍乱而助脾。仙鹤草敛诸血之溢；何首乌补肝肾之资。姜黄能下气，破恶血之积；防己宜消肿，去风湿之施。

藁本除风，主妇人阴痛之用；仙茅益肾，扶元气虚弱之衰。

乃曰破故纸温肾，补精髓与劳伤；宣木瓜入肝，疗脚气并水肿。杏仁润肺燥、止嗽之剂；茴香治疝气，肾痛之用。诃子生精止渴，兼疗滑泄之疴；秦艽攻风逐水，又除肢节之痛。槟榔豁痰而逐水，杀寸白虫；杜仲益肾而添精；去腰膝重。

当知紫石英疗惊悸崩中之疾；橘核仁治腰疼疝气之瘨。金樱子兮涩遗精；紫苏子兮下气涎。淡豆豉发伤寒之表；大小蓟除诸血之鲜。益智安神，治小便之频数；麻仁润肺，利六腑之燥坚。

抑又闻补虚弱，排疮脓，莫若黄芪；强腰脚，壮筋骨，无如狗脊。菟丝子补肾以明目；荔枝核理气以定痛。香薷发汗行水，非寒郁之暑热勿用；胡荽透疹驱风，湿邪侵之表实堪医。木笔花疗头风而止鼻渊；使君子治腹痛而能驱蛔。西河柳透风邪，麻疹之表实可用；鸡血藤补血气，痹瘫之血虚宜投。芫花逐水消肿胀；蜈蚣解毒止搐搦。此六十二种药性之温，更宜参图经而默识也。

（四）平性

详论药性，平和惟在。以硼砂而去积；用龙齿以安魂。青皮快膈除膨胀，且利脾胃；芡实益精治白浊，兼补真元。原夫木贼草去目翳，崩漏亦医；花蕊石治金疮，血行则却。决明和肝气，治眼之剂；天麻主头眩，祛风之药。甘草和诸药而解百毒，盖以性平；石斛平胃气而补肾虚，更医脚弱。

观夫商陆治肿，覆盆益精。琥珀安神而破血；朱砂镇心而有灵。牛膝强足补精，兼疗腰痛；龙骨止汗住泄，更治血崩。泽兰理气郁而消水；蒺藜疗风疮而明目。人参润肺宁心，开脾助胃；蒲黄止崩治衄，消瘀调经。

岂不知南星醒脾，去惊风痰吐之忧；三棱破积，除血块气滞之症。没食主泄泻而神效；皂角治风痰而响应。

桑螵蛸疗遗精之泄；决明子医肝旺之盛。蛤蚧治劳嗽，牛蒡子疏风壅之痰；全蝎主风瘫，酸枣仁去怔忡之病。

尝闻桑寄生益血安胎，且止腰痛；海蛤壳化痰清热，结散胃和。小草、远志俱有宁心之妙。木通、猪苓尤为利水之多。莲肉有清心醒脾之用；没药乃治疮散血之科。郁李仁润肠宣水，去浮肿之疾；抱茯神宁心益智，除惊悸之疴。白茯苓补虚劳，多在心脾之有眚；赤茯苓破结血，独利水道以无毒。

因知麦芽有助脾化食之功；小麦有止汗养心之力。白附子去面风之游走；大腹皮治水肿之泛溢。椿根白皮主泻血；桑根白皮主喘息。桃仁破瘀血，兼治腰痛；神曲健脾胃，而进饮食。五加皮坚筋骨以立行；柏子仁养心神而有益。

抑又闻鸡内金理胃消食；冬瓜仁醒脾利湿。僵蚕治诸风之喉痹；百合敛肺劳之嗽瘘。赤小豆解热毒，疮肿宜用；枇杷叶下逆气，哕呕可医。连翘壳排疮脓与肿毒；石楠叶利筋骨与毛皮。生谷芽养脾，阿魏除邪气而破积；紫河车补血，大枣和药性以开脾。

然而鳖甲治劳疟，兼破癥瘕；龟甲坚筋骨，更疗崩疾。乌梅主便血疟痢之用；竹沥治中风声音之失。大豆卷利湿而清热，湿痹胀满善消；瓦楞子祛痰而软坚，痰结癥癖能治。马勃清肺火，疗咽腐，外敷止血。龙眼养心脾，治怔忡，食用补虚。杞子、女贞并补肝肾；鹤虱、榧子，均杀三虫。潞党参补中益气，善治脾肺亏损；肥玉竹养阴生津，能疗心脾不足。白及补肺并止血；蜂蜜润燥兼益气。萹蓄通淋利水并杀虫疗疥；草薢除淋蠲浊兼化湿愈痹。此八十四种平和之药，更宜参本草而求其详悉也。

寒热温平四赋，增补东垣未尽之意

药性（寒门）

黄芩枯者清肺金，坚者凉大肠、降热痰，佐白术则能安胎。黄连泻心火而津液自生，除湿热，而肠胃自厚，姜制降痰。此芩、连二药，若用猪胆汁炒，又能降肝胆之火也。黄柏治痿、定蛔，退伏火而泻劳热，滋不足之水，大治阴虚。知母益真阴，治骨蒸之有汗，补肾水，泻无根之火邪。此柏、母二药，酒炒则性温，盐制则下降，皆补阴之要药也。白芍止泻痢，补阴血，治心腹虚疼，尤健脾经，其性能补能收，酒炒才妙。赤芍利小水，消痈肿，又为火眼要药，其性能泻能散，生用正宜。此赤、白二芍，产后勿用，以性带酸寒，能伐发生之气也。

石膏降胃火而理头疼，解肌表而止烦渴。山栀降火极速，从小便泄出，性能屈曲下行。又能清肺胃之烦，止血家之吐衄，必须酒炒微黑。熟地滋肾而益真阴，活血而填骨髓。生地生血而凉心肾。此二地酒洗则性温，姜制则不泥于膈。天冬止渴补虚，治痰嗽而润肺，能引熟地而至所补之处。麦冬生脉清心，止烦渴而去肺家伏火，能引生地而至所生之位。

柴胡治两胁俱疼，少阳可引。退往来寒热，外感宜投。能升胃中之清气，从左而旋。升麻散手阳明寒邪，疗足阳明齿痛。能升胃中之清气，从右而旋。前胡除内外痰实如神，逐胸胁结气无双。犀角解火毒，而疗鼻血疮疡。安心神，而除烦渴风毒。若使引入胃经，升麻亦可代用。牡蛎涩精而止虚汗，崩漏能医，必须火煅为良。

朴硝开热结，而通脏腑。泻实软坚，虽有停痰可化。大黄乃荡涤之将军，走而不守。夺土郁而无壅，破瘀血而下流。牡丹皮治无汗之骨蒸，消下焦之积血，止上焦之吐衄，破血亦宜用也。地骨皮治有汗之骨蒸，亦发风邪，退热尤宜用也。竹叶逐上气咳逆喘促，退虚热烦躁不眠。专凉心火，尤却风痉。竹茹治心烦呕哕，肿痛兼疗。茵陈却黄疸风湿，小便能利。菊花收泪明目，治头风止头痛。同地黄酿酒，解醉汉昏迷易醒。薄荷清六阳之会首，凉心膈而治头风，总能清热。荆芥清头目，肌表立解。下瘀血疮痍即散。瓜蒌仁下气消痰，润肺除嗽。疗结胸、通郁热于胸中，为治嗽之要药也。

天花粉止渴通经，降膈上之热痰，乃消渴之圣药也。槐花止脏血，热炽淋沥。茅根止吐血，取汁煎药。地榆疗崩漏、止月经，尤治血痢，下部泻血莫缺。山豆根解热毒，而止喉疼，嚼汁吞之为妙。桔梗疗肺痈而利咽膈，通肺气而止咽痛。化痰顺气，开提诸药上行，为舟楫之剂也。干葛发表解肌，止渴生津。能解酒毒，免伤心肺。木通泻膀胱火，而利小便。通利关节，随二便之利药，而皆能通也。泽泻利水道，而实大便。退阴汗，庶免淋沥。但补阴则为不足。

枳壳宽中下气，能攻肠中之积，其性缓而长。枳实消痰削积，能泻胸中之痞，其性急而速。滑石利小便，尤清六腑之热。瞿麦治血淋最捷，利小便堪夸。香附米理血气，开郁道，乃妇人之要药。醋煮以温经，童便炒以润燥。常山治疟疾，而化结痰，醋煮兔吐。芫花散皮肤水肿发浮，消胸膈痰涎气逆。大戟消水肿腹满，除皮肤燥痛。甘遂同功。此二药俱有破铁石之能。葶苈定喘消痰，而虚浮可逐。泻肺气通小便，炒须纸隔。车前子利小水，而实大便，尤能明目。水银杀虫，又下死胎。疗疮疡而除疥虱。甘草生寒泻火，炙温以健脾经。和诸药而弗争，解百毒而无忧；青皮破凝气，厥阴之经可通。削坚积，饮食郁滞可解。连翘疗疮疡，消肿毒，又能散诸经之血凝气聚。若久虚之人，不可轻用。桃仁通经破血，润大肠之难通。龙胆草去肝经之客热，除下焦之湿肿。苏木消产后败血，而疗疮疡。桑白皮治喘嗽，泻肺气有功，蜜水炙用。海藻治项间瘰疬，消颈下瘿囊。偏坠疝气立止，小便艰难能利。海带、昆布同功，俱为破气之要药。

汉防己泻湿气于膀胱，治脚气于下部。胆矾主痰气诸痫，更除热毒。芦荟治癫狂诸热，尤杀疳虫。薏苡仁多服开胃，且治肺痈。消水肿，治艰步之缓风。壮筋骨，主拘挛之湿痹。沙参主疥癣恶疮，散诸疝之绞痛。排脓消毒，补五脏之阴气。郁金凉心脏亢阳，兼驱血气作痛，仍散积血归经。皂荚、桃仁，并可通秘。血宜桃行，风用皂通。竹沥、荆沥，俱为痰用。但少食用竹，能食用荆。兜铃却痰结喘促，清肺家火热。

紫草利水通窍，治目黄成疸。凉痈疮血热。胡黄连治口疮，疗痈疽，兼解骨蒸之热。地肤子专利水道，去热于膀胱。浴身却皮肤瘙痒，洗眼除热暗涩疼。夏枯草破痈坚瘿瘤结气，散瘰疬鼠瘘头疮。苦参扫遍身痒疹，止卒暴心疼，肠风下血能治，热痢刮痛堪疗。以上共七十四味。

药性（热门）

附子去脏腑之沉寒，浮而不降。治三阴之厥逆，走而无踪。反本固阳，童便煮用。干姜暖中，除寒邪腹痛，兼治呕吐。引血药而生新血，虚热者同功。丁香暖胃冷，而定攻冲，兼除呕逆。麻黄散寒邪而发表，根止汗以固阳。葱白横行，治伤寒下痢，及阳明头疼。白面之人，不宜发汗散气。吴萸疗心腹之沉寒，止厥阴之疝痛。干生退寒而散表，炒温脾胃以和中。砂仁治腹痛，而安胎化食，吐泻兼医。白蔻仁下气宽中，大能消食。治胸冷而补膈上元阳，退目云而散肺中滞气。

莪术磨脾家之积聚，醋炒最佳。麝香辟邪通窍，亦能出汗。紫苏发表解肌，疗伤风寒甚捷。鹿茸益气生血，补虚涩精。肉蔻理脾胃、消宿食，小儿吐泻立止。川椒达下，理六腑之沉寒，加乌梅能止蛔虫。苁蓉治男子绝阳不兴，疗女子绝阴不产。虽能峻补精血，骤用反动大便。胡椒却心腹冷痛，逐脾胃寒邪，多食则又耗血。

雄黄、硫黄，扫疥莫缺。乳香、没药，止痛为最，多服则又损骨。乌药顺气宽中，消食积作疼，逐小儿蛔虫，为气痛之要药。沉香抑阴助阳，降气补肾。厚桂涩精，亦能暖胃止泻。桂枝敛汗，又能上升发表。五灵脂定血家之疼痛，能止能行。生姜发散行表，止吐开胃。陈皮补胃和中，去白消痰泄气。

巴豆有荡涤攻击之能，诚斩关夺门之将。虽能通肠，亦堪止泻，必须去油取霜。厚朴平胃去湿，而消痰下气宽中。续断治崩漏，益精强脚，专疗跌扑折伤；川乌散寒邪而消寒积，破阴气而除冷风。良姜暖脾消食，下气温中。又翻胃呕食可止，腹疼积冷堪除。草果消宿食、却冷痛，同缩砂温中，佐常山截疟。以上共三十三味。

药性（温门）

藿香理霍乱，使呕吐止。开胃口，令饮食增。防风治一身之痛，除上焦风邪，误服反泄上焦元气。白芷治头痛，止目泪，解利风寒之要药。细辛止本经头痛如神，治诸风湿痹立效。丹参生新血，去恶血，落死胎，安生胎。专调经脉不匀，善理骨节疼痛。仙茅益肌肤，明耳目，助阳道，长精神。补丈夫虚损劳伤，主女人失溺无子，脱肾之要药也。南星治中风不语稠痰，散跌扑即凝瘀血，须用胆制为佳。骨碎补补骨节伤碎，疗风血积疼。破血有功，止血亦效。延胡索调月水气滞血凝，止产后血冲血晕。杜仲补中益肾，腰痛不能屈者神功，足疼不欲践者立效。槟榔治后重如神，坠诸气无双。若服过多，又泻了至高之气。

杏仁除胸中气逆喘促，润大肠气闭难通。辛夷主五脏身体寒热，头风脑痛堪除，鼻塞窍窒立通。石菖蒲明耳目，开心洞达。除湿痹，可使屈伸。山药理脾伤止咳，逐腰痛强阴。益母草去死胎，安生胎，行瘀血，生新血，总调胎产诸证。款冬花润肺泻火，下气定喘。治肺痈脓血腥臭，止肺咳痰唾稠粘。紫菀主咳逆痰喘，治小儿惊痫。木香理乎滞气，窒塞者能通，不足者能补。半夏治痰厥头痛，和脾胃痰饮，须用姜制，妊娠禁服。白术补中气，而止吐止泻，除痰饮而进食利水。君枳实能消痞膨，佐黄芩可安胎气。北枣和脾助胃，生姜汁制，又有厚肠之益。人参健脉理中，生津止渴。温脾胃积冷，定霍乱吐泻。黄芪益元阳，泻阴火，略亚人参。实腠理，固盗汗，功倍桂枝。治痈疽，排脓止痛，生肌收口。

当归治一身血病，各随所使。驱热痢刮痛，令无壅滞。藁本治头痛于巅顶之上，散寒邪于巨阳之位。五味生津止渴，而疗虚烦益肾，止嗽而收肺气。若夫风寒之嗽，南者为美。僵蚕治风，去一身之麻痹，又解内毒。秦艽疗黄疸，驱头风。除骨蒸疼痛，止肠风下血。赤石脂下胎衣如推荡，固肠泄若物塞。乌梅收肺气，主消渴。除烦止痢疟，又和中养荣。威灵仙却皮肤痂痒，寒冷腰疼当用。缩砂温脾胃，消宿食，止腹痛冷泻，治赤白泄痢。神曲消宿食，而补脾胃。蒲黄治吐衄唾溺之红，调产后儿枕之痛。和风肿以通经，兼除积血带下。若补血止血，炒用为宜。破血消肿，生用方可。香薷主中脘霍乱绞痛，治伤暑小便涩难。散水肿，有彻上彻下之功。热服恐泻，必须冷饮。益智温中顺气，能却寒邪入内。牵牛除风毒，兼平诸气，消水肿而通大便。同乌药则入气分，随大黄则侵血分。伏龙肝疗吐血，并治难产。百合治肺家劳嗽。

钟乳疗热痰阳痿。大小蓟养精安孕，血崩吐衄可除。鹿角霜养血安胎，赤白带下可涩。珍珠宁神定志，而瞖膜能开。山茱益肾补精，暖腰膝而壮元阳。女人可匀经候，老者能节小便。蔓荆子消风肿眼花，太阳头痛可止。麦芽开胃化食，破癥消膨。远志治小儿惊痫客忤，疗妇人血噤失音。增益智慧不忘，和悦颜色耐老。以上共七十八味。

药性（平门）

贝母止嗽生津，专治胸膈稠痰，能降心中逆气。巴戟天补髓填精。忍冬草散痈消痛。牛膝益阴壮阳，填骨髓，除腰膝酸疼。善理一身虚羸，能助十二经脉。黄精除风湿，壮元阳，健脾胃，润心肺，旋服年久，方获奇功。羌活散肌表八风之邪，利周身百节之痛。五加皮去女子阴痒难当，扶丈夫阳痿不举。多年瘀血能逐，小便遗沥可止。三棱专破血中滞气，立消癥瘕积聚。虚人慎用，恐损真气。麻子仁治风秘，润肠要药。海金沙利小水，不伐真阴。山慈菇消痈疽无名疔肿，散瘰疬诸般恶疮。茯苓淡利窍通便，不走精气。为除湿行水之要药，乃养神益智之佳品。枇杷叶治热嗽无休，利肺脏逆气。

淫羊藿治男子绝阳不兴，疗女子绝阴不产。紫葳花主崩中癥瘕血闭，治寒热羸瘦养胎，产后一切诸疾，为血气痛之要药也。瓜蒂豁痰吐涎，亦能搐鼻。琥珀通淋活血，少加桂以引经。辰砂极能镇心，研末入药调服。龙骨涩精，止泻敛汗，又能长肉生肌。大腹皮消水肿，利腹胀，黑豆煎汁浸洗。全蝎疗风痈，最能解毒。山楂消食醒脾，又行滞气，小儿多用无妨。小麦止汗养心，须配红枣为良。猪苓利水行湿，多服恐伐肾气。龟板补阴弱，而退阴火煎熬。坚筋骨，更疗妇人血崩。鳖甲补真阴，而虚劳可复。凉骨蒸，而疟母能痊。破癥瘕，消痈肿，须用醋煮。玄参逐热消斑，散痰核痈肿，疗寒热往来。驱无名之火邪，清喉中之疼痛。莲肉醒脾，又能清心，滚水泡去皮心。茯神宁神定志，又止惊悸虚劳。天麻治小儿风痈惊悸，疗大人风热头痛。

草豆蔻治胃脘疼痛，止霍乱吐逆。枸杞子能补气，去风明目。益元阳，补精治虚。酸枣仁宁心志，益肝补中。敛虚汗，除烦止渴。若睡卧不宁者多用。实则生研，虚则炒用。郁李仁安心志，而惊悸能定。舒气结，而阳脏和调。柏子仁养心脾，又安神明目。何首乌黑发须，又除风绝疟。侧柏叶治热通淋，大益脾土，又止血崩。必须捣汁煎药，随月建方取用，蜜水蒸过阴干。

大枫子、苍耳子，风家要药。蛇床子、木鳖子，扫疥莫缺。轻粉治疮疥，又能长肉生肌。枯矾燥湿以去虫，外科用之护心。童便补阴，利膀胱之郁热，通血脉以归阴分。炒壁土止吐泻，乃借土气以回胃气。铁锈水开结如神，取其性重，易以堕下。韭汁止吐衄，单服有功。皂荚开结闭，亦豁风痰。竹沥化痰，非姜汁不能行经。蕤仁除眦烂于双睛，逐风淫在四肢。鼠粘子治喉痛，而散热邪，消瘾疹而主风湿。通草泻小肠火郁不散，利膀胱水闭不行。牛黄止口噤癫狂，安魂定魄。主惊痫寒热，而神志清宁。菟丝子益阴虚，而除精气之走泄。健肌肤，坚强筋骨之酸疼。破故纸治腰膝酸疼神效，填骨髓精滑无二。虎骨治胎损，又坚筋骨。阿魏主尸注，又消肉积。棕榈灰治妇人之血崩。人牙救痘疮之倒靥。以上共五十九味。

（出自明·杜文燮《药鉴》）

用药分根梢

药　鉴

大凡用药，须要得法。或微水渗，或略用火烘，湿者侯干，坚者待润，才无碎末好看，仍忌锉多留久，恐走气味不灵，旋锉应人，方能取效。根梢各治，尤勿混淆，生苗向上者为根，气脉上行。入土垂下者为梢，气脉下行。中截为身，气脉中守。上焦病者用根，中焦病者用身，下焦病者用梢，盖根升梢降，中守不移故也。

（出自明·杜文燮《药鉴》）

治病主药诀

头疼必须用川芎，不愈各加引经药：
太阳羌活少柴胡，阳明白芷还须着，
太阴苍术少细辛，厥阴吴茱用无错。
巅顶之痛人不同，藁本须用去川芎。
肢节之疼用羌活，去风去湿亦其功。
小腹痛用青皮治。心痞黄连枳实从。
腹痛须用白芍药，因寒加桂热黄柏。
腹中窄狭苍术宜。胀膨厚朴姜制法。
腹中实热何所施，大黄芒硝功有力。
虚热虚汗用黄芪。肌肤浮热黄芩宜。
胁下疼痛往来热，日晡潮热柴胡宜。
脾胃受湿身无力，怠惰嗜卧用白术。
下焦湿肿兼火邪，知母防龙并酒柏。
上焦湿热用黄芩。中焦湿热黄连释。
渴用干葛天花粉。半夏燥脾斯时禁。
嗽用五味喘阿胶。枳实黄连治宿食。
胸中烦热栀子仁。水泻芍药苓白术。
调气必当用木香，若然气盛又非良。
补气必须用人参，肺经有热不相应。
痰涎为病须半夏，热加黄芩风南星，
胸中寒痰多痞塞，白术陈皮两件增。
胃脘痛用草豆蔻，若然挟热芩连凑。
眼痛黄连当归根。惊悸恍惚用茯神。
小便黄时用黄柏，涩者泽泻加之灵。
气刺痛时须枳壳。血刺当归上下分。
痢疾当归白芍药。疟疾柴胡为之君。
血滞桃仁与苏木。气滞青皮与枳壳。
枳壳青皮若用多，反泻元气宜改作。

凡用纯寒纯热药，必用甘草缓其力，
寒热相杂亦用之，调和其性无攻击，
惟有中满不食甘，临症还须究端的。

（出自《医学传心录》）

十二经补泻温凉引经药歌

心　经

问君何药补心经，远志山药共麦冬，
枣仁当归天竺黄，六味合来大有功。
玄参苦，黄连凉，木香贝母泻心强；
凉心竹叶犀牛角，朱砂连翘并牛黄。
温心藿香石菖蒲，引用细辛独活汤。

肝　经

滋补肝经枣仁巧，薏苡木瓜与贡胶；
泻肝柴胡并白芍，青皮青黛不可少；
胡黄连，龙胆草，车前甘菊凉肝表；
温肝木香吴萸桂；引用青皮川芎好。

脾　经

补脾人参绵黄芪，扁豆白术共陈皮，
莲子山药白茯苓，芡实苍术甘草宜。
泻脾药，用枳实，石膏大黄青皮奇。
温脾官桂丁藿香，附子良姜胡椒粒。
滑石玄明凉脾药；白芍升麻引入脾。

肺　经

补肺山药共麦冬，紫菀乌梅与参苓，
阿胶百部五味子，绵州黄芪更凑灵。
紫苏子，与防风，泽泻葶苈泻肺经，
更有枳壳桑白皮，六味泻肺一般同。

温肺木香冬花寻，生姜干姜白蔻仁；
凉肺黄芩与贝母，人溺山栀沙玄参。
马兜铃，瓜蒌仁，桔梗天冬必去心；
引用白芷与升麻，连须葱白用几根。

肾　经

补肾山药甘枸杞，螵蛸龟板与牡蛎，
杜仲锁阳巨胜子，山萸苁蓉共巴戟，
龙虎骨，怀牛膝，五味菟丝与芡实，
再加一味怀熟地，共补肾经十八味。
泻肾不必多求方，知母泽泻两相当。
温肾肉桂并附子，鹿茸故纸海沉香，
亦温肾，腽肭脐；凉肾知柏地骨皮，
再加一味粉丹皮；引用独活肉桂奇。

胃　经

补胃需用苍白术，半夏扁豆绵黄芪，
芡实莲肉共百合，山药还加广陈皮。
泻胃火，亦如脾，再加一味南枳实，
更添芒硝与大黄，多加石膏泻更急。
温胃木丁与藿香，益智吴萸与良姜，
香附白肉草豆蔻，厚朴胡椒生干姜。
凉胃葛根条黄芩，滑石黄连玄花粉，
知母连翘石膏斛，栀子升麻竹茹寻，
十三味药凉胃火；白芷升麻引胃药。

胆　经

补胆龙胆与木通；柴胡青皮泻胆经。
温用陈皮制半夏，更加生姜与川芎。
凉用竹茹与黄连；引用尽皆同肝经。

大 肠 经

问君大肠何药补？左旋牡蛎白龙骨，
桔梗米壳诃子皮，山药肉蔻并莲肉。

川大黄，南槟榔，枳壳石斛泻大肠，
再加芒硝桃麻仁，葱白三寸泻更强。
干姜肉桂吴茱萸，三者同时能温肠，
引药尽皆同胃经；槐花条芩凉大肠。

小 肠 经

小肠石斛牡蛎补；泻用木通共紫苏，
莲须葱白荔枝核，同为泻剂君知否。
小肠要求温，　　大小茴香乌药根；
凉用黄芩天花粉；引用羌活与藁本。

膀 胱 经

橘核菖蒲补膀胱，益智续断龙骨良；
泻用芒硝车前子，泽泻滑石石韦帮。
温用乌药并茴香；凉用黄柏生地黄，
甘草梢，亦属凉；引用尽皆同小肠。

三 焦 经

滋补三焦用益智，更加甘草与黄芪；
泻用栀子并泽泻；温用姜附颇有益。
原石膏，地骨皮，清凉三焦功效急。
引入三焦不用别，药与肝胆无差异。

心 包 经

地黄一味补包络；泻用乌药并枳壳；
温肉桂，凉栀子；柴芎青皮是引药。

（出自《万病回春》和《丹台玉案》）

药性歌括四百味

明　龚廷贤

诸药之性，各有其功，温凉寒热，补泻宜通。
君臣佐使，运用于衷，相反畏恶，立见吉凶。

人参味甘，大补元气，止渴生津，调营养卫。

黄芪性温，收汗固表，托疮生肌，气虚莫少。

白术甘温，健脾强胃，止泻除湿，兼祛痰痞。

茯苓味淡，渗湿利窍，白化痰涎，赤通水道。

当归甘温，生血补心，扶虚益损，逐瘀生新。

甘草甘温，调和诸药，炙则温中，生则泻火。

白芍酸寒，能收能补，泻痢腹痛，虚寒勿与。

赤芍酸寒，能泻能散，破血通经，产后勿犯。

生地微寒，能消温热，骨蒸烦劳，养阴凉血。

熟地微温，滋肾补血，益髓填精，乌须黑发。

麦门甘寒，解渴祛烦，补心清肺，虚热自安。

天门甘寒，肺痿肺痈，消痰止嗽，喘热有功。

黄连味苦，泻心除痞，清热明眸，厚肠止痢。

黄芩苦寒，枯泻肺火，子清大肠，湿热皆可。

黄柏苦寒，降火滋阴，骨蒸湿热，下血堪任。

栀子性寒，解郁除烦，吐衄胃热，火降小便。

连翘苦寒，能消痈毒，气聚血凝，湿热堪逐。

石膏大寒，滑能利窍，解渴除烦，湿热可疗。

贝母微寒，止嗽化痰，肺痈肺痿，开郁除烦。

大黄苦寒，实热积聚，蠲痰逐水，疏通便闭。

柴胡味苦，能泻肝火，寒热往来，疟疾均可。

前胡微寒，宁嗽化痰，寒热头痛，痞闷能安。

升麻性寒，清胃解毒，升提下陷，牙痛可逐。

桔梗味苦，疗咽肿痛，载药上升，开胸利壅。

紫苏叶辛，风寒发表，梗下诸气，消除胀满。

麻黄味辛，解表出汗，身热头痛，风寒发散。

葛根味甘，祛风发散，温疟往来，止渴解酒。

薄荷味辛，最清头目，祛风散热，骨蒸宜服。

防风甘温，能除头晕，骨节痹痛，诸风口噤。

荆芥味辛，能清头目，表汗祛风，治疮消瘀。

细辛辛温，少阴头痛，利窍通关，风湿皆用。

羌活微温，祛风除湿，身痛头痛，疏筋活络。
独活甘苦，颈项难舒，两足湿痹，诸风能除。
知母味苦，热渴能除，骨蒸有汗，痰咳皆舒。
白芷辛温，阳明头痛，风热瘙痒，排脓通用。
藁本气温，除头巅顶，寒湿可祛，风邪可屏。
香附味甘，快气开郁，止痛调经，更消宿食。
乌药辛温，心腹胀痛，小便滑数，顺气通用。
枳实味苦，消食除痞，破积化痰，冲墙倒壁。
枳壳微温，快气宽肠，胸中气结，胀满堪尝。
白蔻辛温，能去瘴翳，温中行气，止呕和胃。
青皮苦寒，能攻气滞，削坚平肝，安胃下食。
陈皮辛温，顺气宽膈，留白和胃，消痰去白。
苍术甘温，健脾燥湿，发汗宽中，更去瘴翳。
厚朴苦温，消胀泄满，痰气泻痢，其功不缓。
南星性热，能治风痰，破伤强直，风搐自安。
半夏味辛，健脾燥湿，痰厥头痛，嗽呕堪入。
藿香辛温，能止呕吐，发散风寒，霍乱为主。
槟榔辛温，破气杀虫，祛痰逐水，专除后重。
腹皮微温，能下膈气，安胃健脾，浮肿消去。
香薷味辛，伤暑便涩，霍乱水肿，除烦解热。
扁豆微凉，转筋吐泻，下气和中，酒毒能化。
猪苓味淡，利水通淋，消肿除湿，多服损肾。
泽泻苦寒，消肿止渴，除湿通淋，阴汗自遏。
木通性寒，小肠热闭，利窍通经，最能导滞。
车前子寒，溺涩眼赤，小便能通，大便能实。
地骨皮寒，解肌退热，有汗骨蒸，强阴凉血。
木瓜味酸，湿肿脚气，霍乱转筋，足膝无力。
威灵苦温，腰膝冷痛，消痰痃癖，风湿皆用。
牡丹苦寒，破血通经，血分有热，无汗骨蒸。
玄参苦寒，清无根火，消肿骨蒸，补肾亦可。
沙参味苦，消肿排脓，补肝益肺，退热除风。

丹参味苦，破积调经，生新去恶，祛除带崩。

苦参味苦，痈肿疮疥，下血肠风，眉脱赤癞。

龙胆苦寒，疗眼赤痛，下焦湿肿，肝经热烦。

五加皮温，祛痛风痹，健步坚筋，益精止沥。

防己气寒，风湿脚痛，热积膀胱，消痈散肿。

地榆沉寒，血热堪用，血痢带崩，金疮止痛。

茯神补心，善镇惊悸，恍惚健忘，兼除恚怒。

远志气温，能驱惊悸，安神镇心，令人多记。

酸枣味酸，敛汗驱烦，多眠用生，不眠用炒。

菖蒲性温，开心利窍，去痹除风，出声至妙。

柏子味甘，补心益气，敛汗润肠，更疗惊悸。

益智辛温，安神益气，遗溺遗精，呕逆皆治。

甘松味香，善除恶气，浴体香肌，心腹痛已。

小茴性温，能除疝气，腹痛腰疼，调中暖胃。

大茴味辛，疝气脚气，肿痛膀胱，止呕开胃。

干姜味辛，表解风寒，炮苦逐冷，虚寒尤甚。

附子辛热，性走不守，四肢厥冷，回阳功有。

川乌大热，搜风入骨，湿痹寒痛，破积之物。

木香微温，散滞和胃，诸风能调，行肝泻肺。

沉香降气，暖胃追邪，通天彻地，气逆为佳。

丁香辛热，能除寒呕，心腹疼痛，温胃可晓。

砂仁性温，养胃进食，止痛安胎，行气破滞。

荜澄茄辛，除胀化食，消痰止哕，能逐寒气。

肉桂辛热，善通血脉，腹痛虚寒，温补可得。

桂枝小梗，横行手臂，止汗舒筋，治手足痹。

吴萸辛热，能调疝气，脐腹寒痛，酸水能治。

延胡气温，心腹卒痛，通经活血，跌扑血崩。

薏苡味甘，专除湿痹，筋节拘挛，肺痈肺痿。

肉蔻辛温，脾胃虚冷，泻痢不休，功可立等。

草蔻辛温，治寒犯胃，作痛呕吐，不食能食。

诃子味苦，涩肠止痢，痰嗽喘急，降火敛肺。

草果味辛，消食除胀，截疟逐痰，解瘟辟瘴。
常山苦寒，截疟除痰，解伤寒热，水胀能宽。
良姜性热，下气温中，转筋霍乱，酒食能攻。
山楂味甘，磨消肉食，疗疝催疮，消膨健胃。
神曲味甘，开胃进食，破积逐痰，调中下气。
麦芽甘温，能消宿食，心腹膨胀，行血散滞。
苏子味辛，驱痰降气，止咳定喘，更润心肺。
白芥子辛，专化胁痰，疟蒸痞块，服之能安。
甘遂甘寒，破癥消痰，面浮蛊胀，利水能安。
大戟甘寒，消水利便，腹胀癥坚，其功瞑眩。
芫花寒苦，能消胀蛊，利水泻湿，止咳痰吐。
商陆苦寒，赤白各异，赤者消风，白利水气。
海藻咸寒，消瘿散疬，除胀破癥，利水通闭。
牵牛苦寒，利水消肿，蛊胀痃癖，散滞除壅。
葶苈苦辛，利水消肿，痰咳癥瘕，治喘肺痈。
瞿麦辛寒，专治淋病，且能堕胎，通经立应。
三棱味苦，利血消癖，气滞作痛，虚者当忌。
五灵味甘，血滞腹痛，止血用炒，行血用生。
莪术温苦，善破痃癖，止痛消瘀，通经最宜。
干漆辛温，通经破瘕，追积杀虫，效如奔马。
蒲黄味甘，逐瘀止崩，补血须炒，破血用生。
苏木甘咸，能行积血，产后月经，兼医扑跌。
桃仁甘平，能润大肠，通经破瘀，血瘕堪尝。
姜黄味辛，消痈破血，心腹结痛，下气最捷。
郁金味苦，破血行气，血淋溺血，郁结能舒。
金银花甘，疗痈无对，未成则散，已成则溃。
漏芦性寒，祛恶疮毒，补血排脓，生肌长肉。
藜芦味苦，疗疮瘙痒，白癜头疮，翳除目朗。
白及味苦，功专收敛，肿毒疮疡，外科最善。
蛇床辛苦，下气温中，恶疮疥癞，逐淤祛风。
天麻味辛，能驱头眩，小儿惊痫，拘挛瘫痪。

白附辛温，治面百病，血痹风疮，中风痰症。

全蝎味辛，祛风痰毒，口眼㖞斜，风痫发搐。

蝉蜕甘寒，消风定惊，杀疳除热，退翳侵睛。

僵蚕味咸，诸风惊痫，湿痰喉痹，疮毒瘢痕。

蜈蚣味辛，蛇虺恶毒，镇惊止痉，堕胎逐瘀。

木鳖甘寒，能追疮毒，乳痈腰疼，消肿最速。

蜂房咸苦，惊痫瘛疭，牙痛肿毒，瘰疬肺痈。

花蛇温毒，瘫痪㖞斜，大风疥癞，诸毒称佳。

蛇蜕咸平，能除翳膜，肠痔蛊毒，惊痫搐搦。

槐花味苦，痔漏肠风，大肠热痢，更杀蛔虫。

鼠粘子辛，能除疮毒，瘾疹风热，咽痛可逐。

茵陈味苦，退疸除黄，泻湿利水，清热为凉。

红花辛温，最消瘀热，多则通经，少则养血。

蔓荆子苦，头痛能医，拘挛湿痹，泪眼堪除。

兜铃苦寒，能熏痔漏，定喘消痰，肺热久嗽。

百合味甘，安心定胆，止嗽消浮，痈疽可啖。

秦艽微寒，除湿荣筋，肢节风痛，下血骨蒸。

紫菀苦辛，痰喘咳逆，肺痈吐脓，寒热并济。

款花甘温，理肺消痰，肺痈咳喘，补劳除烦。

金沸草温，消痰止嗽，明目祛风，逐水尤妙。

桑皮甘辛，止嗽定喘，泻肺火邪，其功不浅。

杏仁温苦，风寒喘嗽，大肠气闭，便难切要。

乌梅酸温，收敛肺气，止渴生津，能安泻痢。

天花粉寒，止咳祛烦，排脓消毒，善除热痰。

瓜蒌仁寒，宁嗽化痰，伤寒结胸，解渴止烦。

密蒙花甘，主能明目，虚翳青盲，服之速效。

菊花味甘，除热祛风，头晕目赤，收泪殊功。

木贼味甘，祛风退翳，能止月经，更消积聚。

决明子甘，能祛肝热，目痛收泪，仍止鼻血。

犀角酸寒，化毒辟邪，解热止血，消肿毒蛇。

羚羊角寒，明目清肝，祛惊解毒，神志能安。

龟甲味甘，滋阴补肾，止血续筋，更医颅囟。

鳖甲咸平，劳嗽骨蒸，散瘀消肿，祛痞除癥。

海蛤味咸，清热化痰，胸痛水肿，坚软结散。

桑上寄生，风湿腰痛，止漏安胎，疮疡亦用。

火麻味甘，下乳催生，润肠通结，小水能行。

山豆根苦，疗咽肿痛，敷蛇虫伤，可救急用。

益母草甘，女科为主，产后胎前，生新祛瘀。

紫草咸寒，能通九窍，利水消膨，痘疹最要。

紫葳味酸，调经止痛，崩中带下，癥瘕通用。

地肤子寒，去膀胱热，皮肤瘙痒，除湿甚捷。

楝根性寒，能追诸虫，疼痛立止，积聚立通。

樗根味苦，泻痢带崩，肠风痔漏，燥湿涩精。

泽兰甘苦，痈肿能消，打扑伤损，肢体虚浮。

牙皂味辛，通关利窍，敷肿痛消，吐风痰妙。

芜荑味辛，驱邪杀虫，痔瘘癣疥，化食除风。

雷丸味苦，善杀诸虫，癫痫蛊毒，治儿有功。

胡麻仁甘，疗肿恶疮，熟补虚损，筋壮力强。

苍耳子苦，疥癣细疮，驱风湿痹，瘙痒堪尝。

蕤仁味甘，风肿烂弦，热胀胬肉，眼泪立痊。

青葙子苦，肝脏热毒，爆发赤瘴，青盲可服。

谷精草辛，牙齿风痛，口疮咽痹，眼翳通用。

白薇大寒，疗风治疟，人事不知，昏厥堪却。

白蔹微寒，儿疟惊痫，女阴肿痛，痈疔可啖。

青蒿气寒，童便熬膏，虚热盗汗，除骨蒸劳。

茅根味甘，通关逐瘀，止吐衄血，客热可去。

大小蓟苦，消肿破血，吐衄咳唾，崩漏可啜。

枇杷叶苦，偏理肺脏，吐哕不已，解酒清上。

木律大寒，口齿圣药，瘰疬能治，心烦可却。

射干味苦，逐瘀通经，喉痹口臭，痈毒堪凭。

鬼箭羽苦，通经堕胎，杀虫祛结，驱邪除怪。

夏枯草苦，瘰疬瘿瘤，破癥散结，湿痹能瘳。

卷柏味苦，癥瘕血闭，风眩痿躄，更驱鬼疰。

马鞭味苦，破血通经，癥瘕痞块，服之最灵。

鹤虱味苦，杀虫追毒，心腹卒痛，蛔虫堪逐。

白头翁寒，散癥逐血，瘿疬疝瘕，止痛百节。

旱莲草甘，生须黑发，赤痢可止，血流可截。

慈菇辛苦，疔肿痈疽，恶疮瘾疹，蛇虺并施。

榆皮味甘，通水除淋，能利关节，敷肿痛定。

钩藤微寒，疗儿惊痫，手足瘛疭，抽搐口眼。

豨莶草苦，追风除湿，聪耳明目，乌须黑发。

葵花味甘，带痢两功，赤治赤者，白治白同。

辛夷味辛，鼻塞流涕，香臭不闻，通窍之剂。

续随子辛，恶疮蛊毒，通经消积，不可过服。

海桐皮苦，霍乱久痢，疳蜃疥癣，牙痛亦治。

石楠味辛，肾衰脚弱，风淫湿痹，堪为妙药。

鬼臼有毒，辟瘟除恶，虫毒鬼疰，风邪可却。

大青气寒，伤寒热毒，黄汗黄疸，时疫宜服。

槐实味苦，阴疮湿痒，五痔肿痛，止涎极莽。

瓦楞子咸，妇人血块，男子痰癖，癥瘕可愈。

棕榈子苦，禁泄涩痢，带下崩中，肠风堪治。

冬葵子寒，滑胎易产，癃利小便，善通乳难。

淫羊藿辛，阴起阳兴，坚筋益骨，智强力增。

松脂味甘，滋阴补阳，祛风安脏，膏可贴疮。

覆盆子甘，肾损精竭，黑须明眸，补虚续绝。

合欢味甘，利人心智，安脏明目，快乐无虑。

金樱子涩，梦遗精滑，禁止遗尿，寸白虫杀。

楮实味甘，壮筋明目，益气补虚，阴痿当服。

郁李仁酸，破血润燥，消肿利便，关格通导。

没食子苦，益血生精，染发最妙，禁痢极灵。

空青气寒，治眼通灵，青盲赤肿，去暗回明。

密陀僧咸，止痢医痔，能除白癜，诸疮可医。

伏龙肝温，治疫安胎，吐血咳逆，心烦妙哉。

石灰味辛，性烈有毒，辟虫立死，堕胎甚速。
穿山甲毒，痔癣恶疮，吹奶肿痛，通络散风。
蚯蚓气寒，伤寒瘟病，大热狂言，投之立应。
蜘蛛气寒，狐疝偏痛，蛇虺咬涂，疔肿敷用。
蟾蜍气凉，杀疳蚀癖，瘟疫能治，疮毒可祛。
刺猬皮苦，主医五痔，阴肿疝痛，能开胃气。
蛤蚧味咸，肺痿血咯，传尸痨疰，服之可却。
蝼蛄味咸，治十水肿，上下左右，效不旋踵。
蜗牛味咸，口眼喎癖，惊痫拘挛，脱肛咸治。
桑螵蛸咸，淋浊精泄，除疝腰痛，虚损莫缺。
田螺性冷，利大小便，消肿除热，醒酒立见。
象牙气平，杂物刺喉，能通小便，诸疮可瘳。
水蛭味咸，除积瘀坚，通经堕胎，折伤可愈。
贝子味咸，解肌散结，利水消肿，目翳清洁。
蛤蜊肉冷，能止消渴，酒毒堪除，开胃顿豁。
海粉味咸，大治顽痰，妇人白带，咸能软坚。
石蟹味咸，点目肿翳，解蛊肿毒，催生落地。
海螵蛸咸，漏下赤白，癥瘕惊气，阴肿可得。
无名异甘，金疮折损，去瘀止痛，生肌有准。
青礞石寒，硝煅金色，坠痰消食，疗效莫测。
磁石味咸，专杀铁毒，若误吞针，系线即出。
花蕊石寒，善止诸血，金疮血流，产后血涌。
代赭石寒，下胎崩带，儿疳泻痢，惊痫呕噫。
黑铅味甘，止呕反胃，瘰疬外敷，安神定志。
银屑味辛，谵语恍惚，定志养神，镇心明目。
金屑味甘，善安魂魄，癫狂惊痫，调和血脉。
狗脊味甘，酒蒸入剂，腰背膝痛，风寒湿痹。
骨碎补温，折伤骨节，风血积痛，最能破血。
茜草味苦，便衄吐血，经带崩漏，损伤虚热。
预知子贵，缀衣领中，遇毒声作，诛蛊杀虫。
王不留行，调经催产，除风痹痉，乳痈当啖。

狼毒味辛，破积瘕癥，恶疮鼠瘘，止心腹痛。

藜芦味辛，最能发吐，肠澼泻痢，杀虫消蛊。

蓖麻子辛，吸出滞物，涂顶肠收，涂足胎出。

荜茇味辛，温中下气，疝癖阴疝，霍乱泻痢。

百部味甘，骨蒸劳瘵，杀疳蛔虫，久嗽功大。

京墨味辛，吐衄下血，产后崩中，止血甚捷。

黄荆子苦，善治咳逆，骨节寒热，能下肺气。

女贞实苦，黑发乌须，强筋壮力，祛风补虚。

瓜蒂苦寒，善能吐痰，消身肿胀，并治黄疸。

粟壳性涩，泄痢嗽怯，劫病如神，杀人如剑。

巴豆辛热，除胃寒积，破癥消痰，大能通利。

夜明砂粪，能下死胎，小儿无辜，瘰疬堪裁。

斑蝥有毒，破血通经，诸疮瘰疬，水道能行。

蚕沙性温，湿痹瘾疹，瘫风肠鸣，消渴可饮。

胡黄连苦，治劳骨蒸，小儿疳痢，盗汗虚惊。

使君甘温，消疳消浊，泻痢诸虫，总能除却。

赤石脂温，保固肠胃，溃疡生肌，涩精泻痢。

青黛咸寒，能平肝木，惊痫疳痢，兼除热毒。

阿胶甘温，止咳脓血，吐血胎崩，虚羸可啜。

白矾味酸，化痰解毒，治症多能，难以尽述。

五倍苦酸，疗齿疳匿，痔病疮脓，兼除风热。

玄明粉辛，能蠲宿垢，化积消痰，诸热可疗。

通草味甘，善治膀胱，消痈散肿，能医乳房。

枸杞甘温，填精补髓，明目祛风，阴兴阳起。

黄精味甘，能安脏腑，五劳七伤，此药大补。

何首乌甘，填精种子，黑发悦颜，强身延纪。

五味酸温，生津止渴，久嗽虚劳，肺肾枯竭。

山茱性温，涩精益髓，肾虚耳鸣，腰膝痛止。

石斛味甘，却惊定志，壮骨补虚，善驱冷痹。

破故纸温，腰膝酸痛，兴阳固精，盐酒炒用。

山药甘温，理脾止泻，益肾补中，诸虚可治。

苁蓉味甘，峻补精血，若骤用之，更动便滑。
菟丝甘平，梦遗滑精，腰痛膝冷，添髓壮筋。
牛膝味苦，除湿痹痿，腰膝酸痛，小便淋漓。
巴戟辛甘，大补虚损，精滑梦遗，强筋固本。
仙茅味辛，腰足挛痹，虚损劳伤，阳道兴起。
牡蛎微寒，涩精止汗，带崩胁痛，老痰祛散。
楝子苦寒，膀胱疝气，中湿伤寒，利水之剂。
草薢甘苦，风寒湿痹，腰背冷痛，添精益气。
寄生甘苦，腰痛顽麻，续筋壮骨，风湿尤佳。
续断味辛，接骨续筋，跌扑折损，且固遗精。
龙骨味甘，梦遗精泄，崩带肠痈，惊痫风热。
人之头发，补阴甚捷，吐衄血晕，风惊痫热。
天灵盖咸，传尸劳瘵，温疟血崩，投之立瘥。
雀卵气温，善扶阳痿，可致坚强，当能固闭。
鹿茸甘温，益气补阳，泄精尿血，崩带堪任。
鹿角胶温，吐衄虚赢，跌扑伤损，劳瘵骨蒸。
膃肭脐热，补益元阳，驱邪辟鬼，痃癖劳伤。
紫河车甘，疗诸虚损，劳瘵骨蒸，滋培根本。
枫香味辛，外科要药，瘙疮瘾疹，齿痛亦可。
檀香味辛，开胃进食，霍乱腹痛，中恶秽气。
安息香辛，辟邪驱恶，开窍通关，死胎能落。
苏和香甘，逐恶杀鬼，蛊毒痫痓，梦魇能起。
熊胆味苦，热蒸黄疸，恶疮虫痔，五疳惊痫。
硇砂有毒，溃疽烂肉，除翳生肌，破癥消毒。
硼砂味辛，疗喉肿痛，膈上热痰，噙化立中。
朱砂味甘，镇心养神，驱邪治痫，定魄安魂。
硫黄性热，扫除疥疮，壮阳逐冷，寒邪敢当。
龙脑味辛，目痛头痹，狂燥妄语，真为良剂。
芦荟气寒，杀虫消疳，癫痫惊搐，服之即安。
天竺黄甘，急慢惊风，镇心解热，驱邪有功。
麝香辛温，善通关窍，活血安惊，解毒极妙。

乳香辛苦，疗诸恶疮，生肌止痛，心腹尤良。

没药温平，治疮止痛，跌打损伤，破血通经。

阿魏性温，除癥破结，止痛杀虫，传尸可灭。

水银性寒，治疥杀虫，断绝胎孕，催生立通。

轻粉性燥，外科要药，杨梅诸毒，杀虫可托。

灵砂性温，能通血脉，杀鬼辟邪，安魂定魄。

砒霜大毒，风痰可吐，截疟除哮，能消沉痼。

雄黄甘辛，辟邪解毒，更治蛇虺，喉风息肉。

珍珠气寒，镇惊除痫，开聋磨翳，止渴坠痰。

牛黄味苦，大治风痰，安魂定魄，惊痫灵丹。

琥珀味甘，安魂定魄，破瘀消癥，利水通涩。

血竭味咸，跌扑伤损，恶毒疮痈，破血有准。

石钟乳甘，气乃慓悍，益气固精，治目昏暗。

阳起石甘，肾气乏绝，阴痿不起，其效甚捷。

桑椹子甘，解金石燥，清除热渴，染须发皓。

蒲公英苦，溃坚消肿，结核能除，食毒堪用。

石韦味苦，通利膀胱，遗尿或淋，发背疮疡。

萹蓄味苦，疥瘴疽痔，小儿蛔虫，女人阴蚀。

赤箭味苦，原号定风，杀鬼蛊毒，除疝疗痫。

鸡内金寒，溺遗精泄，禁痢漏崩，更除烦热。

鳗鲡鱼甘，劳瘵杀虫，痔漏疮疹，崩疾有功。

螃蟹味咸，散血解结，益气养筋，除胸烦热。

马肉味辛，堪强腰脊，自死老死，并弃勿食。

白鸽肉平，解诸药毒，能除疥疮，味胜猪肉。

兔肉味辛，补中益气，止渴健脾，孕妇勿食。

牛肉属土，补脾胃弱，乳养虚羸，善滋血涸。

猪肉味甘，量食补虚，动风痰物，多食虚肥。

羊肉味甘，专补虚羸，开胃补肾，不致阳痿。

雄雉味甘，动风助火，补虚温中，血漏亦可。

鸭肉散寒，补虚劳怯，消水肿胀，退惊痫热。

鲤鱼味甘，消水肿满，下气安胎，其功不缓。

鲤鱼味甘，和中补虚，理胃进食，肠澼泻痢。

驴肉微寒，安心解烦，能去痫疾，以动风淫。

鳝鱼味甘，益智补中，能祛狐臭，善散湿风。

白鹅肉甘，大补脏腑，最发疮毒，痼疾勿与。

犬肉性温，益气壮阳，炙食作渴，阴虚禁尝。

鳖肉性冷，凉血补阴，癥瘕勿食，孕妇勿侵。

芡实味甘，能益精气，腰膝酸痛，皆主湿痹。

石莲子苦，疗噤口痢，白浊遗精，清心良剂。

藕味甘甜，解酒清热，消烦逐瘀，止吐衄血。

龙眼味甘，归脾益智，健忘怔忡，聪明广记。

莲须味甘，益肾乌须，涩精固髓，悦颜补虚。

柿子气寒，能润心肺，止渴化痰，涩肠止痢。

石榴皮酸，能禁精漏，止痢涩肠，染须尤妙。

陈仓谷米，调和脾胃，解渴除烦，能止泻痢。

莱菔子辛，喘咳下气，倒壁冲墙，胀满消去。

芥菜味辛，除邪通鼻，能利九窍，多食通气。

浆水味酸，酷热当茶，除烦消食，泻痢堪夸。

砂糖味甘，润肺和中，多食损齿，湿热生虫。

饴糖味甘，和脾润肺，止渴消痰，中满休食。

麻油性冷，善解诸毒，百病能除，功难悉述。

白果甘苦，喘嗽白浊，点茶压酒，不可多嚼。

胡桃肉甘，补肾黑发，多食生痰，动气之物。

梨味甘酸，解酒除渴，止嗽消痰，善驱烦热。

榧实味甘，主疗五痔，蛊毒三虫，不可多食。

竹茹止呕，能除寒热，胃热咳哕，不寐安歇。

竹叶味甘，退热安眠，化痰定喘，止渴消烦。

竹沥味甘，阴虚痰火，汗热渴烦，效如开锁。

莱菔根甘，下气消谷，痰癖咳嗽，兼解面毒。

灯草味甘，能利小水，癃闭成淋，湿肿为最。

艾叶温平，温经散寒，漏血安胎，心痛即愈。

绿豆气寒，能解百毒，止渴除烦，诸热可服。

川椒辛热，祛邪逐寒，明目杀虫，温而不猛。
胡椒味辛，心腹冷痛，下气温中，跌扑堪用。
石蜜甘平，入药炼熟，益气补中，润燥解毒。
马齿苋寒，青盲白翳，利便杀虫，癥痈咸治。
葱白辛温，发表出汗，伤寒头痛，肿痛皆散。
胡荽味辛，上止头痛，内消谷食，痘疹发生。
韭味辛温，祛除胃热，汁清血淤，子医梦泄。
大蒜辛温，化肉消谷，解毒败痈，多用伤目。
食盐味咸，能吐中痰，心腹卒痛，过多损颜。
茶茗性苦，热渴能济，上清头目，下消食气。
酒通血脉，消愁遣兴，少饮壮神，过多损命。
醋消肿毒，积瘕可去，产后金疮，血晕皆治。
白梅味酸，除烦解渴，霍疟泻痢，止嗽劳热。
淡豆豉寒，能除懊恼，伤寒头痛，兼理瘴气。
莲子味甘，健脾理胃，止泻涩精，清心养气。
大枣味甘，调和百药，益气养脾，中满休嚼。
人乳味甘，补阴益阳，悦颜明目，羸劣仙方。
童便味凉，打扑瘀血，虚劳骨蒸，热嗽尤捷。
生姜性温，通畅神明，痰嗽呕吐，开胃极灵。
药共四百，精制不同，生熟新久，炮煅炙烘。
汤丸膏散，各起疲癃，合宜而用，乃是良工。
云林歌括，可以训蒙，略陈梗概，以候明公。
理加斫削，济世无穷。

第二章
方剂学歌诀

1. 解表剂

1.2 辛温解表

麻黄汤治寒伤营、无汗

麻黄汤中用桂枝，杏仁甘草四般施，
发热恶寒头项痛，伤寒服此汗淋漓。

麻黄加术汤

烦疼湿气裹寒中，发汗为宜忌火攻，
莫讶麻黄汤走表，术加四两里相融。

麻杏苡甘汤

风湿身疼日晡时，当风取冷病之基，
薏麻半两十枚杏，炙草扶中一两宜。

大青龙汤

二两桂甘三两姜，膏如鸡子六麻黄，
枣枚十二五十杏，无汗烦而且躁方。

华盖散　三拗汤

华盖麻黄杏橘红，桑皮苓草紫苏供，
三拗只用麻甘杏，表散风寒力最雄。

桂枝汤治风伤卫、有汗

桂枝汤治太阳风，芍药甘草姜枣同。
桂麻相合名各半，太阳如疟此为功。

桂枝加葛根汤

葛根四两走经腧，项背几几反汗濡，
只取桂枝汤一料，加来此味妙相须。

桂枝加厚朴杏子汤

下后喘生及喘家，桂枝汤外更须加，
朴加二两五十杏，此法微茫未有涯。

桂枝加桂汤

气从脐逆号奔豚，汗为烧针启病源，
只取桂枝汤本味，再加二两桂枝论。

桂枝加芍药汤　桂枝加大黄汤

桂枝倍芍转输脾，泄满升邪止痛宜，
大实痛因反下误，黄加二两下无疑。

九味羌活汤解表通剂

九味羌活用防风，细辛苍芷与川芎，
黄芩生地同甘草，三阳解表益姜葱。
阴虚气弱人禁用，加减临时在变通。

大羌活汤

大羌活汤即九味，己独知连白术暨，
散热培阴表里和，伤寒两感差堪慰。

香苏散

香苏散内草陈皮，外感风寒气滞宜，
寒热头痛胸脘闷，解表又能疏气机。

加味香苏散

加味香苏陈皮草，荆防芄蔓川芎姜，
恶风身热头项痛，胸脘满闷服之松。

小青龙汤治太阳证、行水发汗

小青龙汤治水气，咳嗽呕哕渴利慰，
姜桂麻黄芍药甘，细辛半夏兼五味。

射干麻黄汤

喉中咳逆水鸡声，三两干辛款苑行，
夏味半升枣七粒，姜麻四两破坚城。

止嗽散

止嗽散中用白前，陈皮桔梗草荆添，
紫菀百部同蒸用，感冒咳嗽此方先。

金沸草散

金沸草散前胡辛，半夏荆甘赤茯因，
煎加姜枣除痰嗽，肺感风寒头目瞀，
局方不用细辛茯，加入麻黄赤芍均。

正柴胡饮

正柴胡饮平散方，芍药防风陈草姜，
轻疏风邪解热痛，表寒轻证服之康。

1.2 辛凉解表

银翘散

银翘散主上焦医，竹叶荆牛薄荷豉，
甘桔芦根凉解法，风温初感此方宜。
咳加杏贝渴花粉，热甚栀芩次第施。

桑菊饮

桑菊饮中桔梗翘，杏仁甘草薄荷饶，
芦根为引轻清剂，热盛阳明入母膏。

麻黄杏仁甘草石膏汤

四两麻黄八两膏，二甘五十杏同熬，
须知禁桂为阳盛，喘汗全凭热势操。

越婢汤

一身悉肿属风多，水为风翻涌巨波，
二草三姜十二枣，石膏八两六麻和。

柴葛解肌汤

陶氏柴葛解肌汤，邪在三阳热势张，
芩芍桔草姜枣芷，羌膏解表清热良。
程氏也有同名方，柴葛草芍芩地黄；
丹皮二母一并入，发热口渴宜煎尝。

升麻葛根汤 阳明升散

升麻葛根汤钱氏，再加芍药甘草是，
阳明发热与头疼，无汗恶寒均堪倚，
亦治时疫与阳斑，痘疹已出慎勿使。

竹叶柳蒡汤

竹味柳蒡干葛知，蝉衣荆芥薄荷司，
石膏粳米参甘麦，初起风痧此可施。

1.3 扶正解表

败毒散 治暑、湿、热、时行

人参败毒茯苓草，枳桔柴前羌独芎，
薄荷少许姜三片，时行感冒有奇功。
去参名为败毒散，加入消风治亦同。

荆防败毒散

若须消散疮毒肿，去参加入荆防风。

仓廪散

原方配入陈仓米，噤口痢疾此为宗。

参苏饮 治内伤、外感

参苏饮内用陈皮，枳壳前胡半夏宜，
干葛木香甘桔茯，内伤外感此方推。
参前若去芎柴入，饮号芎苏治不差。
香苏饮仅陈皮草，感伤内外亦堪施。

麻黄细辛附子汤

麻黄附子细辛汤，发表温经两法彰，
若非表里相兼治，少阴反热曷能康。
麻黄二两细辛同，附子一枚力最雄，
始得少阴反发热，脉沉之证奏奇功。

麻黄附子甘草汤

甘草麻黄二两佳，一枚附子固根荄，
少阴得病二三日，里证全无汗岂乖。

加减葳蕤汤

加减葳蕤用白薇，豆豉生葱桔梗随，
草枣薄荷共八味，滋阴发汗此方魁。

葱白七味饮

葱白七味外台方，新豉葛根与生姜，
麦冬生地千扬水，血虚外感最相当。

再造散

再造散用参芪甘，桂附羌防芎芍参，
细辛加枣煨姜煎，阳虚无汗法当谙。

2. 泻下剂

2.1 寒下

大承气汤 治胃府、三焦、大热大实

大承气汤用芒硝，枳实大黄厚朴饶，
救阴泻热功偏擅，急下阳明有数条。

小承气汤 治胃府实满

小承气汤朴实黄，谵狂痞硬上焦强。
益以羌活名三化，中风闭实可消详。

调胃承气汤 胃实缓攻

调胃承气硝黄草，甘缓微和将胃保，
不用朴实伤上焦，中焦燥实服之好。

复方大承气汤

更有复方大承气，大承气加桃芍菔；
能泻腑实消胀满，可治急性肠梗阻。

大黄牡丹汤

肿居少腹大肠痈，黄四牡丹一两从，
瓜子半升桃五十，芒硝三合泄肠脓。

清肠饮

清肠饮内用玄参，银花地榆加苡仁，
芩麦归草煎服后，肠痈痛止足能伸。

大陷胸汤

一钱甘遂一升硝，六两大黄力颇饶，
日晡热潮腹痛满，胸前结聚此方消。

2.2 温下

大黄附子汤

胁下偏痛脉紧弦，若非温下恐迁延，
大黄三两三枚附，二两细辛可补天。

温脾汤 温药攻下

温脾参附与干姜，甘草当归硝大黄，
寒热并行治寒积，脐腹绞结痛非常。

五仁丸

五仁柏子加松米，桃杏两仁陈郁李；
血虚津枯肠中燥，理气润肠通便秘。

2.3 润下

麻子仁丸

一升杏子二升麻，枳芍半斤效可夸，
黄朴一斤丸饮下，缓通脾约是专家。

济川煎

济川归膝肉苁蓉，泽泻升麻枳壳从；
阴虚血弱肠中燥，滋阴补血便自通。

2.4 逐水

十枣汤

大戟芫花甘遂平，妙将十枣煮汤行，
中风表证全除尽，里气未和此法程。

控涎丹

控涎丹用遂戟芥，攻涤痰涎力不差。

2.5 攻补兼施

黄龙汤

黄龙汤枳朴硝黄，参归桔枣共生姜；
阳明腑实气血弱，通便不碍气血伤。

新加黄龙汤

新加黄龙草硝黄，参归麦地玄海姜；
滋阴养液补气血，正虚便秘此方良。

3. 和解剂

3.1 和解少阳

小柴胡汤 半表半里、和解

小柴胡汤和解供，半夏人参甘草从，
更用黄芩加姜枣，少阳百病此为宗。

柴胡枳桔汤

柴胡枳桔陈皮茶，黄芩生姜与半夏，
邪郁腠理胸满痛，辛开苦泄此方佳。

大柴胡汤 发表、攻里

大柴胡汤用大黄，枳实芩夏白芍将，
煎加姜枣表兼里，妙法内攻并外攘。
柴胡芒硝义亦尔，仍有桂枝大黄汤。

厚朴七物汤

满而便闭脉兼浮，三两甘黄八朴投，
二桂五姜十个枣，五枚枳实效优优。

蒿芩清胆汤

俞氏蒿芩清胆汤，陈皮半夏竹茹襄，
赤苓枳壳兼碧玉，湿热轻宣此法良。

达原饮

达原厚朴与常山，草果槟榔共涤痰，
更用黄芩知母入，菖蒲青草不容删。

柴胡达原饮

柴胡达原槟朴果，更加芩草枳壳和；
青皮桔梗荷叶柄，豁痰宽胸截疟疴。

清脾饮

清脾饮用青朴柴，苓夏甘芩白术偕，
更加草果姜煎服，热多阳疟此方佳。

3.2 调和肝脾

四逆散 治阳证热厥

四逆散里用柴胡，芍药枳实甘草须，
此是阳邪成厥逆，敛阴泄热平剂扶。

柴胡疏肝散

四逆散中加芎香，枳实易壳行气良；
方名柴胡疏肝散，气闷胁痛皆可畅。

枳实芍药散

烦满不卧腹疼频，枳实微烧芍等平，
羊肉汤方应反看，散调大麦稳而新。

逍遥散 散郁、除蒸

逍遥散用当归芍，柴苓术草加姜薄，
散郁除蒸功最奇，调经八味丹栀着。
更有丹栀逍遥散，调经解郁清热着。

黑逍遥散

黑逍遥散有生地，血虚痛经功效卓。

痛泻要方 治痛泻

痛泻要方陈皮芍，防风白术煎丸酌，
补土泻木理肝脾，若作食伤医便错。

3.3 调和肠胃

半夏泻心汤 治误下虚痞

半夏泻心黄连芩，干姜甘草与人参，
大枣和之治虚痞，法在降阳而和阴。

生姜泻心汤

汗余痞证四生姜，芩草人参三两行，
一两干姜枣十二，一连半夏半升量。

甘草泻心汤

下余痞作腹雷鸣，甘四姜芩三两平，
一两黄连半升夏，枣枚十二擘同烹。

黄连汤

腹痛呕吐藉枢能，二两参甘夏半升，
连桂干姜各三两，枣枚十二妙层层。

4. 清热剂

4.1 清气分热

白虎汤 治肺胃实热

白虎汤用石膏煨，知母甘草粳米陪，
亦有加入人参者，躁烦热渴舌生胎。

白虎加人参汤

服桂渴烦大汗倾，液亡肌腠涸阳明，
膏斤知六参三两，二草六粳米热成。

白虎加桂枝汤

白虎原汤论已详，桂加三两令名方，
无寒但热为温疟，骨节烦疼呕又妨。

白虎加苍术汤

湿温身重汗出多，方加苍术湿热灭。

竹叶石膏汤 治肺胃虚热

竹叶石膏汤人参，麦冬半夏与同林，
甘草生姜兼粳米，暑烦热渴脉虚寻。

4.2 清营凉血

清营汤　清宫汤

清营汤治热传营，身热燥渴眠不宁，
犀地银翘玄连竹，丹麦清热更护阴。
减去丹参银连地，清宫更加莲子心。

犀角地黄汤 治胃热吐衄

犀角地黄芍药丹，血升胃热火邪干，
斑黄阳毒皆堪治，或益柴芩总伐肝。

神犀丹

神犀丹内用犀芩，元参菖蒲生地群，
豉粉银翘蓝紫草，温邪暑疫有奇勋。

化斑汤

化斑汤用石膏元，粳米甘犀知母存，
或入银丹大青地，温邪斑毒治神昏。

4.3 清热解毒

黄连解毒汤 治三焦实热

**黄连解毒汤四味，黄柏黄芩栀子备，
躁狂大热呕不眠，吐衄斑黄均可使。**
若云三黄石膏汤，再加麻黄及淡豉，
此为伤寒温毒盛，三焦表里相兼治。
栀子金花加大黄，润肠泻热真堪倚。

泻心汤

火热上攻心气伤，清浊二道血洋洋，
大黄二两芩连一，釜下抽薪请详细。

栀子金花汤

阳毒热极疹斑呕，烦渴呻吟谵语狂，
下后便软热不已，连芩栀柏解毒汤，
里实便硬当攻下，栀子金花加大黄，
表实膏麻葱豆豉，下利除膏入葛良。

清瘟败毒饮

清瘟败毒地连芩，丹石栀甘竹叶寻，
犀角玄翘知芍桔，瘟邪泻毒亦滋阴。

凉膈散 治膈上实热

**凉膈硝黄栀子翘，黄芩甘草薄荷饶，
竹叶蜜煎疗膈上，中焦燥实服之消。**

普济消毒饮 治大头天行

**普济消毒芩连鼠，玄参甘桔蓝根侣，
升柴马勃连翘陈，僵蚕薄荷为末咀。
或加人参及大黄，大头天行力能御。**

仙方活命饮 治一切痈疽

真人活命金银花，防芷归陈草芍加，
贝母天花兼乳没，穿山角刺酒煎嘉，
一切痈疽能溃散。溃后忌服用毋差，
大黄便实可加使，铁器酸物勿沾牙。

五味消毒饮

五味消毒疗诸疔，银花野菊蒲公英；
紫花地丁天葵子，煎加酒服效非轻。

四妙勇安汤

四妙勇安用当归，玄参银花甘草随；
清热解毒兼活血，脉管炎证此方魁。

4.4 清脏腑热

导赤散 治心、小肠火

导赤生地与木通，草梢竹叶四般攻，
口糜淋痛小肠火，引热同归小便中。

清心莲子饮

清心莲子石莲参，地骨柴胡亦茯苓，
芪草麦冬车前子，躁烦消渴及崩淋。

龙胆泻肝汤 治肝经湿热

龙胆泻肝栀芩柴，生地车前泽泻偕，
木通甘草当归合，肝经湿热力能排。

泻青丸

泻青丸用龙胆栀，下行泻火大黄资，
羌防升上芎归润，火郁肝经用此宜。

当归龙荟丸

当归龙荟用四黄，龙胆芦荟木麝香，
黑栀青黛姜汤下，一切肝火尽能攘。

香连丸

香连治痢习为常，初起宜通勿遽尝，
别有白头翁可恃，秦皮连柏苦寒方。

左金丸治肝火

左金茱连六一丸，肝经火郁吐吞酸，
再加芍药名戊己，热泻热痢服之安。
连附六一治胃痛，寒因热用理一般。

苇茎汤

千金苇茎生薏仁，瓜瓣桃仁四味邻，
吐咳肺痈痰秽浊，凉营清气自生津。

桔梗汤

脓如米粥肺虚清，毒溃难支药要轻，
甘草二兮桔一两，土金合化得生生。

泻白散治肺火

泻白桑皮地骨皮，甘草粳米四般宜，
参茯知芩皆可入，肺炎喘嗽此方施。

葶苈大枣泻肺汤

喘而不卧肺成痈，口燥胸疼数实呈，
葶苈一丸十二枣，雄军直入夺初萌。

清胃散治胃火牙痛

清胃散用升麻连，当归生地牡丹全，
或益石膏平胃热，口疮吐衄及牙宣。

泻黄散

泻黄甘草与防风，石膏栀子藿香充；
炒香蜜酒调和服，胃热口疮并见功。

玉女煎

玉女煎中地膝兼，石膏知母麦冬全，
阴虚胃火牙疼效，去膝地生温热痊。

葛根黄芩黄连汤治太阳、阳明证、解表、清里

葛根黄芩黄连汤，甘草四般治二阳，
解表清里兼和胃，喘汗自利保平康。

芍药汤治内虚感寒

麻黄人参芍药汤，桂枝五味麦冬裏，
归芪甘草汗兼补，虚人外感服之康。

黄芩汤黄芩加半夏生姜汤

枣枚十二守成箴，二两芍甘三两芩，
利用本方呕加味，姜三夏取半升斟。

白头翁汤

三两黄连柏与秦，白头二两妙通神，
病缘热利时思水，下重难通此药珍。

4.5 清虚热

青蒿鳖甲汤

青蒿鳖甲知地丹，阴分伏热此方攀，
夜热早凉无汗者，从里达表服之安。

清骨散 治骨蒸、劳热

清骨散用银柴胡，胡连秦艽鳖甲符，
地骨青蒿知母草，骨蒸劳热保无虞。

秦艽鳖甲散 治风劳

秦艽鳖甲治风劳，地骨柴胡及青蒿，
当归知母乌梅合，止嗽除蒸敛汗高。

当归六黄汤 治自汗、盗汗

当归六黄治汗出，芪柏芩连生熟地，
泻火固表复滋阴，加麻黄根功更异。
或云此药太苦寒，胃弱气虚在所忌。

5. 祛暑剂

清络饮

清络饮用荷叶边，竹丝银扁翠衣添；
鲜用清凉轻清剂，暑伤肺络服之痊。

香薷散

香薷散用朴扁豆，祛暑和中湿邪消。
香薷散中扁豆朴，祛暑解表化湿阻，
易豆为花加银翘，新加香薷治阴暑。

六一散 保肺、复脉

六一滑石同甘草，解肌行水兼清燥，
统治表里及三焦，热渴烦泻痢保。
益元碧玉与鸡苏，砂黛薄荷加之好。

桂苓甘露散

桂苓甘露滑石膏，寒水猪苓泽术草，
清暑化气利水湿，暑湿俱盛重证疗。
桂苓甘露猪苓膏，术泽寒水滑石草；
清暑泄热又利湿，发热烦渴一并消。

清暑益气汤

清暑益气西洋参，竹叶知草与荷梗；
麦冬米斛连瓜翠，暑热伤津此方能。

东垣方 补肺、生津、燥湿、清热

清暑益气参草芪，当归麦味青陈皮，
曲柏葛根苍白术，升麻泽泻枣姜随。

6. 温里剂

6.1 温中祛寒

理中丸

吐利腹痛用理中，丸汤分两各三同，
术姜参草刚柔济，服后还余啜粥功。
脐上筑者白术忌，去术加桂四两治；
吐多白术亦须除，再加生姜三两试；
若还下多术仍留，输转之功君须记；
悸者心下水气凌，茯苓二两堪为使。
渴欲饮水术多加，共投四两五钱饵；
腹中痛者加人参，四两半兮足前备；
寒者方内加干姜，其数亦与加参类；
腹满应将白术删，加附一枚无剩义，
服如食顷热粥尝，戒勿贪凉衣被实。

附子理中丸

呕哕腹痛阴寒盛，再加附子更扶阳

桂枝人参汤

人参汤即理中汤，加桂后煎痞利尝，
桂草方中皆四两，同行三两术参姜。

小建中汤温中、散寒黄芪建中汤

小建中汤芍药多，桂姜甘草大枣和，
更加饴糖补中气，虚劳腹冷服之瘳。

增入黄芪名亦尔，表虚身痛效无过。
又有建中十四味，阴斑劳损起沉痾。
十全大补加附子，麦夏苁蓉仔细哦。

当归建中汤

又有当归建中汤，产后诸虚皆可却。

大建中汤

痛呕食难属大寒，腹冲头足触之难，
干姜四两椒二合，参二饴升食粥安。

吴茱萸汤治吐利、寒厥

吴茱萸汤人参枣，重用生姜温胃好，
阳明寒呕少阴利，厥阴头痛皆能保。

6.2 回阳救逆

四逆汤治阴证厥逆

四逆汤中姜附草，三阴厥逆太阳沈，
或益姜葱参芍桔，通阳复脉力能任。

通脉四逆汤

一枚生附草姜三，招纳亡阳此指南，
外热里寒面赤厥，脉微通脉法中探。
面赤加葱茎用九，腹痛去葱真好手，
葱去换芍二两加，呕者生姜二两偶；
咽痛去芍桔须加，桔梗一两循经走；
脉去不出二两参，桔梗丢开莫掣肘。

四逆加人参汤

四逆原方主救阳，加参一两救阴方，
利虽已止知亡血，须取中焦变化乡。

白通汤白通加猪胆汁汤

葱白四茎一两姜，全枚生附白通汤，
脉微下利肢兼厥，干呕心烦胆尿囊。

参附汤

参附汤疗汗自流，肾阳脱汗此方求，
卫阳不固须芪附，郁遏脾阳术附投。

回阳救急汤治三阴寒逆

回阳救急用六君，桂附干姜五味群，
加麝三厘或胆汁，三阴寒厥见奇勋。
又方名同治稍异，去苓加入麦辰砂。

6.3 温经散寒

当归四逆汤益血、复脉

当归四逆桂枝芍，细辛甘草木通着，
再加大枣治阴厥，脉细阳虚由血弱。
内有久寒加姜茱，发表温中通脉络。
不用附子及干姜，助阳过剂阴反灼。

当归四逆加吴茱萸生姜汤

上方再加姜萸配，温经散寒功更超。

黄芪桂枝五物汤

血痹如风体不仁，桂枝三两芍芪均，
枣枚十二生姜六，须令阳同效自神。

阳和汤

阳和汤法解寒凝，外症虚寒色属阴，
熟地鹿胶姜炭桂，麻黄白芥草相承。

小金丹

小金专主治阴疽，鳖麝乌龙灵乳储，
黑炭胶香归没药，阴疮流注乳癌除。

7. 补益剂

7.1 补气

四君子汤 助阴、补气

异功散　六君子汤　香砂六君子汤

四君子汤中和义，参术茯苓甘草比，
益以夏陈名六君，祛痰补气阳虚饵。
除却半夏名异功，或加香砂胃寒使。

保元汤

保元补益总偏温，桂草参芪四味存，
男妇虚劳幼科痘，持纲三气妙难言。

参苓白术散

参苓白术扁豆陈，山药甘莲砂薏仁，
桔梗上浮兼保肺，枣汤调服益脾神。

七味白术散

七味白术参苓草，木香藿香葛根饶；
发热食少兼口渴，气滞脾弱此方疗。

补中益气汤 补气、升阳

补中益气芪术陈，升柴参草当归身，
虚劳内伤功独擅，亦治阳虚外感因。
木香苍术易归术，调中益气畅脾神。

升阳益胃汤

升阳益胃参术芪，黄连半夏草陈皮，
苓泻防风羌独活，柴胡白芍姜枣随。

升陷汤

升陷汤用芪知柴，桔梗升麻相与偕；
胸中气陷呼吸弱，速投此方莫徘徊。

举元煎

举元煎中芪草升，更加白术与人参；
气虚下陷亡阳证，血脱血崩力能任。

生脉散保肺、清心

生脉麦味与人参，保肺清心治暑淫，
气少汗多兼口渴，病危脉绝急煎斟。

玉屏风散

玉女煎中地膝兼，石膏知母麦冬全，
阴虚胃火牙疼效，去膝地生温热痊。

完带汤

完带汤中二术陈，苍术参草车前仁；
柴芍淮山黑芥穗，化湿止带此方能。

7.2 补血

四物汤养血通剂桃红四物汤

四物当归地芍芎，血家百病此方通，
八珍合入四君子，气血双疗功独崇。
再加黄芪与肉桂，十全大补补方雄，
十全除却芪地草，加粟煎之名胃风。
四物汤中桃红入，活血行血又逐瘀。

圣愈汤

东垣方中有圣愈，四物汤内加参芪；
气虚血弱均能补，经期量多总能医。

胶艾汤

妊娠腹满阻胎胞，二两芎䓖草与胶，
归艾各三芍四两，地黄六两去枝梢。

当归补血汤

当归补血有奇功，归少芪多力最雄，
更有芪防同白术，别名止汗玉屏风。

归脾汤引血归脾

归脾汤用术参芪，归草茯神远志随，
酸枣木香龙眼肉，煎加姜枣益心脾，
怔忡健忘俱可却，肠风崩漏总能医。

7.3 气血双补

八珍汤 十全大补汤

四君四物加枣姜，八珍双补气血方，
再加黄芪与肉桂，十全大补效增强，
更加橘味志去芎，养荣补心安神良。

人参养荣汤

人参养荣即十全，除却川芎五味联，
陈皮远志加姜枣，肺脾气血补方先。

泰山磐石散

十全大补减桂苓，更加续断砂糯芩；
气血双补安胎好，泰山磐石是名方。

炙甘草汤 治虚劳、肺痿

炙甘草汤参姜桂，麦冬生地大麻仁，
大枣阿胶加酒服，虚劳肺痿效如神。

加减复脉汤

除去参桂与姜枣，加入白芍治阴伤；
温邪久恋阳明证，快服加减复脉汤。

7.4 补阴

六味地黄丸

六味地黄益肝肾，山药丹泽萸苓掺。
再加知柏成八味，阴虚火旺可煎餐。
六味再加五味子，丸名都气虚喘安。
地黄丸中加麦味，咳喘盗汗皆能挽。
六味再加杞与菊，目视昏花治可痊。

左归丸

左归丸内山药地，萸肉枸杞与牛膝；
菟丝龟鹿二胶合，壮水之主方第一。
左归饮用地药萸，杞苓炙草一并齐；
煎汤养阴滋肾水，既主腰酸又止遗。

大补阴丸

滋肾通关桂柏知，溺癃不渴下焦医，
大补阴丸除肉桂，地龟猪髓合之宜。

虎潜丸

虎潜脚痿是神方，虎胫膝陈地锁阳，
龟板姜归知柏芍，再加羊肉捣丸尝。

一贯煎

一贯煎中生地黄，沙参归杞麦冬藏；
少佐川楝泄肝气，阴虚胁痛此方良。

7.5 补阳

肾气丸

金匮肾气治肾虚，熟地淮药及山萸，
丹皮苓泽加附桂，引火归原热下趋。
济生加入车牛膝，二便通调肿胀除。
钱氏六味去附桂，专治阴虚火有余。
六味再加五味麦，八仙都气治相殊。
更有知柏与杞菊，归芍参麦各分途。

加味肾气丸

济生加入车牛膝，通调水道肿胀祛。

十补丸

肾气丸中加茸味，填精补阳总能扶。

右归丸

右归丸中地附桂，山药茱黄菟丝归；
杜仲鹿胶枸杞子，益火之源此方魁。
减去鹿胶与归菟，加入甘草作汤服；
方名称为右归饮，扶阳更把阴寒逐。

7.6 阴阳双补

地黄饮子 治瘖厥、风痱

地黄饮子山茱斛，麦味菖蒲远志茯，
苁蓉桂附巴戟天，少入薄荷姜枣服。

瘄厥风痱能治之，火归水中水生木。

龟鹿二仙胶

龟鹿二仙最守真，补人三宝气精神，
人参枸杞和龟鹿，益寿延年实可珍。

七宝美髯丹

七宝美髯何首乌，菟丝牛膝茯苓俱，
骨脂枸杞当归合，专益肾肝精血虚。

8. 固涩剂

8.1 固表止汗

牡蛎散治阳虚自汗

阳虚自汗牡蛎散，黄芪浮麦麻黄根。
扑法芎藁牡蛎粉，或将龙骨牡蛎扣。

8.2 敛肺止咳

九仙散

九仙散用乌梅参，桔梗桑皮贝母承；
粟壳阿胶冬花味，敛肺止咳气自生。

8.3 涩肠固脱

真人养脏汤虚寒脱肛久痢

真人养脏诃粟壳，肉蔻当归桂木香，
术芍参甘为涩剂，脱肛久痢早煎尝。

桃花汤

桃花汤用石脂宜，粳米干姜共用之，
为涩虚寒少阴利，热邪滞下切难施。

四神丸治梦遗、滑精

四神故纸吴茱萸，肉蔻五味四般须，
大枣百枚姜八两，五更肾泻火衰扶。

8.4 涩精止遗

金锁固精丸治梦遗、滑精

金锁固精芡莲须，龙骨蒺藜牡蛎需，
莲粉糊丸盐酒下，涩精秘气滑遗无。

桑螵蛸散治便数、健忘

**桑螵蛸散治便数，参苓龙骨同龟壳，
菖蒲远志及当归，补肾宁心健忘觉。**

缩泉丸

缩泉丸治儿尿频，脬气虚寒约失灵；
山药台乌加益智，糊丸多服效显明。

8.5 固崩止带

固冲汤血崩

**固冲汤中芪术龙，牡蛎海蛸五倍同，
茜草山萸棕炭芍，益气止血治血崩。**

固经丸治经多崩漏

**固经丸用龟板君，黄柏樗皮香附群，
黄芩芍药酒丸服，漏下崩中色黑殷。**

易黄汤

**易黄芡实与山药，车前黄柏加白果；
健脾清热又除湿，能消带下粘稠多。**

9. 安神剂

9.1 重镇安神

朱砂安神丸

**朱砂安神东垣方，归连甘草合地黄；
怔忡不寐心烦乱，养阴清热可复康。**

磁朱丸

磁朱丸中有神曲，摄纳浮阳又明目；
心悸失眠皆可治，癫狂痫证亦宜服。

9.2 滋养安神

天王补心丹 宁心益智

天王补心柏枣仁，二冬生地与归身，
三参桔梗朱砂味，远志茯苓共养神，
或以菖蒲更五味，劳心思虑过耗真。

柏子养心丸

柏子养心草芪参；二茯芎归淮枣仁；
夏曲远志加桂味，除却惊悸自安神。

孔圣枕中丹

枕中丹出千金方，龟板龙骨远志菖；
或丸或散黄酒下，开心定志又潜阳。

酸枣仁汤

酸枣二升先煮汤，茯知二两佐之良，
芎甘各以相调剂，服后恬然足睡乡。

甘麦大枣汤

妇人脏躁欲悲伤，如有神灵太息长，
小麦一升三两草，十枚大枣力相当。

10. 开窍剂

10.1 凉开

安宫牛黄丸

安宫牛黄开窍方，芩连栀郁朱雄黄，
犀角真珠冰麝箔，热闭心包功效良。

牛黄清心丸

万氏牛黄丸最精，芩连栀子郁砂并，
或加雄角珠冰麝，退热清心力更宏。

紫雪丹

紫雪犀羚牛朴硝，硝磁寒水滑和膏，
丁沉木麝升玄草，更用赤金法亦超。

小儿回春丹

回春丹中用四香，蔻枳星夏并牛黄；
钩蚕陈贝麻全蝎，朱砂草竹共大黄。

至宝丹

至宝朱砂麝息香，雄黄犀角与牛黄，
金银二箔兼龙脑，琥珀还同玳瑁良。

行军散

诸葛行军痧瘴方，珍珠半麝冰雄黄；
硼硝金箔共研末，窍闭神昏服之康。

10.2 温开

苏合香丸

苏合香丸麝息香，木丁熏陆气同芳，
犀冰白术沉香附，衣用朱砂中恶尝。

冠心苏合丸

冠心苏合治心痛，朱檀冰木乳香共，
芳香开窍疏气机，现代医家经常用。

玉枢丹（紫金锭）

玉枢丹有麝朱雄，五倍千金并入中；
大戟慈菇共为末，霍乱痧胀米汤冲。

11. 理气剂

11.1 行气

越鞠丸 治六郁

越鞠丸治六般郁，气血痰火湿食因，
芎苍香附兼栀曲，气畅郁舒痛闷伸。
又六郁汤苍芎附，甘苓橘半栀砂仁。

枳实薤白桂枝汤

痞连胸胁逆攻心，薤白半升四朴寻，
一个瓜蒌一两桂，四枚枳实撒浮阴。

瓜蒌薤白白酒汤

胸为阳位似天空，阴气弥沦痹不通，
薤白半升蒌一个，七升白酒奏奇功。

瓜蒌薤白半夏汤

胸背牵疼不卧时，半升半夏一蒌施，
薤因性湿惟三两，斗酒同煎涤饮奇。

半夏厚朴汤

状如炙脔贴咽中，却是痰凝气不通，
半夏一升茯四两，五姜三朴二苏攻。

金铃子散

金铃延胡等分研，黄酒调服或水煎；
心腹诸痛由热郁，降热开郁痛自蠲。

延胡索汤

延胡散治七情伤，血气刺痛服之良；
归芍乳没草姜桂，木香蒲黄与姜黄。

厚朴温中汤 治虚寒胀满

厚朴温中陈草苓，干姜草蔻木香停，
煎服加姜治腹痛，虚寒胀满用皆灵。

良附丸

良姜香附等分研，米汤姜汁加食盐；
合制为丸空腹服，胸闷脘痛一并蠲。

天台乌药散 散寒疝结痛

天台乌药木茴香，川楝槟榔巴豆姜，
再用青皮为细末，一钱酒下痛疝尝。

四磨汤　五磨饮子

四磨亦治七情侵，人参乌药及槟沉，
浓磨煎服调逆气，实者枳壳易人参，
去参加入木香枳，五磨饮子白酒斟。

橘核丸 治㿗疝

橘核丸中川楝桂，朴实延胡藻带昆，
桃仁二木酒糊合，癫疝痛顽盐酒吞。

暖肝煎

暖肝煎中用当归，杞苓乌药与小茴；
行气逐寒桂沉配，小腹疝痛一并摧。

11.2 降气

苏子降气汤 降气、行痰

苏子降气橘半归，前胡桂朴草姜依，
下虚上盛痰嗽喘，亦有加参贵合机。

定喘汤 治哮喘

定喘白果与麻黄，款冬半夏白皮汤，
苏杏黄芩兼甘草，肺寒膈热喘哮尝。

小半夏汤

呕家见渴饮当除，不渴应知支饮居，
半夏一升姜八两，源头探得病根锄。

大半夏汤

从来胃反责冲乘，半夏二升蜜一升，
三两人参劳水煮，纳冲养液有奇能。

旋覆代赭汤

旋覆代赭用人参，半夏甘姜大枣临，
重以镇逆咸软痞，痞硬噫气力能禁。

橘皮竹茹汤 治胃虚呃逆

橘皮竹茹治呕呃，参甘半夏枇杷麦，
赤茯再加姜枣煎，方由金匮此开辟。

丁香柿蒂汤 治病后寒呃

丁香柿蒂人参姜，呃逆因寒中气戕，
济生香蒂仅二味，或加竹橘用皆良。

12. 理血剂

12.1 活血祛瘀

桃核承气汤

五十桃仁四两黄，桂硝二两草同行，
膀胱热结如狂证，外解方攻用此汤。

下瘀血汤

脐中着痛瘀为殃，廿粒桃仁三两黄，
更有蟅虫二十个，酒煎大下亦何伤？

大黄蟅虫丸

干血至劳穷源尾，缓中补虚治大旨，
蛴蛴百个蟅半升，桃杏虻虫一升止，
一两干漆十地黄，更用大黄十分已，
三甘四芍二黄芩，五劳要证须用此。
此方世医勿惊疑，起死回生大可恃。

血府逐瘀汤

血府当归生地桃，红花甘草壳赤芍，
柴胡芎桔牛膝等，血化下行不作劳。

通窍全凭好麝香，桃红大枣老葱姜，
川芎黄酒赤芍药，表里通经第一方。
膈下逐瘀桃牡丹，赤芍乌药元胡甘，
归芎灵脂红花壳，香附开郁血亦安。
少腹茴香与炒姜，元胡灵脂没芎当，
蒲黄官桂赤芍药，种子安胎第一方。
身痛逐瘀膝地龙，羌秦香附草归芎，
黄芪苍柏量加减，要紧五灵桃没红。
通经甲皂麝香龙，逐瘀赤芍桃与红，
连翘柴胡毒可解，便干微用大黄攻。
会厌逐瘀是病源，桃红甘桔地归玄，
柴胡枳壳赤芍药，水呛血凝立可痊。

补阳还五汤

补阳还五赤芍芎，归尾通经佐地龙，
四两黄芪为主药，血中瘀滞用桃红。

复元活血汤 治损伤积血

复元活血汤柴胡，花粉当归山甲俱，
桃仁红花大黄草，损伤瘀血酒煎祛。

七厘散

七厘散治跌打伤，血竭红花冰麝香，
乳没儿茶朱共末，外敷内服均见长。

温经汤

温经芎芍草归人，胶桂丹皮二两均，
半夏半升麦倍用，姜萸三两对君陈。

生化汤

生化汤宜产后尝，归芎桃草炮姜良，
倘因乳少猪蹄用，通草同煎亦妙方。

失笑散

失笑蒲黄及五灵，晕平痛止积无停，
山楂二两便糖入，独圣功同更守经。

活络效灵丹

活络效灵丹主丹参，当归乳香没药存，
癥瘕积聚腹中痛，煎服此方可回春。

丹参饮

心腹诸疼有妙方，丹参十分作提纲，
檀砂一分聊为佐，入咽咸知效验彰。

桂枝茯苓丸

癥痼未除恐害胎，胎安癥去悟新裁，
桂苓丹芍桃同等，气血阴阳本末该。

鳖甲煎丸

寒热虚实相来往，全凭阴阳为消长。
天气半月而一更，人身之气亦相仿。
否则天人气再更，邪行月尽瘕可想。

疟病一月不能瘥，疟母结成癥瘕象。
金匮急治特垂训，鳖甲赤硝十二分；
方中三分请详言，姜芩扇妇朴苇问，
葳胶桂黄亦相均，相均端令各相奋；
十二减半六分数，柴胡蜣螂表里部；
一分参苈二瞿桃，牡夏芍䗪各分五；
方中四分独蜂窠，体本清清质水土；
令取灶下一斗灰，一斛半酒浸令取
纳甲酒内煮如胶，绞汁煎药丸尊古；
空心七丸日三服，老疟得此效桴鼓。

12.2 止血

十灰散
十灰散用十般灰，柏茜茅荷丹棕随；
二蓟栀黄皆炒黑，凉降止血此方推。

四生丸
四生丸用三般叶，侧柏艾荷生地协，
等分生捣如泥煎，血热妄行止衄惬。

咳血方 治咳嗽痰血
咳血方中诃子收，瓜蒌海石山栀投，
青黛蜜丸口噙化，咳嗽痰血服之瘳。

小蓟饮子 治血淋
小蓟饮子藕蒲黄，木通滑石生地襄，
归草黑栀淡竹叶，血淋热结服之良。

槐花散 治便血
槐花散用治肠风，侧柏黑荆枳壳充，
为末等分米饮下，宽肠凉血逐风功。

黄土汤
黄土汤将远血医，胶芩地术附甘随，
更知赤豆当归散，近血服之效亦奇。

胶艾汤 治胎动、漏血
胶艾汤中四物先，阿胶艾叶甘草全，

妇人良方单胶艾，胎动血漏腹痛痉，
胶艾四物加香附，方名妇宝调经专。

13. 治风剂

13.1 疏散外风

川芎茶调散治头目风热**菊花茶调散**
川芎茶调散荆防，辛芷薄荷甘草羌，
目昏鼻塞风攻上，正偏头痛悉平康。
方内若加僵蚕菊，菊花茶调用亦臧。

大秦艽汤搜风、活血、降火
大秦艽汤羌独防，芎芷辛芩二地黄，
石膏归芍苓甘术，风邪散见可通尝。

小活络丹
小活络丹用二乌，地龙乳没胆星俱，
中风手足皆麻木，痰湿流连一服驱，
大活络丹多味益，恶风大症此方需。

大活络丹
大活络丹药味辛，四君四物减川芎；
白乌两蛇蚕蝎蔻，麻辛附葛羌防风；
乳没灵仙芩连贯，草乌首乌丁地龙；
南星青皮骨碎补，木香沉香官桂同；
天麻台乌息香茯，虎龟犀麝玄牛从；
两头尖外又松脂，大黄香附蝎冰共；
瘫痪痿痹悉可疗，蜜丸箔衣陈酒送。

牵正散
牵正散治口眼斜，白附僵蚕全蝎加；
混合研细酒调服，风中络脉效力佳。

止痉散
止痉全蝎与蜈蚣，祛风止痛功力宏；
惊风抽搐可缓解，又治脑炎破伤风。

玉真散

玉真散治破伤风，牙关紧闭体张弓；
星麻白附羌防芷，外敷内服一方通。

消风散 消风、散热

消风散内羌防荆，苓朴参苓陈草并，
僵蚕蝉蜕薑香入，为末茶调或酒行，
头痛目昏项背急，顽麻瘾疹服之清。

13.2 平熄内风

羚角钩藤汤

俞氏羚羊钩藤汤，桑叶菊花鲜地黄，
芍草茯苓川芎茹，凉肝增液定风方。

钩藤饮

钩藤饮用羚羊角，全蝎麻参炙草合；
小儿急惊牙关紧，手足抽搐急煎酌。

镇肝熄风汤

张氏镇肝熄风汤，龙牝龟牛制亢阳，
代赭天冬元芍草，茵陈川楝麦芽裹，
痰多加用胆星好，尺脉虚浮萸地匡，
加入石膏清里热，便溏龟赭易脂良。

建瓴汤

建瓴汤内有牛膝，赭石龙牝佐生地，
芍药柏仁加淮山，阳亢眩晕效无匹。

天麻钩藤饮

天麻钩藤石决明，栀杜寄生膝与芩，
夜藤茯神益母草，主治眩晕与耳鸣。

大定风珠

大定风珠鸡子黄，再合加减复脉汤；
三甲并同五味子，滋阴息风是妙方。

三甲复脉汤

三甲复脉蛎龟鳖，地芍麻仁胶草麦；
温邪伤阴肢瘛瘲，息风潜阳又养血。

阿胶鸡子黄汤

阿胶鸡子黄汤好，地芍钩藤牝蛎草；
决明茯神络石藤，阴虚风动此方保。

地黄饮子

地黄饮子山萸斛，麦味菖蒲远志茯，
苁蓉桂附巴戟天，少入薄荷姜枣服，
喑厥风痱能治之，水归火中水生木。
地黄饮子参芪草，二地二冬枇斛参，
泽泻枳实疏二府，躁烦消渴血枯含。

14. 治燥剂

14.1 轻宣外燥

杏苏散

杏苏散内夏陈前，枳桔苓草姜枣研；
轻宣温润治凉燥，咳止痰化病自痊。

桑杏汤

桑杏汤中浙贝宜，沙参栀豉与梨皮；
干咳鼻涸又身热，清宣凉润燥能祛。

清燥救肺汤

清燥救肺参草杷，石膏胶杏麦芝麻，
经霜收下干桑叶，解郁滋干效可夸。

14.2 滋阴润燥

增液汤

增液汤中参地冬，鲜乌或入润肠通，
黄龙汤用大承气，甘桔参归妙不同。

增液承气汤

增液承气玄地冬，更加硝黄力量雄；
温病阴亏实热结，养阴泻热肠道通。

麦门冬汤

火逆原来气上冲，一升半夏七升冬，
参甘二两粳三合，枣十二枚是正宗。

益胃汤

温病条辨益胃汤，沙参麦地合成方，
玉竹冰糖同煎服，温病须虑把津伤。

玉液汤

玉液汤中芪葛根，鸡金知味药花粉；
饮一溲一消渴证，益气生津显效能。

琼玉膏

琼玉膏中生地黄，参苓白蜜炼膏尝，
肺枯干咳虚劳症，金水相滋效倍彰。

养阴清肺汤

养阴清肺是妙方，玄参草芍冬地黄；
薄荷贝母丹皮人，时疫白喉急煎尝。

百合固金汤 治喘咳痰血

百合固金二地黄，玄参贝母桔甘藏，
麦冬芍药当归配，咳喘痰血肺家伤。

补肺阿胶汤

补肺阿胶马兜铃，牛蒡甘草杏糯匀；
肺虚火盛最宜服，降气生津咳嗽宁。

15. 祛湿剂

15.1 燥湿和胃

平胃散 利湿、散满
不换金正气散　柴平汤

平胃散是苍术朴，陈皮甘草四般药，
除湿散满驱瘴岚，调胃诸方从此扩。
或合二陈或五苓，硝黄麦曲均堪着。
若合小柴名柴平，煎加姜枣能除疟。

又不换金正气散，即是此方加夏藿。

藿香正气散 辟一切不正之气

藿香正气大腹苏，甘桔陈苓术朴俱，
夏曲白芷加姜枣，感伤岚瘴并能驱。

六和汤

六和藿朴杏砂呈，半夏木瓜赤茯苓，
术参扁豆同甘草，姜枣煎之六气平。
或益香薷或苏叶，伤寒伤暑用须明。

15.2 清热祛湿

茵陈蒿汤 治黄疸 栀子柏皮汤

茵陈蒿汤治疸黄，阴阳寒热细推详，
阳黄大黄栀子入，阴黄附子与干姜。
亦有不用茵陈者，仲景柏皮栀子汤。

茵陈四逆汤

四逆汤里加茵陈，温阳利湿退阴黄。

八正散 治淋痛、尿血

八正木通与车前，萹蓄大黄滑石研，
草梢瞿麦兼栀子，煎加灯草痛淋蠲。

五淋散

五淋散用草栀仁，归芍茯苓亦共珍，
气化原由阴以育，调行水道妙通神。

藿朴夏苓汤

藿朴夏苓有三仁，泽猪豆豉亦与伦；
湿温身热肢体倦，胸闷舌腻宜煎烹。

黄芩滑石汤

黄芩滑石蔻通草，苓皮腹皮猪苓饶；
暑温湿温热势重，湿热肾炎亦可疗。

三仁汤

三仁杏蔻薏苡仁，朴夏白通滑竹伦，
水用甘澜扬百遍，湿温初起法堪遵。

甘露消毒丹

甘露消毒蔻藿香，茵陈滑石木通菖，
芩翘贝母射干薄，暑疫湿温为末尝。

连朴饮

连朴饮内用豆豉，菖蒲半夏芦根栀；
胸脘痞闷兼吐泻，湿热为病皆可医。

当归拈痛汤

当归拈痛羌防升，猪泽茵陈芩葛朋，
二术苦参知母草，疮疡湿热服皆应。

宣痹汤

宣痹汤主薏苡防，蚕砂滑夏栀翘尝，
赤豆杏仁同配入，湿热痹证此方良。

二妙散

二妙丸中苍柏煎，若云三妙膝须添，
痿痹足疾堪多服，湿热全除病自痊。
再加苡仁名四妙，渗湿健脾功更全。

15.3 利水渗湿

五苓散_{行水总剂}四苓散

五苓散治太阳府，白术泽泻猪茯苓，
膀胱化气添官桂，利便消暑烦渴清。
除桂名为四苓散，无寒但渴服之灵。

胃苓汤

平胃五苓合方用，消积渗湿效突出。

茵陈五苓散

疸病传来两解方，茵陈末入五苓尝，
五苓五分专行水，十分茵陈却退黄。

猪苓汤

猪苓汤除桂与术，加入阿胶滑石停，
此为利湿兼泻热，疸黄便闭渴呕宁。

防己黄芪汤

身重脉浮汗恶风，七钱半术五甘通，

己芪一两磨分服，四片生姜一枣充。
喘者再入五钱麻，胃不和兮芍药加，
三分分字去声读，七钱五分今不瘥；
寒取细辛气冲桂，俱照三分效可夸。
服后如虫行皮里，腰下如冰取被遮，
遮绕腰温得微汗，伊歧密法阐长沙。

五皮散

五皮饮用五般皮，陈茯姜桑大腹奇，
或用五加易桑白，脾虚肤胀此方司。

15.4 温化寒湿

苓桂术甘汤

苓桂术甘痰饮尝，和之温药四般良，
雪羹定痰化痰热，海蜇荸荠共合方。

甘草干姜茯苓白术汤

腰冷溶溶坐水泉，腹中如带五千钱，
术甘二两姜苓四，寒湿同驱岂偶然。

真武汤

真武附苓术芍姜，温阳利水壮肾阳，
脾肾阳虚水气停，腹痛悸眩困惕恙。

附子汤

生附二枚附子汤，术宜四两主斯方，
芍苓三两人参二，背冷脉沉身痛详。

实脾散 治虚寒阴水

实脾苓术与木瓜，甘草木香大腹加，
草蔻附姜兼厚朴，虚寒阴水效堪夸。

萆薢分清饮 治遗精、白浊

萆薢分清石菖蒲，草梢乌药益智俱，
或益茯苓盐煎服，通心固肾浊精驱。
缩泉益智同乌药，山药糊丸便数需。
程氏萆薢分清饮，黄柏茯苓术菖蒲；
莲子丹参及车前，湿热淋浊宜早图。

15.5 祛风胜湿

羌活胜湿汤 治湿气在表

羌活胜湿羌独芎，甘蔓藁本与防风，
湿气在表头腰重，发汗升阳有异功，
风能胜湿升能降，不与行水渗湿同。
若除独活芎蔓草，除湿升麻苍术充。

独活寄生汤 治风寒湿痹 **三痹汤**

独活寄生芜防辛，芎归地芍桂苓均，
杜仲牛膝人参草，冷风顽痹屈能伸。
若去寄生加芪续，汤名三痹古方珍。

16. 祛痰剂

16.1 燥湿化痰

二陈汤 治一切痰饮 **导痰汤**

二陈汤用半夏陈，益以茯苓甘草臣，
利气调中兼去湿，一切痰饮此为珍。
导痰汤内加星枳，顽痰胶固力能驯。
若加竹茹与枳实，汤名温胆可宁神。
润下丸仅陈皮草，利气祛痰妙绝伦。

涤痰汤

涤痰汤用半夏星，甘草橘红参茯苓，
竹茹草蒲兼枳实，痰迷舌强服之醒。

金水六君煎

金水六君用二陈，再加熟地与归身，
别称神术丸苍术，大枣芝麻停饮珍。

温胆汤

温胆汤中苓半草，枳竹陈皮加姜枣；
虚烦不眠证多端，此系胆虚痰上扰。

十味温胆汤

十味温胆苓枳参，橘皮草味地枣仁，
益气化痰姜半枣，远志宁心可安神。

茯苓丸

指迷茯苓丸最精，风化芒硝枳半并，
臂痛难移脾气阻，停痰伏饮有嘉名。

16.2 清热化痰

清气化痰丸

清气化痰星夏橘，杏仁枳实瓜蒌实，
芩苓姜汁为糊丸，气顺火消痰自失。

清金降火汤

清金降火治热痰，二陈杏贝乌梅减，
前胡枳桔黄石仁，痰化咳止消热痰。

小陷胸汤

小陷胸汤连夏蒌，宽胸开结涤痰周，
邪深大陷胸汤结，甘遂硝黄一泻柔，
大陷胸丸加杏苈，项强柔至病能休。

柴胡陷胸汤

柴胡陷胸小柴胡，更把参草枣剔除；
加入枳桔连瓜蒌，寒热消退胸闷舒。

滚痰丸 治顽痰、怪病

滚痰丸用青礞石，大黄黄芩沉木香，
百病多因痰作祟，顽痰怪证力能匡。

16.3 润燥化痰

贝母瓜蒌散

贝母瓜蒌花粉研，陈皮桔梗茯苓添；
呛咳咽干痰难咯，清肺润燥化痰涎。

16.4 温化寒痰

苓甘五味姜辛汤

苓甘五味姜辛汤，痰饮咳嗽常用方；

气降仍咳胸犹满，速化寒饮保安康。

冷哮丸

冷哮冬花麻草辛，川乌牙皂胆南星；
椒矾夏曲紫菀杏，温化寒痰效特灵。

三子养亲汤

三子养亲痰火方，芥苏莱菔共煎汤，
外台别有茯苓饮，参术陈姜枳实尝。

16.5 化痰熄风

半夏白术天麻汤

半夏白术天麻汤，参芪橘柏及干姜，
苓泻麦芽苍术曲，太阴痰厥头痛良。

定痫丸

定痫二茯贝天麻，丹麦陈远蒲姜夏；
胆星蝎蚕珀竹沥，姜汁甘草和朱砂；
镇心祛痰又开窍，平肝熄风控痫发。

17. 消食剂

17.1 消食化滞

保和丸治饮食所伤

保和神曲与山楂，苓夏陈翘菔子加，
曲糊为丸麦汤下，亦可方中用麦芽。
大安丸内加白术，消中兼补效堪夸。

枳实导滞丸治湿热食积

枳实导滞首大黄，芩连曲术茯苓勷，
泽泻蒸饼糊丸服，湿热积滞力能攘。
若还后重兼气滞，木香导滞加槟榔。

木香槟榔丸

木香槟榔青陈皮，枳柏茱连棱术随，
大黄黑丑兼香附，芒硝水丸量服之，

一切实积能推荡，泻痢食疟用咸宜。

17.2 健脾消食

健脾丸补脾消食

健脾参术与陈皮，枳实山楂麦蘖随，
曲糊作丸米饮下，消补兼行胃弱宜。
枳术丸亦消兼补，荷叶烧饭上升奇。

枳实消痞丸（失笑丸）补脾、消痞

枳实消痞四君全，麦芽夏曲朴姜连，
蒸饼糊丸消积满，清热破结补虚痞。

葛花解醒汤酒积

葛花解醒香砂仁，二苓参术蔻青陈，
神曲干姜兼泽泻，温中利湿酒伤珍。
枳术丸见健脾丸。

18. 驱虫剂

乌梅丸治蛔厥

乌梅丸用细辛桂，人参附子椒姜继，
黄连黄柏及当归，温藏安蛔寒厥剂。

理中安蛔汤

理中加减可安蛔，参术苓姜和椒梅；
腹痛便溏因虫扰，辛酸伏蛔蛔自摧。

连梅安蛔汤

连梅安蛔蜀椒柏，更有槟榔雷丸协；
蛔扰烦噪兼厥逆，总因肝胃蕴实热。

19. 涌吐剂

瓜蒂散 治痰食实热

瓜蒂散中赤小豆，或入藜芦郁金凑，
此吐实热与风痰，虚者参芦一味匀。
若吐虚烦栀豉汤，剧痰乌附尖方透。
古人尚有烧盐方，一切积滞功能奏。

三圣散

三圣散中有藜芦，瓜蒂防风薤汁入；
胸中浊痰尽可祛，食物中毒能吐出。

救急稀涎散 吐中风痰

稀涎皂角白矾班，或益藜芦微吐间，
风中痰升人眩仆，当先服此通其关。
通关散用细辛皂，吹鼻得嚏保生还。
稀涎皂角与白矾，急救可去膈上痰；
中风昏迷属闭证，功能开窍又通关。

第三部分

临床篇

　　医学三字经、西溪书屋夜话录则与中医内科学同步学习背诵，前者虽简但颇为实用，不可妄加点评而忽略之，临床实习时重点背诵后者为主；妇女经带胎产歌诀则与中医妇科学同步诵读，依专业发展需要，决定背诵取舍，女科专业实习时定要熟读成诵方可。所选临床三篇只是一个示范，还有更多内容值得记诵，依个人兴趣选择而定。

第一章
医学三字经

清　陈修园

医学源流第一

医之始，本岐黄，《灵枢》作，《素问》详。《难经》出，
更洋洋，越汉季，有南阳，六经辨，圣道彰，《伤寒》
著，《金匮》藏，垂方法，立津梁。李唐后，有《千
金》。《外台》继，重医林，后作者，渐浸淫，红紫色，
郑卫音。追东垣，重脾胃，温燥行，升清气，虽未醇，
亦足贵。若河间，专主火，遵之经，断自我，一二方，
奇而妥。丹溪出，罕与俦，阴宜补，阳勿浮，杂病法，
四字求。若子和，主攻破，中病良，勿太过。四大家，
声名噪，必读书，错名号，明以后，须酌量，详而备，
王肯堂。薛氏按，说骑墙，士材说，守其常。景岳出，
著新方。石顽续，温补乡，献可论，合二张。诊脉法，
濒湖昂。数子者，各一长，揆诸古，亦荒唐，长沙室，
尚徬徨。唯韵伯，能宪章，徐尤著，本喻昌。大作者，
推钱塘。取法上，得慈航。

中风第二

人百病，首中风，骤然得，八方通；闭与脱，大不同。
开邪闭，续命雄；固气脱，参附功。顾其名，思其义，
若舍风，非其治。火气痰，三子备，不为中，名为类，
合而言，小家伎。痦喁邪，昏仆地，急救先，柔润次，
填窍方，宗《金匮》。

虚劳第三

虚劳病，从何起？七情伤，上损是，归脾汤，二阳旨。
下损由，房帏迩，伤元阳，亏肾水。肾水亏，六味拟；
元阳伤，八味使。各医书，伎止此。甘药调，回生理，
建中汤，《金匮》轨；薯蓣丸，风气弭；蟅虫丸，干血
已，二神方，能起死。

咳嗽第四

气上呛，咳嗽生，肺最重，胃非轻。肺如钟，撞则鸣，
风寒入，外撞鸣；痨损积，内撞鸣。谁治外，六安行；
谁治内，虚痨程；夹水气，小龙平；兼郁火，小柴清；
姜细味，一齐烹。长沙法，细而精。

疟疾第五

疟为病，属少阳；寒与热，若回翔，日一发，亦无伤，
三日作，势猖狂。治之法，小柴方，热偏盛，加清凉；
寒偏重，加桂姜；邪气盛，去参良；常山入，力倍强；
大虚者，独参汤；单寒牝，理中匡；单热瘅，白虎详。
法外法，辨微茫，消阴翳，制阳光，太仆注，慎勿忘。

痢证第六

湿热伤，赤白痢；热胜湿，赤痢渍；湿胜热，白痢坠；
调行箴，须切记。芍药汤，热盛饵；平胃加，寒湿试。
热不休，死不治。痢门方，皆所忌。桂葛投，鼓邪出，
外疏通，内畅遂。嘉言书，独得秘，《寓意》存，补
《金匮》。

心腹痛、胸痹第七

心胃疼，有九种，辨虚实，明轻重。痛不通，气血壅；通不痛，调和奉。一虫痛，乌梅圆；二注痛，苏合研；三气痛，香苏专；四血痛，失笑先；五悸痛，妙香诠；六食痛，平胃煎；七饮痛，二陈咽；八冷痛，理中全；九热痛，金铃痊。腹中痛，照诸篇，《金匮》法，可回天，诸方论，要拳拳。又胸痹，非偶然，薤白酒，妙转旋；虚寒者，建中填。

膈食反胃第八

膈食病，津液干，胃脘闭，谷食难。时贤法，左归餐，胃阴展，贲门宽，启膈饮，理一般。推至理，冲脉干。大半夏，加蜜安，《金匮》秘，仔细看。若反胃，实可叹，朝暮吐，分别看，乏火化，属虚寒，吴萸饮，独附丸，六君类，俱神丹。

气喘第九

喘促症，治分门，卤莽辈，只贞元，阴霾盛，龙雷奔。实喘者，痰饮援，葶苈饮，十枣汤，青龙辈，撤其藩。虚喘者，补而温，桂苓类，肾气论，平冲逆，泄奔豚，真武剂，治其源。金水母，主诸坤，六君子，妙难言。他标剂，忘本根。

血证第十

血之道，化中焦，本冲任，中溉浇，温肌腠，外逍遥。六淫逼，经道摇，宣表散，麻芍条；七情病，溢如潮，引导法，草姜调；温摄法，理中超；凉泻法，令瘀销；
赤豆散，下血标；若黄土，实翘翘，一切血，此方饶。

水肿第十一

水肿病，有阴阳。便清利，阴水殃；便短缩，阳水伤。
五皮饮，元化方，阳水盛，加通防，阴水盛，加桂姜；
知实肿，萝枳商；知虚肿，参术良。兼喘促，真武汤。
从俗好，别低昂。五水辨，《金匮》详，补天手，十二
方。肩斯道，物炎凉。

胀满蛊胀第十二

胀为病，辨实虚。气骤滞，七气疏；满拒按，七物祛；
胀闭痛，三物锄。若虚胀，且踌躇，中央健，四旁如，
参竺典，大地舆。单腹胀，实难除，山风卦，指南车，
《易》中旨，费居诸。

暑症第十三

伤暑病，动静商。动而得，热为殃，六一散，白虎汤；
静而得，起贪凉，恶寒象，热逾常，心烦辨，切莫忘。
香薷饮，有专长；大顺散，从证方；生脉散，久服康；
东垣法，防气伤；杂说起，道弗彰。若精蕴，祖仲师，
太阳病，旨在兹，经脉辨，标本歧，临证辨，法外思，
方两出，大神奇。

泄泻第十四

湿气胜，五泻成。胃苓散，厥功宏，湿而热，连芩程；
湿而冷，萸附行；湿挟积，曲楂迎；虚兼湿，参附苓。

脾肾泻，近天明，四神服，勿纷更。恒法外，《内经》
精，肠脏说，得其情，泻心类，特丁宁。

眩晕第十五

眩晕证，皆属肝。肝风木，相火干，风火动，两动抟；
头旋转，眼纷繁；虚痰火，各分观，究其指，总一般。
痰火亢，大黄安；上虚甚，鹿茸餐；欲下取，求其端，
左归饮，正元丹。

呕哕吐第十六

呕吐哕，皆属胃，二陈加，时医贵。玉函经，难仿佛，
小柴胡，少阳谓；吴茱萸，平酸味；食已吐，胃热沸，
黄草汤，下其气；食不入，火堪畏，黄连汤，为经纬；
若呃逆，代赭汇。

癫狂痫第十七

重阳狂，重阴癫，静阴象，动阳宣。狂多实，痰宜蠲，
癫虚发，石补天；忽搐搦，痫病然，五畜状，吐痰涎，
有生病，历岁年。火气亢，芦荟平；痰积锢，丹矾穿。
三证本，厥阴愆，体用变，标本迁。伏所主，所因先，
收散互，逆从连，和中气，妙转旋，悟到此，治立痊。

五淋、癃闭、赤白浊、遗精第十八

五淋病，皆热结；膏石劳，气与血；五淋汤，是秘诀；
败精淋，加味啜；外冷淋，肾气咽。点滴无，名癃闭；
气道调，江河决；上窍通，下窍泄；外窍开，水源凿，
分利多，医便错。浊又殊，窍道别，前饮投，精愈涸；

肾套谈，理脾恪；分清饮，佐黄柏；心肾方，随补缀。
若遗精，另有设，有梦遗，龙胆折；无梦遗，十全设；
坎离交，亦不切。

疝气第十九

疝任病，归厥阴；寒筋水，气血寻，狐出入，癫顽麻。
专治气，景岳箴；五苓散，加减斟；茴香料，著医林；
痛不已，须洗淋。

痰饮第二十

痰饮源，水气作；燥湿分，治痰略。四饮名，宜斟酌，
参五脏，细量度。补和攻，视强弱。十六方，各凿凿；
温药和，博返约，阴霾除，阳光灼。滋润流，时医错。
真武汤，水归壑；白散方，窥秘钥。

消渴第二十一

消渴症，津液干。七味饮，一服安。《金匮》法，别三
般，二阳病，治多端；少阴病，肾气寒；厥阴证，乌梅
丸。变通妙，燥热餐。

伤寒瘟疫第二十二

伤寒病，极变迁，六经法，有真传。头项痛，太阳编；
胃家实，阳明编；眩苦呕，少阳编；吐利痛，太阴编；
但欲寐，少阴编；吐蛔渴，厥阴编。长沙论，叹高坚，
存津液，是真诠。汗吐下，温清悬，补贵当，方而圆。
规矩废，甚于今，二陈尚，九味寻，香苏外，平胃临，
汗源涸，耗真阴，邪传变，病日深，目击者，实痛心，

医医法，脑后针。若瘟疫，治相伴，通圣散，两解求，
六法备，汗为尤。达原饮，昧其由。司命者，勿逐流。

妇人经产杂病第二十三

妇人病，四物良。月信准，体自康，渐早至，药宜凉，
渐迟至，重桂姜；错杂至，气血伤；归脾法，主二阳；
兼郁结，逍遥长；种玉者，即此详。经闭塞，禁地黄；
孕三月，六君尝；安胎法，寒热商。难产者，保生方；
开交骨，归芎乡；血大下，补血汤；脚小指，艾火炀；
胎衣阻，失笑匡。产后病，生化将。合诸说，俱平常，
资顾问，亦勿忘。精而密，长沙室，妊娠篇，丸散七，
桂枝汤，列第一，附半姜，功超轶，内十方，皆法律。
气后篇，有神术，小柴胡，首特笔；竹叶汤，风痉疾，
阳旦汤，功与匹。腹痛条，须详悉，羊肉汤，疗痛谧；
痛满烦，求枳实；若脐痛，下瘀吉；痛而烦，里热窒，
攻凉施，毋固必。杂病门，还熟读，二十方，效俱速，
随证详，难悉录。惟温经，带下服；甘麦汤，脏燥服，
药到咽，效可卜，道中人，须造福。

小儿第二十四

小儿病，多伤寒，稚阳体，邪易干，凡发热，太阳观，
热未已，变多端，太阳外，仔细看，遵法治，危而安。
若吐泻，求太阴，吐泻甚，变风淫，慢脾说，即此寻。
阴阳证，二太擒，千古秘，理蕴深，即痘疹，此传心，
惟同志，度金针。

第二章

《西溪书屋夜话录》歌诀

程门雪　编　夏玲　张天　整理

肝　气

肝气肝风与肝火，三者同出而异名，冲心犯肺乘脾胃，挟寒挟痰多异形，本虚标实为不同，病杂治繁宜究情。肝气自郁于本经，两胁气胀或痛疼。疏肝理气香附郁金，苏梗青皮橘叶平，兼寒吴萸兼热丹皮栀子，兼痰半夏与茯苓。疏肝不应宜通络，营气窒痹辛润行。辛润以通络道也。络脉瘀阻须桃仁，旋覆泽兰新绛增。肝气胀而疏更甚，归膝杞柏（子仁）柔肝认，兼寒（加）肉桂与苁蓉，兼热（加）天冬生地审。缓肝之急经方好，白芍橘饼甘麦枣，肝气甚而中气虚，此方变化无穷奥。培土泄木用六君，吴萸白芍木香临。脘腹胀痛肝气乘脾，疏木温中法意深。脘痛呕酸肝犯胃，泄肝和胃法亦异。二陈汤合左金丸，金铃白蔻犹同意，抑肝肝气冲于肺，猝得胁痛暴上气（而喘）。喘主吴萸（汁）炒桑皮，苏梗杏仁橘红汇。泄肝主法苦辛酸，三者错综随证任。

肝　风

气有余便是火，内风多从火发生。阳亢上冒巅顶甚，血虚旁走四肢轻。潜阳便是滋肝着，牡蛎生地女贞子，菊花阿胶同白芍。肝风旁走四肢麻，经络牵拘掣不和，养血熄风归杞膝，首乌生地蒺（茺蔚子即三角胡麻也）天麻。培土宁风亦缓肝，中虚纳少肝风（上）逆，宜滋阳明泄厥阴,参甘玉竹芍菊麦(冬)。暖土以御寒风法。
近效白术附子汤,风虚头重眩苦极,不知食味服之康。
外风引动内风者,搜肝即是搜风旨,羌独荆防薄蔓荆,
天麻僵蚕白附子。

肝　火

　　肝风初起头目(昏)眩。熄风和阳即凉肝,羚羊钩
钩白蒺藜,决明甘菊丹皮栀,熄风和阳而不效,肝火游
行于上焦,上下内外无不到。清肝羚羊丹栀芩,竹叶连
翘夏枯草。泻肝当归龙荟丸,龙胆泻肝(汤)泻青
(丸)合。肝火上炎清不已,清肺制木内经出,沙参石
斛天麦冬,玉竹枇杷(叶)石决好。补母六味(丸)大
补阴(丸),泻子黄连与甘草。郁怒伤肝用化肝(煎),
气逆动火生烦热,青陈(皮)丹(皮)栀(子)(白)
芍泽(泻)贝(母),胁痛胀满或动血。

治肝诸法

　　补肝沙苑(制)首乌(菟)丝,杞子枣仁萸肉脂
(麻)。镇肝牡(蛎)(石)决龙骨齿,金箔青铅代赭
磁(石)。敛肝乌梅木瓜(白)芍,三者随宜皆用之。
肝寒温肝(吴)萸(蜀)椒(肉)桂,参姜加入中虚
治。平肝蒺(藜)(金)铃橘叶钩(藤),散肝达郁逍
遥是。

补肝四法

　　补肝气法效堪夸,白术天麻与菊花,细辛生姜辛以
补,羊肝杜仲用相和。归芎膝断补肝血,苁蓉(川)椒
(肉)桂补肝阳。肝阴地黄(白)芍乌梅,四法精研细

审详。

按：此治肝诸法极为详备，条条皆是实用之方，非凿空谈玄者比也，都从叶氏案中得来。（出自《上海中医药杂志》1983 年 3 期）

第三章
妇女经带胎产歌诀

程门雪　撰　夏玲　张天　整理

一、月经门

先期多者清经散，地骨为重丹皮从，
芍地青蒿茯苓柏，过者损之即济功，
多为血热水多余，少则血热水不充。
先期少者一二点，两地汤方大生地，
地骨皮与麦门冬，阿胶白芍元参继。
温经摄血汤可贵，四物独除归一味，
白术续断桂味柴，温中有散兼收摄。
方名定经先后乱，肝气或通时或闭，
归芍地药菟丝苓，柴胡黑芥疏肝急。
宣郁通经治痛经，丹栀归芍用非轻，
柴胡白芥兼川郁，香附黄芩甘草生。
经前脐腹痛如刺，寒热交作下豆汁。
此是寒湿抟冲任，辛散苦温血药治，
温脐化湿另出奇，白术苓利腰脐气，
卫冲扁豆山药莲，巴戟白果通任意。
风乘胞脉亦作痛，荆防甘桔四味用，
虚加人参各一钱，炒黑研末以酒送。
调肝山药山萸肉，阿胶归芍戟草是。
生地枸杞斛麦芺，杜牛归芍意同此，
经前后痛发红块，育阴涵阳朱氏旨。
老年血崩崩甚多，归芪桑叶三七和，
杭芍炭与贯众炭，气冲血室媚妇加，

崩止再加熟地术，山药麦味填精佳，
固本止崩汤续进，地术归芪参黑姜，
崩昏贯参汤调进。气虚成崩固气汤，
小产而崩因怀妊，参苓术草熟地归，
杜萸远味法平元。归芍术草丹皮柴，
生地黑芥三七偕，贯仲炭入更力强，
开郁止血为仙丹。崩证验方出沈氏，
生地白芍地榆是，芩连丹栀甘草同，
生牡蛎及莲须治。少阴之络系舌本，
经来声哑脉不至，天冬地黄苁蓉归，
少许细辛通脉治。经行泄泻属脾虚，
多湿参苓白术治，经行白带阳下陷，
参术助阳缪氏旨，经后目暗属血虚，
吐血倒经气火炽。泽兰叶汤归芍草，
活血化瘀治经闭，柏子仁丸缓通剂，
熟地续断柏子仁，牛膝泽兰卷柏叶。
肌肤甲错有干血，大黄䗪虫桃杏仁，
䗪蛭蛴螬甘草芍，干漆生地与黄芩。
形壮色白经不来，痰阻经络生白术，
半苓香附与砂仁，蒺藜浸水熬膏好。

二、带下门

易黄汤治黄带是，山药白果与芡实，
盐水黄柏酒车前，补任苦化湿热旨。
湿热带下清白散，四物贝姜草柏椿，
赤榆荆芩湿二术，滑加龙牡久合君。
吴茱萸治风冷带，桂姜萸细藁防归，
丹麦木香苓夏草，从此加减有归依，
辛温祛寒苦温燥，风来胜湿亦精奇。
升阳益胃用六君，羌独柴防芪芍均，

酒连泽泻同姜枣，疏郁气阳而降阴。
温柔涩法出叶氏，龙骨金樱与芡实，
浙莲远志茯苓神，桑螵蛸及覆盆子，
海螵蛸粉鳔胶丸，淡菜汤送一味治，
血肉有情方更佳，以破以补是其旨。
川黄柏及海金砂，生猪骨髓和丸是，
阴虚有火浊带虚，引诸药入任督治。
妇人年已五十所，下利数十日不停，
曾经半产有瘀血，少腹里急腹满征，
暮即发热手掌烦，唇口干燥证可凭。
崩中失血或不来，大温经汤治之宜，
血病用之法更奇，仲景圣法研须精，
胶归芎芍黄丹桂，门冬参夏草姜生。

三、胎前门

妊娠腹痛曰胞阻，《金匮》治之胶艾汤。
四物胶艾加甘草，酒水各半煎服康。
许氏奇效再加芩，阳抟阴虚崩证当。
身有潮热去艾草，加入葱白续断良。
肝脾不和腹疗痛，《金匮》当归芍药散。
和肝养血芍归芎，健脾化湿术泻。
当归散治胎不安，芩泽易为芩术剂。
闪挫不行通气散，胡桃故纸效如神。
素虚则用青娥丸，杜仲生姜辅以辛。
交接胎动证多呕，产宝竹沥或加参。
竹茹桑叶丝瓜络，孟英之说亦可珍。
漏胎下血腹不痛，阿胶四物柏栀芩，
或下黄汁如豆汁，黄芪糯米一方珍。
若已伤胎腹必痛，加味佛手散可用。
胶艾杜续白术芩，合以芎归法无纵。

恼怒则以逍遥参，房劳则以六味重。
小产暴下血不止，面黄唇白独参汤。
续则理气散瘀佳，参芪为主倍归姜，
茯苓红花丹皮饮，面面俱到无可议。
若是胀痛恶露瘀，益母回生二味催。
下胎缓剂佛手散，峻剂调胃加芒硝。
热以硝黄寒桂附，两相对照真谛晓。
胎气阻逆惟呕吐，苏叶黄连夏橘茹。
痰湿阻滞夏苓汤，橘砂乌梅姜枣草。
热阻恶食温胆汤，半橘苓草枳茹枣。
脾胃素虚六君子，更加苏梗和香砂。
胎气上逼胸膈满，喘促胀逆名子悬。
紫苏饮子苏腹陈，归芎芍草姜葱煎。
惊怯心烦名子烦，竹叶汤以麦冬先，
黄芩茯苓参竹叶，育阴清热一方兼。
痰热黄连温胆法，去枳加沥最安全。
阴亏火盛烦不安，黄连阿胶妙若仙。
叶氏一方治子躁，淮麦甘草本古法，
增入白芍紫石英，育阴柔阳兼镇纳。
羚羊角散治子痫，防独归芎枣仁杏，
五加薏苡木草苓。抽搐甚者钩藤定，
钩藤汤内桑寄生，人参茯神归桔梗。
归芎防独与钩羚，参草茯神桑寄生，
羚羊角散出《心悟》，两方加减合而精。
痰滞经络二陈化，姜汁竹沥胆星添，
气升为本痰为标，主佐之解宜分诠。
更有虚风猝厥证，目窜如尸骤然发。
无痰无热脉如平，潜阳育阴沈氏法，
生地天冬斛草菖，青铅水煎镇摄下。
胎前肿满名子肿，亦名子气琉璃胎，
有形之水无形气，惟斯两者大纲赅。

水肿皮薄色白亮，以手按之随手起，
归芍白术苓橘红，鲤鱼汤纳姜三片。
金匮葵子茯苓汤，亦治妊娠有水气。
气肿皮厚色不变，窅而不起按可凭。
天仙藤散香附陈，木香乌药甘草成，
生姜苏叶水煎服，气得通调肿自平。
子淋湿热郁膀胱，相火炽热肝阴亏，
小溲短痛而短清，胶芩山栀合导赤。
若进一层清肺阴，源清流洁理不易。
转胞小便不得出，胎压膀胱气不舒。
益气举胎参术饮，四物六君姜苓易，
服后探吐通上膈，欲得南风北牖开。
紫菀汤以治子嗽，天冬甘桔桑杏贝，
再加蜂蜜竹茹煎，胎火冲肺斯为贵。
妊娠热病宜葱豉，伤寒葱姜用亦灵。
发表之药须慎行，胎伤用葱一味灵。
寒胜生姜紫苏加，胎死不应姜苏增。
邪热内犯迫胎元，千金一方治时行，
石膏大青汤知母，栀芩前胡葱白成。

四、产后门

难产催生第一方，保生无忧得撑法，
黄芪当归白芍芎，艾叶荆芥偕羌活，
菟丝川贝甘草同，厚朴枳壳姜煎呷。
另有如神简效方，香白芷同百草霜。
为末童便米醋调，酒煎热服功甚强。
交骨不开败龟版，血余灰佐芎归尝。
或用归芎柞木枝，参膝红花降子汤。
胞浆破早胎不下，加味八珍汤最妥，
丹参益母明乳香，三味加入八珍可。

冬寒加入黑炮姜，呕加生姜砂仁末；
浆水来行用保生，浆水去多须此法。
通津救命玉灵丹，龙眼为主牛膝佐。
甘温益血多奇功，酒以流通膝下达。
产门不闭由虚弱，补以八珍与十全。
子宫不收用补中，白芍肉桂举之痊。
初产因伤必肿疼，甘草汤洗须浓煎。
胞衣不下腹疼胀，胞上冲心喘满危，
轻则归芎重失笑，不应花蕊石散医。
牛膝童便或芒硝，没竭夺命散均奇。
胎干血少粘不下，意躁心烦时欲昏，
送胞归芎益母草，乳没麝香黑芥同。
胞留腹中无所苦，既不烦躁无昏晕。
此是气虚推送乖，浊降清升失其运，
炒莱菔子五分研，加入补中益气进。
产后首用生化汤，行瘀化块最为良；
生化芎三归八钱，炮姜炙草五分添，
再加桃仁十四粒，童便水酒各半煎。
《心悟》减甘加益母，分量均以减半尝。
浮阳微热亦可退，阳亢阴虚不可当，
若无块痛毋须用，虚入加参攻补共。
气滞延胡陈木香，食滞砂仁楂炭送。
寒痛甚加肉桂萸，羌活防风外寒用。
血晕炒黑荆芥穗，崩加乌梅蒲黄入，
安神益智柏茯神，加味生化各方剂。
归姜汤则《心悟》订，黑姜归枣枣仁并，
汗多欲脱参附加，重用当归瘀不停。
恶露不下实胀痛，佛手芎归为必用。
寒滞萸桂与炮姜，气滞延胡香附送。
瘀蓄拒按痛甚凶，失笑花蕊二散共。
腹无痛楚虚之征，唇白面黄圣愈重。

恶露淋漓不肯止，劳伤冲任虚证是，
肝脾统摄失其司，逍遥归脾八珍旨。
实证仍为瘀血停，阻碍瘀血不归经，
旋覆花汤新绛葱，经方意同理更精。
恶露过多崩证渐，阿胶一味最为善，
煎汤代水服龙肝，独重力卓功甚验。
没药去油血竭末，血瘀而崩糖酒冲。
血崩昏晕见鬼神，十九皆以房劳因。
参术归枣地药黄，附子一分曰求生。
血晕景岳虚实分，实证腹痛恶露稀，
腹痛拒按面唇红，先送归芎夺命同。
虚证唇白头汗多，四肢不温用清魂，
黑芥参芎泽兰草，郁冒小柴胡可通。
牡蛎石英龟鳖甲，淮麦甘枣丹参珀。
郁冒有邪用清魂，纯虚无邪宜此法；
血虚下厥阳上冒，孟英旨从《金匮》方。
血去过多气不固，血晕重证曰气脱。
口开眼闭手足冷，六脉细微汗如泼，
急以独参龙牡加，药能下咽或可活。
《石室》救晕至圣同，黑姜参术地归芎，
此是理中合四物，减除芍草因守中。
产后不语七珍散，人参生地石菖蒲，
川芎辰砂防细辛，薄荷汤调效不诬。
虚用八珍钩远菖，痰热星连二陈俱，
肾气不荣舌本者，地黄饮子法不殊。
产后癫狂妄言见，痰迷心窍有佳方，
恶露仍通无胀痛，祛痰当用六神汤，
胆星旋覆石菖蒲，橘红半夏茯神当。
虚则安神定志丸，参远苓神砂齿菖，
淮麦甘枣亦可服，琥珀珠粉兼归姜。
冲心发狂花蕊石，龙齿清魂失笑当。

若脉虚大发热者，《准绳》治之另有方，
生地荷叶牡丹皮，煎汁冲末生蒲黄，
青主再以归芎主，合煎易名安心汤。
产后血虚而受风，头痛恶寒时有热，
干呕汗出心中闷，续续不解阳旦制。
血虚汗出乃受邪，阴阳不和热而厥，
郁冒发热大便坚，但头汗出阳微结，
呕不能食小柴胡，用之得当效奇捷。
中风发热面正赤，喘而头痛用竹叶。
桂枝加葛汤减芍，再增人参防竹桔。
安中益气竹皮丸。烦乱呕逆乳中虚，
甘草膏茹桂白薇，枣肉为丸弹子大。
产后腹中疠痛者，当归生姜羊肉汤。
产后虚羸不足美，实痛枳实芍药散，
腹痛烦满不得卧，枳实烧黑意可法。
腹有干著着脐下，下瘀血汤桃䗪黄。
大岩蜜汤心胃痛，四肢厥逆爪青白，
细辛肉桂吴萸姜，独活远志甘草炙，
芍药当归干地黄，煎成加蜜方为得。
大寒痛用蜀椒汤，花椒桂心与生姜，
人参炙草茯苓夏，芍药当归同蜜尝。
产后腰痛兼风者，痛连腿膝上连肾，
独活寄生芃防细，八珍去术桂杜膝，
独腰痛者则为虚，减除风药斯为得。
腿股间痛如锥刺，败血流注桃仁汤，
桃仁当归牛膝同，苏木泽兰失笑当。
乳汁不通多胀痛，归芎甲片疏通用，
通草猪蹄汤亦佳，葱白煎蒸外治稳。
乳汁稀少则不同，化源不足八珍崇。
暴涌不止虚不摄，十全加味参芪重。
乳多回乳免怀散，归尾赤芍红花膝。

若无儿含欲断乳，炒麦芽汤一味得。

妒乳诸书近乳痈，乳头生疮《金鉴》论，

鹿角甘草各等分，鸡子黄调炙敷用。

乳房属胃乳头肝，厥阴阳明二经兼，

橘叶一味为最善，仲淳之说得共诠。

乳痈初起消毒饮，青芷归柴淅贝先，

银花花粉蚕草节，寒热荆防羌独添，

脓成皂刺穿山甲，溃后益气养营煎。

乳悬之证产后见，细小下垂长过腹，

肝经风热小柴胡，羌防白蔹烟熏助。

瘀血上攻归芎汤，外以熏鼻兼内服。

蓖麻麝香涂顶心，乳收之后即洗去。

带脉虚脱肉线出，疼痛欲绝参术菟，

地药扁豆芡实芎，巴戟萸杜白果合，

补任督以利腰脐，方名两收举带最。

如帕即是子宫坠，参芪归芍术升并。

五倍煎汤熏洗之，外治之法亦可行。

阴挺下脱即癫疝，外治蛇床及乌梅。

（出自《上海中医药杂志》1980 年 2－6 期）

第四部分

传统经典篇

　　四大经典中黑体部分结合教学大纲，重点背诵。大纲之外，依个人兴趣决定诵读内容，有方之条文，建议皆可诵读。内经伤寒之序言，系经典名篇，更是要时时诵之，修习医古文时背会。温热论前十段乃必背之内容，温病条辨之黑体部分也需结合教学大纲及考试要求和临床实际而有选择性背诵。其余内容结合个人兴趣需要及学习阶段有选择性诵读。

第一章
内　经

素　问

重广补注黄帝内经素问序

唐　王冰

　　夫释缚脱艰，全真导气，拯黎元于仁寿，济赢劣以获安者，非三圣道，则不能致之矣。孔安国序《尚书》曰：伏羲、神农、黄帝之书，谓之三坟，言大道也。班固《汉书·艺文志》曰：《黄帝内经》十八卷。《素问》即其经之九卷也，兼《灵枢》九卷，乃其数焉。虽复年移代革，而授学犹存，惧非其人，而时有所隐，故第七一卷，师氏藏之，今之奉行，惟八卷尔。然而其文简，其意博，其理奥，其趣深，天地之象分，阴阳之候列，变化之由表，死生之兆彰，不谋而遐迩自同，勿约而幽明斯契，稽其言有征，验之事不忒，诚可谓至道之宗，奉生之始矣。

　　假若天机迅发，妙识玄通，蕆谋虽属乎生知，标格亦资于诂训，未尝有行不由径，出不由户者也。然刻意研精，探微索隐，或识契真要，则目牛无全。故动则有成，犹鬼神幽赞，而命世奇杰，时时间出焉。则周有秦公，汉有淳于公，魏有张公、华公，皆得斯妙道者也，咸日新其用，大济蒸人，华叶递荣，声实相副，盖教之著矣，亦天之假也。

　　冰弱龄慕道，夙好养生，幸遇真经，式为龟镜。而世本纰缪，篇目重叠，前后不伦，文义悬隔，施行不易，披会亦难，岁月既淹，袭以成弊。或一篇重出，而别立二名；或两论并吞，而都为一目；或问答未已，别树篇题；或脱简不书，而云世阙。重《经合》而冠《针服》，并《方宜》而为《咳篇》，隔《虚实》而为《逆从》，合《经络》而为《论要》，节《皮部》为《经络》，退《至教》以《先针》，诸如此流，不可胜数。

且将升岱岳，非径奚为？欲诣扶桑，无舟莫适。乃精勤博访，而并有其人，历十二年，方臻理要，询谋得失，深遂夙心。时于先生郭子斋堂，受得先师张公秘本，文字昭晰，义理环周，一以参详，群疑冰释。恐散于末学，绝彼师资，因而撰注，用传不朽，兼旧藏之卷，合八十一篇，二十四卷，勒成一部。冀乎究尾明首，寻注会经，开发童蒙，宣扬至理而已。

其中简脱文断，义不相接者，搜求经论所有，迁移以补其处；篇目坠缺，指事不明者，量其意趣，加字以昭其义；篇论吞并，义不相涉，阙漏名目者，区分事类，别目以冠篇首；君臣请问，礼仪乖失者，考校尊卑，增益以光其意；错简碎文，前后重叠者，详其指趣，削去繁杂，以存其要；辞理秘密，难粗论述者，别撰《玄珠》，以陈其道。

凡所加字，皆朱书其文，使今古必分，字不杂糅。庶厥昭彰圣旨，敷畅玄言，有如列宿高悬，奎张不乱，深泉净滢，鳞介咸分，君臣无夭枉之期，夷夏有延龄之望。俾工徒勿误，学者惟明，至道流行，微音累属，千载之后，方知大圣之慈惠无穷。

时大唐宝应元年岁次壬寅序。

上古天真论篇第一

昔在黄帝，生而神灵，弱而能言，幼而徇齐，长而敦敏，成而登天。乃问于天师曰：余闻上古之人，春秋皆度百岁，而动作不衰；今时之人，年半百而动作皆衰者，时世异耶？人将失之耶？

岐伯对曰：**上古之人，其知道者，法于阴阳，和于术数，食饮有节，起居有常，不妄作劳，故能形与神俱，而尽终其天年，度百岁乃去。今时之人不然也，以酒为浆，以妄为常，醉以入房，以欲竭其精，以耗散其真，不知持满，不时御神，务快其心，逆于生乐，起居无节，故半百而衰也。**

夫上古圣人之教下也，皆谓之虚邪贼风，避之有时，恬惔虚无，真气从之，精神内守，病安从来？是以志闲而少欲，心安而不惧，形劳而不倦。气从以顺，各从其欲，皆得所愿。故美其食，任其服，乐其俗，高下不相慕，其民故曰朴。是以嗜欲不能劳其目，淫邪不能惑其心，愚智贤不肖，不惧于物，故合于道，所以能年皆度百岁，而动作不衰者，以其德全不危也。

帝曰：人年老而无子者，材力尽邪？将天数然也。

岐伯曰：女子七岁，肾气盛，齿更发长。二七而天癸至，任脉通，太冲脉盛，月事以时下，故有子。三七，肾气平均，故真牙生而长极。四七，筋骨坚，发长极，身体盛壮。五七，阳明脉衰，面始焦，发始堕。六七，三阳脉衰于上，面皆焦，发始白。七七，任脉虚，太冲脉衰少，天癸竭，地道不通，故形坏而无子也。

丈夫八岁，肾气实，发长齿更。二八，肾气盛，天癸至，精气溢泻，阴阳和，故能有子。三八，肾气平均，筋骨劲强，故真牙生而长极。四八，筋骨隆盛，肌肉满壮。五八，肾气衰，发堕齿槁。六八，阳气衰竭于上，面焦，发鬓颁白。七八，肝气衰，筋不能动。八八，天癸竭，精少，肾脏衰，形体皆极。则齿发去。肾者主水，受五脏六腑之精而藏之，故五脏盛乃能泻。今五脏皆衰，筋骨懈惰，天癸尽矣。故发鬓白，身体重，行步不正，

而无子耳。

帝曰：有其年已老而有子者，何也？岐伯曰：此其天寿过度，气脉常通，而肾气有余也。此虽有子，男不过尽八八，女不过尽七七，而天地之精气皆竭矣。帝曰：夫道者年皆百数，能有子乎？岐伯曰：夫道者能却老而全形，身年虽寿，能生子也。

黄帝曰：余闻上古有真人者，提挈天地，把握阴阳，呼吸精气，独立守神，肌肉若一，故能寿敝天地，无有终时，此其道生。

中古之时，有至人者，淳德全道，和于阴阳，调于四时，去世离俗，积精全神，游行天地之间，视听八达之外，此盖益其寿命而强者也，亦归于真人。

其次有圣人者，处天地之和，从八风之理，适嗜欲于世俗之间，无恚嗔之心，行不欲离于世，被服章，举不欲观于俗，外不劳形于事，内无思想之患，以恬愉为务，以自得为功，形体不敝，精神不散，亦可以百数。

其次有贤人者，法则天地，象似日月，辨列星辰，逆从阴阳，分别四时，将从上古合同于道，亦可使益寿而有极时。

四气调神大论篇第二

春三月，此谓发陈，天地俱生，万物以荣。夜卧早起，广步于庭，被发缓形，以使志生，生而勿杀，予而勿夺，赏而勿罚。此春气之应，养生之道也。逆之则伤肝，夏为寒变，奉长者少。

夏三月，此谓蕃秀，天地气交，万物华实。夜卧早起，无厌于日，使志无怒，使华英成秀，使气得泄，若所爱在外。此夏气之应，养长之道也。逆之则伤心，秋为痎疟，奉收者少，冬至重病。

秋三月，此谓容平，天气以急，地气以明。早卧早起，与鸡俱兴，使志安宁，以缓秋刑，收敛神气，使秋气平，无外其志，使肺气清。此秋气之应，养收之道也。逆之则伤肺，冬为飧泄，奉藏者少。

冬三月，此谓闭藏，水冰地坼，无扰乎阳。早卧晚起，必待日光，使志若伏若匿，若有私意，若已有得，去寒就温，无泄皮肤，使气亟夺。此冬气之应，养藏之道也。逆之则伤肾，春为痿厥，奉生者少。

天气清静光明者也，藏德不止，故不下也。天明则日月不明，邪害空窍。阳气者闭塞，地气者冒明，云雾不精，则上应白露不下，交通不表，万物命故不施，不施则名木多死。恶气不发，风雨不节，白露不下，则菀槁不荣。贼风数至，暴雨数起，天地四时不相保，与道相失，则未央绝灭。唯圣人从之，故身无奇病，万物不失，生气不竭。

逆春气，则少阳不生，肝气内变；逆夏气，则太阳不长，心气内洞；逆秋气，则太阴不收，肺气焦满。逆冬气，则少阴不藏，肾气独沉。**夫四时阴阳者，万物之根本也，所以圣人春夏养阳，秋冬养阴，以从其根，故与万物沉浮于生长之门**。逆其根，则伐其本，坏其真矣。

故阴阳四时者，万物之终始也，死生之本也，逆之则灾害生，从之则苛疾不起，是谓得道。道者，圣人行之，愚者佩之。从阴阳则生，逆之则死，从之则治，逆之则乱。反顺为逆，是谓内格。

是故圣人不治已病治未病，不治已乱治未乱，此之谓也。夫病已成而后药之，乱已成而后治之，譬犹渴而穿井，斗而铸锥，不亦晚乎！

生气通天论篇第三

黄帝曰：夫自古通天者，生之本，本于阴阳。天地之间，六合之内，其气九州、九窍、五脏、十二节，皆通乎天气。其生五，其气三，数犯此者，则邪气伤人，此寿命之本也。

苍天之气，清净则志意治，顺之则阳气固，虽有贼邪，弗能害也，此因时之序。故圣人传精神，服天气，而通神明。失之则内闭九窍，外壅肌肉，卫气散解，此谓自伤，气之削也。

阳气者，若天与日，失其所，则折寿而不彰，故天运当以日光明，是故阳因而上卫外者也。因于寒，欲如运枢，起居如惊，神气乃浮。因于暑，汗，烦则喘喝，静则多言，体若燔炭，汗出而散。因于湿，首如裹，湿热不攘，大筋緛短，小筋弛长，緛短为拘，弛长为痿。因于气，为肿，四维相代，阳气乃竭。

阳气者，烦劳则张，精绝，辟积于夏，使人煎厥。目盲不可以视，耳闭不可以听，溃溃乎若坏都，汩汩乎不可止。

阳气者，大怒则形气绝，而血菀于上，使人薄厥。有伤于筋，纵，其若不容，汗出偏沮，使人偏枯。汗出见湿，乃生痤疿。高梁之变，足生大丁，受如持虚。劳汗当风，寒薄为皶，郁乃痤。

阳气者，精则养神，柔则养筋。开阖不得，寒气从之，乃生大偻。陷脉为瘘，留连肉腠。俞气化薄，传为善畏，及为惊骇。营气不从，逆于肉理，乃生痈肿。魄汗未尽，形弱而气烁，穴俞以闭，发为风疟。故风者，百病之始也，清静则肉腠闭拒，虽有大风苛毒，弗之能害，此因时之序也。故病久则传化，上下不并，良医弗为。故阳蓄积病死，而阳气当隔，隔者当泻，不亟正治，粗乃败之。

故阳气者，一日而主外，平旦人气生，日中而阳气隆，日西而阳气已虚，气门乃闭。是故暮而收拒，无扰筋骨，无见雾露，反此三时，形乃困薄。

岐伯曰：阴者，藏精而起亟也；阳者，卫外而为固也。阴不胜其阳，则脉流薄疾，并乃狂。阳不胜其阴，则五脏气争，九窍不通。是以圣人陈阴阳，筋脉和同，骨髓坚固，气血皆从。如是则内外调和，邪不能害，耳目聪明，气立如故。风客淫气，精乃亡，邪伤肝也。因而饱食，筋脉横解，肠澼为痔。因而大饮，则气逆。因而强力，肾气乃伤，高骨乃坏。

凡阴阳之要，阳密乃固，两者不和，若春无秋，若冬无夏，因而和之，是谓圣度。故阳强不能密，阴气乃绝；阴平阳秘，精神乃治；阴阳离决，精气乃绝。

因于露风，乃生寒热。是以春伤于风，邪气留连，乃为洞泄。夏伤于暑，秋为痎疟。秋伤于湿，上逆而咳，发为痿厥。冬伤于寒，春必温病。四时之气，更伤五脏。

阴之所生，本在五味；阴之五宫，伤在五味。是故味过于酸，肝气以津，脾气乃绝；味过于咸，大骨气劳，短肌，心气抑；味过于甘，心气喘满，色黑，肾气不衡；味过于苦，脾气不濡，胃气乃厚；味过于辛，筋脉沮弛，精神乃央。是故谨和五味，骨正筋柔，气血以流，腠理以密，如是则骨气以精。谨道如法，长有天命。

金匮真言论篇第四

黄帝问曰：天有八风，经有五风，何谓？岐伯对曰：八风发邪，以为经风，触五脏，邪气发病。所谓得四时之胜者，春胜长夏，长夏胜冬，冬胜夏，夏胜秋，秋胜春，所谓四时之胜也。

东风生于春，病在肝，俞在颈项；南风生于夏，病在心，俞在胸胁；西风生于秋，病在肺，俞在肩背；北风生于冬，病在肾，俞在腰股；中央为土，病在脾，俞在脊。

故春气者病在头，夏气者病在脏，秋气者病在肩背，冬气者病在四肢。故春善病鼽衄，仲夏善病胸胁，长夏善病洞泄、寒中，秋善病风疟，冬善病痹厥。

故冬不按跷，春不鼽衄。春不病颈项，仲夏不病胸胁，长夏不病洞泄、寒中，秋不病风疟，冬不病痹厥、飧泄，而汗出也。夫精者，身之本也。故藏于精者，春不病温。夏暑汗不出者，秋成风疟。此平人脉法也。

故曰：阴中有阴，阳中有阳。平旦至日中，天之阳，阳中之阳也；日中至黄昏，天之阳，阳中之阴也；合夜至鸡鸣，天之阴，阴中之阴也；鸡鸣至平旦，天之阴，阴中之阳也。故人亦应之。

夫言人之阴阳，则外为阳，内为阴。言人身之阴阳，则背为阳，腹为阴。言人身之脏腑中阴阳，则脏者为阴，腑者为阳。肝心脾肺肾五脏皆为阴，胆胃大肠小肠膀胱三焦六腑皆为阳。

所以欲知阴中之阴，阳中之阳者，何也？为冬病在阴，夏病在阳；春病在阴，秋病在阳。皆视其所在，为施针石也。

故背为阳，阳中之阳，心也；背为阳，阳中之阴，肺也；腹为阴，阴中之阴，肾也；腹为阴，阴中之阳，肝也；腹为阴，阴中之至阴，脾也。此皆阴阳表里、内外雌雄相输应也，故以应天之阴阳也。

帝曰：五脏应四时，各有收受乎？岐伯曰：有。东方青色，入通于肝，开窍于目，藏精于肝，其病发惊骇，其味酸，其类草木，其畜鸡，其谷麦，其应四时，上为岁星，是以春气在头也，其音角，其数八，是以知病之在筋也，其臭臊。

南方赤色，入通于心，开窍于耳，藏精于心，故病在五脏，其味苦，其类火，其畜羊，其谷黍，其应四时，上为荧惑星，是以知病之在脉也，其音徵，其数七，其臭焦。

中央黄色，入通于脾，开窍于口，藏精于脾，故病在舌本，其味甘，其类土，其畜牛，其谷稷，其应四时，上为镇星，是以知病之在肉也，其音宫，其数五，其臭香。

西方白色，入通于肺，开窍于鼻，藏精于肺，故病在背，其味辛，其类金，其畜马，其谷稻，其应四时，上为太白星，是以知病之在皮毛也，其音商，其数九，其臭腥。

北方黑色，入通于肾，开窍于二阴，藏精于肾，故病在溪，其味咸，其类水，其畜彘，其谷豆，其应四时，上为辰星，是以知病之在骨也，其音羽，其数六，其臭腐。

故善为脉者，谨察五脏六腑，一逆一从，阴阳表里，雌雄之纪，藏之心意，合心于精，非其人勿教，非其真勿授，是谓得道。

阴阳应象大论篇第五

黄帝曰：阴阳者，天地之道也，万物之纲纪，变化之父母，生杀之本始，神明之府也，治病必求于本。

故积阳为天，积阴为地。阴静阳躁，阳生阴长，阳杀阴藏。阳化气，阴成形。寒极生热，热极生寒。寒气生浊，热气生清。清气在下，则生飧泄；浊气在上，则生䐜胀。此阴阳反作，病之逆从也。

故清阳为天，浊阴为地；地气上为云，天气下为雨；雨出地气，云出天气。故清阳出上窍，浊阴出下窍；清阳发腠理，浊阴走五脏；清阳实四肢，浊阴归六腑。

水为阴，火为阳。阳为气，阴为味。味归形，形归气，气归精，精归化。精食气，形食味。化生精，气生形。味伤形，气伤精。精化为气，气伤于味。阴味出下窍，阳气出上窍。味厚者为阴，薄为阴之阳。气厚者为阳，薄为阳之阴。味厚则泄，薄则通。气薄则发泄，厚则发热。壮火之气衰，少火之气壮，壮火食气，气食少火。壮火散气，少火生气。

气味辛甘发散为阳，酸苦涌泄为阴。阴胜则阳病，阳胜则阴病。阳胜则热，阴胜则寒。重寒则热，重热则寒。寒伤形，热伤气。气伤痛，形伤肿。故先痛而后肿者，气伤形也；先肿而后痛者，形伤气也。风胜则动，热胜则肿，燥胜则干，寒胜则浮，湿胜则濡泻。

天有四时五行，以生长收藏，以生寒暑燥湿风。人有五脏化五气，以生喜怒悲忧恐。故喜怒伤气，寒暑伤形。暴怒伤阴，暴喜伤阳。厥气上行，满脉去形。喜怒不节，寒暑过度，生乃不固。故重阴必阳，重阳必阴。故曰：**冬伤于寒，春必病温；春伤于风，夏生飧泄；夏伤于暑，秋必痎疟；秋伤于湿，冬生咳嗽。**

帝曰：余闻上古圣人，论理人形，列别脏腑，端络经脉，会通六合，各从其经；气穴所发，各有处名；溪谷属骨，皆有所起；分部逆从，名有条理；四时阴阳，尽有经纪，外内之应，皆有表里，其信然乎？

岐伯对曰：**东方生风，风生木，木生酸，酸生肝，肝生筋，筋生心，肝主目。其在天为玄，在人为道，在地为化；化生五味，道生智，玄生神；神在天为风，在地为木，在体为筋，在脏为肝，在色为苍，在音为角，在声为呼，在变动为握，在窍为目，在味为酸，在志为怒。怒伤肝，悲胜怒；风伤筋，燥胜风；酸伤筋，辛胜酸。**

南方生热，热生火，火生苦，苦生心，心生血，血生脾，心主舌。其在天为热，在地为火，在体为脉，在脏为心，在色为赤，在音为徵，在声为笑，在变动为忧，在窍为舌，在味为苦，在志为喜。喜伤心，恐胜喜；热伤气，寒胜热；苦伤气，咸胜苦。

中央生湿，湿生土，土生甘，甘生脾，脾生肉，肉生肺，脾主口。其在天为湿，在地为土，在体为肉，在脏为脾，在色为黄，在音为宫，在声为歌，在变动为哕，

在窍为口，在味为甘，在志为思。思伤脾，怒胜思；湿伤肉，风胜湿；甘伤肉，酸胜甘。

西方生燥，燥生金，金生辛，辛生肺，肺生皮毛，皮毛生肾，肺主鼻。其在天为燥，在地为金，在体为皮毛，在脏为肺，在色为白，在音为商，在声为哭，在变动为咳，在窍为鼻，在味为辛，在志为忧。忧伤肺，喜胜忧；热伤皮毛，寒胜热；辛伤皮毛，苦胜辛。

北方生寒，寒生水，水生咸，咸生肾，肾生骨髓，髓生肝，肾主耳。其在天为寒，在地为水，在体为骨，在脏为肾，在色为黑，在音为羽，在声为呻，在变动为栗，在窍为耳，在味为咸，在志为恐。恐伤肾，思胜恐；寒伤血，燥胜寒；咸伤血，甘胜咸。

故曰：天地者，万物之上下也；阴阳者，血气之男女也；左右者，阴阳之道路也；水火者，阴阳之征兆也；阴阳者，万物之能始也。故曰：阴在内，阳之守也；阳在外，阴之使也。

帝曰：法阴阳奈何？岐伯曰：阳胜则身热，腠理闭，喘粗为之俯仰，汗不出而热，齿干，以烦冤腹满死，能冬不能夏。阴胜则身寒，汗出，身常清，数栗而寒，寒则厥，厥则腹满死，能夏不能冬。此阴阳更胜之变，病之形能也。

帝曰：调此二者奈何？岐伯曰：能知七损八益，则二者可调；不知用此，则早衰之节也。年四十，而阴气自半也，起居衰矣；年五十，体重，耳目不聪明矣；年六十，阴痿，气大衰，九窍不利，下虚上实，涕泣俱出矣。故曰：知之则强，不知则老，故同出而名异耳。智者察同，愚者察异，愚者不足，智者有余，有余则耳目聪明，身体轻强，老者复壮，壮者益治。是以圣人为无为之事，乐恬憺之能，从欲快志于虚无之守，故寿命无穷，与天地终，此圣人之治身也。

天不足西北，故西北方阴也，而人右耳目不如左明也。地不满东南，故东南方阳也，而人左手足不如右强也。帝曰：何以然？岐伯曰：东方，阳也，阳者其精并于上，并于上则上明而下虚，故使耳目聪明而手足不便也；西方，阴也，阴者其精并于下，并于下则下盛而上虚，故其耳目不聪明而手足便也。故俱感于邪，其在上则右甚，在下则左甚，此天地阴阳所不能全也，故邪居之。

故天有精，地有形。天有八纪，地有五里。故能为万物之父母。清阳上天，浊阴归地，是故天地之动静，神明为之纲纪。故能以生长收藏，终而复始。唯贤人上配天以养头，下象地以养足，中傍人事以养五脏。天气通于肺，地气通于嗌，风气通于肝，雷气通于心，谷气通于脾，雨气通于肾。六经为川，肠胃为海，九窍为水注之气。以天地为之阴阳，阳之汗，以天地之雨名之；阳之气，以天地之疾风名之。暴气象雷，逆气象阳，故治不法天之纪，不用地之理，则灾害至矣。

故邪风之至，疾如风雨。故善治者治皮毛，其次治肌肤，其次治筋脉，其次治六腑，其次治五脏。治五脏者，半死半生也。故天之邪气，感则害人五脏；水谷之寒热，感则害于六腑；地之湿气，感则害皮肉筋脉。

故善用针者，从阴引阳，从阳引阴，以右治左，以左治右，以我知彼，以表知里，以观过与不及之理，见微得过，用之不殆。

善诊者，察色按脉，先别阴阳。审清浊，而知部分；视喘息，听音声，而知所苦；观权衡规矩，而知病所主，按尺寸，观浮沉滑涩，而知病所生，以治无过，以诊则不失矣。

故曰：病之始起也，可刺而已；其盛，可待衰而已。故因其轻而扬之，因其重而减之，因其衰而彰之。形不足者，温之以气；精不足者，补之以味。其高者，因而越之；其下者，引而竭之；中满者，泻之于内；其有邪者，渍形以为汗；其在皮者，汗而发之；其慓悍者，按而收之；其实者，散而泻之。审其阴阳，以别柔刚，阳病治阴，阴病治阳。定其血气，各守其乡，血实宜决之，气虚宜掣引之。

阴阳离合论篇第六

黄帝问曰：余闻天为阳，地为阴，日为阳，月为阴，大小月三百六十日成一岁，人亦应之。今三阴三阳，不应阴阳，其故何也？岐伯对曰：**阴阳者，数之可十，推之可百，数之可千，推之可万，万之大不可胜数，然其要一也。**

天覆地载，万物方生，未出地者，命曰阴处，名曰阴中之阴；则出地者，命曰阴中之阳。阳予之正，阴为之主。故生因春，长因夏，收因秋，藏因冬，失常则天地四塞。阴阳之变，其在人者，亦数之可数。

帝曰：愿闻三阴三阳之离合也。岐伯曰：圣人南面而立，前曰广明，后曰太冲，太冲之地，名曰少阴，少阴之上，名曰太阳。太阳根起于至阴，结于命门，名曰阴中之阳。中身而上，名曰广明；广明之下，名曰太阴，太阴之前，名曰阳明。阳明根起于厉兑，名曰阴之色阳。厥阴之表，名曰少阳；少阳根起于窍阴，名曰阴之绝少阳。是故三阳之离合也，太阳为开，阳明为阖，少阳为枢。三经者，不得相失也，抟而勿浮，命曰一阳。

帝曰：愿闻三阴。岐伯曰：外者为阳，内者为阴。然则中为阴，其冲在下，名曰太阴。太阴根起于隐白，名曰阴中之阴。太阴之后，名曰少阴。少阴根起于涌泉，名曰阴中之少阴。少阴之前，名曰厥阴。厥阴根起于大敦，名曰阴之绝阴。是故三阴之离合也，太阴为开，厥阴为阖，少阴为枢。三经者不得相失也，抟而勿沉，名曰一阴。

阴阳𪫇𪫇，积传为一周，气里形表而为相成也。

阴阳别论篇第七

黄帝问曰：人有四经十二从，何谓？岐伯对曰：四经应四时，十二从应十二月，十二月应十二脉。脉有阴阳，知阳者知阴，知阴者知阳。

凡阳有五，五五二十五阳。所谓阴者，真脏也，见则为败，败必死也。所谓阳者，胃脘之阳也。别于阳者，知病处也；别于阴者，知死生之期。三阳在头，三阴在手，所谓一也。别于阳者，知病忌时；别于阴者，知死生之期。谨熟阴阳，无与众谋。

所谓阴阳者，去者为阴，至者为阳；静者为阴，动者为阳；迟者为阴，数者为阳。

凡持真脏之脉者，肝至悬绝，十八日死；心至悬绝，九日死；肺至悬绝，十二日死；肾至悬绝，七日死；脾至悬绝，四日死。

曰：二阳之病发心脾，有不得隐曲，女子不月。其传为风消，其传为息贲者，死不治。曰：三阳为病发寒热，下为痈肿，及为痿厥腨㾠。其传为索泽，其传为癫疝。曰：一阳发病，少气，善咳，善泄。其传为心掣，其传为膈。二阳一阴发病，主惊骇，背痛，善噫，善欠，名曰风厥。二阴一阳发病，善胀，心满，善气。三阳三阴发病，为偏枯痿易，四肢不举。

鼓一阳曰钩，鼓一阴曰毛，鼓阳胜急曰弦，鼓阳至而绝曰石，阴阳相过曰溜。阴争于内，阳扰于外，魄汗未藏，四逆而起，起则熏肺，使人喘鸣。

阴之所生，和本曰和。是故刚与刚，阳气破散，阴气乃消亡。淖则刚柔不和，经气乃绝。死阴之属，不过三日而死；生阳之属，不过四日而死。所谓生阳死阴者，肝之心谓之生阳；心之肺谓之死阴；肺之肾谓之重阴；

肾之脾谓之辟阴，死不治。结阳者，肿四肢。结阴者，便血一升，再结二升，三结三升。阴阳结斜，多阴少阳曰石水，少腹肿。二阳结谓之消，三阳结谓之隔，三阴结谓之水，一阴一阳结，谓之喉痹。

阴抟阳别，谓之有子。阴阳虚，肠澼死。阳加于阴，谓之汗。阴虚阳抟，谓之崩。三阴俱抟，二十日夜半死。二阴俱抟，十三日夕时死。一阴俱抟，十日平旦死。三阳俱抟且鼓，三日死。三阴三阳俱抟，心腹满，发尽，不得隐曲，五日死。二阳俱抟，其病温，死不治，不过十日死。

灵兰秘典论篇第八

黄帝问曰：愿闻十二脏之相使，贵贱何如？岐伯对曰：悉乎哉问也，请遂言之。**心者，君主之官也，神明出焉。肺者，相傅之官，治节出焉。肝者，将军之官，谋虑出焉。胆者，中正之官，决断出焉。膻中者，臣使之官，喜乐出焉。脾胃者，仓廪之官，五味出焉。大肠者，传道之官，变化出焉。小肠者，受盛之官，化物出焉。肾者，作强之官，伎巧出焉。三焦者，决渎之官，水道出焉。膀胱者，州都之官，津液藏焉，气化则能出矣。**凡此十二官者，不得相失也。故主明则下安，以此养生则寿，殁世不殆，以为天下则大昌。主不明则十二官危，使道闭塞而不通，形乃大伤，以此养生则殃，以为天下者，其宗大危，戒之戒之。

至道在微，变化无穷，孰知其原？窘乎哉，消者瞿瞿，孰知其要？闵闵之当，孰者为良？恍惚之数，生于毫厘，毫厘之数，起于度量，千之万之，可以益大，推之大之，其形乃制。黄帝曰：善哉，余闻精光之道，大圣之业，而宣明大道，非斋戒择吉日，不敢受也。黄帝乃择吉日良兆，而藏灵兰之室，以传保焉。

六节藏象论篇第九

黄帝问曰：余闻天以六六之节，以成一岁。人以九九制会，计人亦有三百六十五节，以为天地，久矣。不知其所谓也？岐伯对曰：昭乎哉问也，请遂言之。夫六六之节，九九制会者，所以正天之度，气之数也。天度者，所以制日月之行也，气数者，所以纪化生之用也。

天为阳，地为阴。日为阳，月为阴。行有分纪，周有道理。日行一度，月行十三度而有奇焉，故大小月三百六十五日而成岁，积气余而盈闰矣。立端于始，表正于中，推余于终，而天度毕矣。

帝曰：余已闻天度矣，愿闻气数，何以合之？岐伯曰：天以六六为节，地以九九制会。天有十日，日六竟而周甲，甲六复而终岁，三百六十日法也。夫自古通天者，生之本，本于阴阳，其气九州九窍，皆通乎天气。故其生五，其气三，三而成天，三而成地，三而成人，三而三之，合则为九。九分为九野，九野为九脏。故形脏四，神脏五，合为九脏以应之也。

帝曰：余已闻六六九九之会也，夫子言积气盈闰，愿闻何谓气？请夫子发蒙解惑焉。岐伯曰：此上帝所秘，先师传之也。帝曰：请遂闻之。岐伯曰：五日谓之候，三候谓之气，六气谓之时，四时谓之岁，而各从其主治焉。五运相袭，而皆治之，终期之日，周而复始，时立气布，如环无端，候亦同法。故曰：不知年之所加，气之盛衰，虚实之所起，不可以为工矣。

帝曰：五运之始，如环无端，其太过不及何如？岐伯曰：五气更立，各有所胜，盛虚之变，此其常也。帝曰：平气何如？岐伯曰：无过者也。帝曰：太过不及，奈何？岐伯曰：在经有也。

帝曰：何谓所胜？岐伯曰：春胜长夏，长夏胜冬，冬胜夏，夏胜秋，秋胜春，所谓得五行时之胜，各以气命其脏。帝曰：何以知其胜？岐伯曰：求其至也，皆归始春，未至而至，此谓太过，则薄所不胜，而乘所胜也，命曰气淫。至而不至，此谓不及，则所胜妄行，而所生受病，所不胜薄之也，命曰气迫。所谓求其至者，气至之时也。谨候其时，气可与期，失时反候，五治不分，邪僻内生，工不能禁也。

帝曰：有不袭乎？岐伯曰：苍天之气，不得无常也。气之不袭，是谓非常，非常则变矣。帝曰：非常而变奈何？岐伯曰：变至则病，所胜则微，所不胜则甚。因而重感于邪，则死矣。故非其时则微，当其时则甚也。

帝曰：善。余闻气合而有形，因变以正名。天地之运，阴阳之化，其于万物，孰少孰多，可得闻乎？岐伯曰：悉乎哉问也！天至广不可度，地至大不可量，大神灵问，请陈其方。草生五色，五色之变，不可胜视；草生五味，五味之美，不可胜极，嗜欲不同，各有所通。天食人以五气，地食人以五味，五气入鼻，藏于心肺，上使五色修明，音声能彰。五味入口，藏于肠胃，味有所藏，以养五气，气和而生，津液相成，神乃自生。

帝曰：藏象何如？岐伯曰：**心者，生之本，神之处也。其华在面，其充在血脉，为阳中之太阳，通于夏气。肺者，气之本，魄之处也。其华在毛，其充在皮，为阳中之太阴，通于秋气；肾者主蛰，封藏之本，精之处也。其华在发，其充在骨，为阴中之少阴，通于冬气；肝者，罢极之本，魂之居也。其华在爪，其充在筋，以生血气，其味酸，其色苍，此为阳中之少阳，通于春气。脾者，仓廪之本，营之居也，其华在唇四白，其充在肌，其味甘，其色黄，此至阴之类，通于土气。胃、大肠、小肠、三焦、膀胱者，名曰器，能化糟粕，转味而入出者也。凡十一藏取决于胆也。**

故人迎一盛，病在少阳，二盛病在太阳，三盛病在阳明，四盛已上为格阳；寸口一盛，病在厥阴。二盛病在少阴，三盛病在太阴，四盛已上为关阴。人迎与寸口俱盛四倍以上为关格。关格之脉赢，不能极于天地之精气，则死矣。

五脏生成论篇第十（节选）

心之合脉也，其荣色也，其主肾也；肺之合皮也，其荣毛也，其主心也；肝之合筋也，其荣爪也，其主肺也；脾之合肉也，其荣唇也，其主肝也；肾之合骨也，其荣发也，其主脾也。

是故多食咸，则脉凝泣而色变；多食苦，则皮槁而毛拔；多食辛，则筋急而爪枯；多食酸，则肉胝皱而唇揭；多食甘，则骨痛而发落，此五味之所伤也。故心欲苦，肺欲辛，肝欲酸，脾欲甘，肾欲咸，此五味之合五脏之气也，故色见青如草兹者死，黄如枳实者死，黑如炲者死，赤如衃血者死，白如枯骨者死，此五色之见死也。

青如翠羽者生，赤如鸡冠者生，黄如蟹腹者生，白如豕膏者生，黑如乌羽者生，此五色之见生也。生于心，如以缟裹朱；生于肺，如以缟裹红；生于肝，如以缟裹绀；生于脾，如以缟裹瓜蒌实；生于肾，如以缟裹紫。此五脏所生之外荣也。

色味当五脏，白当肺、辛，赤当心、苦，青当肝、酸，黄当脾、甘，黑当肾、咸。故白当皮，赤当脉，青当筋，黄当肉，黑当骨。

诸脉者皆属于目，诸髓者皆属于脑，诸筋者皆属于节，诸血者皆属于心，诸气者皆属于肺。此四肢八溪之朝夕也。

故人卧血归于肝。肝受血而能视，足受血而能步，掌受血而能握，指受血而能摄。卧出而风吹之，血凝于肤者为痹；凝于脉者为泣；凝于足者为厥。此三者，血行而不得反其空，故为痹厥也。

凡相五色之奇脉，面黄目青，面黄目赤，面黄目白，面黄目黑者，皆不死也；面青目赤，面赤目白，面青目黑，面黑目白，面赤目青，皆死也。

五脏别论篇第十一

黄帝问曰：余闻方士或以脑髓为脏，或以肠胃为脏，或以为腑，敢问更相反，皆自谓是，不知其道，愿闻其说。岐伯对曰：脑、髓、骨、脉、胆、女子胞，此六者，地气之所生也，皆藏于阴而象于地，故藏而不泻，名曰奇恒之府。

夫胃、大肠、小肠、三焦、膀胱，此五者，天气之所生也。其气象天，故泻而不藏，此受五脏浊气，名曰传化之腑，此不能久留，输泻者也。魄门亦为五脏使，水谷不得久藏。所谓五脏者，藏精气而不泻也，故满而不能实。六腑者，传化物而不藏，故实而不能满也。所以然者，水谷入口，则胃实而肠虚，食下则肠实而胃虚。故曰实而不满，满而不实也。

帝曰：气口何以独为五脏主？岐伯曰：胃者，水谷之海，六腑之大源也。五味入口，藏于胃以养五脏气，气口亦太阴也，是以五脏六腑之气味，皆出于胃，变见于气口。故五气入鼻，藏于心肺，心肺有病，而鼻为之不利也。

凡治病必察其下，适其脉，观其志意，与其病能。拘于鬼神者，不可与言至德；恶于针石者，不可与言至巧；病不许治者，病必不治，治之无功矣。

异法方宜论篇第十二

黄帝问曰：医之治病也，一病而治各不同，皆愈，何也？岐伯对曰：地势使然也。

故东方之域，天地之所始生也。鱼盐之地，海滨傍水。其民食鱼而嗜咸，皆安其处，美其食。鱼者使人热中，盐者胜血，故其民皆黑色疏理，其病皆为痈疡。其治宜砭石。故砭石者，亦从东方来。

西方者，金玉之域，沙石之处，天地之所收引也。其民陵居而多风，水土刚强，其民不衣而褐荐，其民华食而脂肥，故邪不能伤其形体，其病生于内。其治宜毒药，故毒药者，亦从西方来。

北方者，天地所闭藏之域也，其地高陵居，风寒冰冽。其民乐野处而乳食，脏寒生满病。其治宜灸焫。故灸焫者，亦从北方来。

南方者，天地所长养，阳之所盛处也。其地下，水土弱，雾露之所聚也。其民嗜酸而食胕，故其民皆致理而赤色，其病挛痹。其治宜微针，故九针者，亦从南方来。

中央者，其地平以湿，天地所以生万物也众。其民食杂而不劳，故其病多痿厥寒热。其治宜导引按跷。故导引按跷者，亦从中央出也。

故圣人杂合以治，各得其所宜。故治所以异而病皆愈者，得病之情，知治之大体也。

移精变气论篇第十三（节选）

黄帝问曰：余闻古之治病，惟其移精变气，可祝由而已。今世治病，毒药治其内，针石治其外，或愈或不愈，何也？岐伯对曰：往古人居禽兽之间，动作以避寒，

阴居以避暑，内无眷慕之累，外无伸宦之形，此恬憺之
世，邪不能深入也。故毒药不能治其内，针石不能治其
外，故可移精祝由而已。当今之世不然，忧患缘其内，
苦形伤其外，又失4时之从，逆寒暑之宜，贼风数至，
虚邪朝夕内至五脏骨髓，外伤空窍肌肤，所以小病必甚，
大病必死，故祝由不能已也。

汤液醪醴论篇第十四

黄帝问曰：为五谷汤液及醪醴，奈何？岐伯对曰：
必以稻米，炊之稻薪，稻米者完，稻薪者坚。帝曰：何
以然？岐伯曰：此得天地之和，高下之宜，故能至完。
伐取得时，故能至坚也。帝曰：上古圣人作汤液醪醴，
为而不用，何也？岐伯曰：自古圣人之作汤液醪醴者，
以为备耳。夫上古作汤液，故为而弗服也；中古之世，
道德稍衰，邪气时至，服之万全。

帝曰：今之世不必已，何也？岐伯曰：当今之世，
必齐毒药攻其中，镵石针艾治其外也。帝曰：形弊血尽
而功不立者何？岐伯曰：神不使也。帝曰：何谓神不使？
岐伯曰：针石道也。精神不进，志意不治，故病不可愈。
今精坏神去，荣卫不可复收，何者？嗜欲无穷，而忧患
不止，精气弛坏，营泣卫除，故神去之而病不愈也。

帝曰：夫病之始生也，极微极精，必先入结于皮肤。
今良工皆称曰：病成名曰逆，则针石不能治，良药不能
及也。今良工皆得其法，守其数，亲戚兄弟，远近音声，
日闻于耳，五色日见于目，而病不愈者，亦何谓不早乎？
岐伯曰：**病为本，工为标，标本不得，邪气不服，此之
谓也。**

帝曰：其有不从毫毛而生，五脏阳以竭也。津液充
廓，其魄独居，精孤于内，气耗于外，形不可与衣相保，
此四极急而动中，是气拒于内，而形施于外，治之奈何？

岐伯曰：**平治于权衡，去宛陈莝，微动四极，温衣，缪刺其处，以复其形。开鬼门，洁净府，精以时服，五阳已布，疏涤五脏，故精自生，形自盛，骨肉相保，巨气乃平。**帝曰：善。

诊要经终论篇第十六（节选）

黄帝问曰：诊要何如？岐伯对曰：正月二月，天气始方，地气始发，人气在肝；三月四月，天气正方，地气定发，人气在脾；五月六月，天气盛，地气高，人气在头；七月八月，阴气始杀，人气在肺；九月十月，阴气始冰，地气始闭，人气在心；十一月十二月，冰复，地气合，人气在肾。

帝曰：愿闻十二经脉之终奈何？岐伯曰：**太阳之脉，其终也，戴眼反折瘛疭，其色白，绝汗乃出，出则死矣；少阳终者，耳聋、百节皆纵，目寰绝系，绝系一日半死，其死也，色先青白，乃死矣；阳明终者，口目动作，善惊妄言，色黄，其上下经盛，不仁，则终矣；少阴终者，面黑齿长而垢，腹胀闭，上下不通而终矣；太阴终者，腹胀闭，不得息，善噫，善呕，呕则逆，逆则面赤，不逆则上下不通，不通则面黑，皮毛焦而终矣；厥阴终者，中热嗌干，善溺，心烦，甚则舌卷卵上缩而终矣。此十二经之所败也。**

脉要精微论篇第十七（节选）

黄帝问曰：诊法何如？岐伯对曰：**诊法常以平旦，阴气未动，阳气未散，饮食未进，经脉未盛，络脉调匀，气血未乱，故乃可诊有过之脉。**

切脉动静，而视精明，察五色，观五脏有余不足，六腑强弱，形之盛衰，以此参伍，决死生之分。

夫脉者，血之府也，长则气治，短则气病，数则烦心，大则病进，上盛则气高，下盛则气胀，代则气衰，细则气少，涩则心痛，浑浑革革至如涌泉。病进而危，弊弊绰绰其去如弦绝者死。

夫精明者，所以视万物，别黑白，审短长；以长为短，以白为黑，如是则精衰矣。

夫精明五色者，气之华也，赤欲如帛裹朱，不欲如赭；白欲如鹅羽，不欲如盐；青欲如苍璧之泽，不欲如蓝；黄欲如罗裹雄黄，不欲如黄土；黑欲如重漆色，不欲如地苍。五色精微象见矣，其寿不久也。

五脏者，中之守也。中盛脏满，气盛伤恐者，声如从室中言，是中气之湿也；言而微，终日乃复言者，此夺气也；衣被不敛，言语善恶不避亲疏者，此神明之乱也；仓廪不藏者，是门户不要也；水泉不止者，是膀胱不藏也。得守者生，失守者死。

夫五脏者，身之强也。头者，精明之府，头倾视深，精神将夺矣；背者，胸中之府，背曲肩随，府将坏矣；腰者，肾之府，转摇不能，肾将惫矣；膝者，筋之府，屈伸不能，行则偻附，筋将惫矣；骨者，髓之府，不能久立，行则振掉，骨将惫矣。得强则生，失强则死。

万物之外，六合之内，天地之变，阴阳之应，彼春之暖，为夏之暑，彼秋之忿，为冬之怒。四变之动，脉与之上下，以春应中规，夏应中矩，秋应中衡，冬应中权。

是故冬至四十五日，阳气微上，阴气微下；夏至四十五日，阴气微上，阳气微下。阴阳有时，与脉为期，期而相失，知脉所分，分之有期，故知死时。微妙在脉，不可不察，察之有纪，从阴阳始，始之有经，从五行生，生之有度，四时为宜，补泻勿失，与天地如一，得一之情，以知死生。

是知阴盛则梦涉大水恐惧，阳盛则梦大火燔灼，阴阳俱盛则梦相杀毁伤，上盛则梦飞，下盛则梦堕，甚饱则梦予，甚饥则梦取，肝气盛则梦怒，肺气盛则梦哭，短虫多则梦聚众，长虫多则梦相击毁伤。

　　是故持脉有道，虚静为保。春日浮，如鱼之游在波；夏日在肤，泛泛乎万物有余；秋日下肤，蛰虫将去；冬日在骨，蛰虫周密，君子居室。故曰：知内者，按而纪之；知外者，终而始之。此六者，持脉之大法。

　　尺内两傍，则季胁也。尺外以候肾，尺里以候腹。中附上，左外以候肝，内以候膈；右外以候胃，内以候脾；上附上，右外以候肺，内以候胸中；左外以候心，内以候膻中；前以候前，后以候后。上竟上者，胸喉中事也；下竟下者，少腹腰股膝胫足中事也。

平人气象论篇第十八（节选）

　　黄帝问曰：平人何如？岐伯对曰：人一呼脉再动，一吸脉亦再动，呼吸定息脉五动，闰以太息，命曰平人。平人者，不病也。常以不病调病人，医不病，故为病人平息以调之为法。

　　人一呼脉一动，一吸脉一动，曰少气。人一呼脉三动，一吸脉三动而躁。尺热，曰病温，尺不热，脉滑，曰病风；脉涩，曰痹。人一呼，脉四动以上，曰死；脉绝不至，曰死；乍疏乍数，曰死。

　　平人之常气禀于胃，胃者，平人之常气也。人无胃气曰逆，逆者死。

　　胃之大络，名曰虚里，贯膈络肺，出于左乳下，其动应衣，脉宗气也。盛喘数绝者，则病在中。结而横，有积矣。绝不至曰死。乳之下，其动应衣，宗气泄也。

　　欲知寸口太过与不及，寸口之脉，中手短者，曰头痛；寸口脉，中手长者，曰足胫痛；寸口脉，中手促上击者，曰肩背痛；寸口脉，沉而坚者，曰病在中；寸口脉，浮而盛者，曰病在外；寸口脉，沉而弱，曰寒热及疝瘕、少腹痛；寸口脉，沉而横，曰胁下有积，腹中有横积痛；寸口脉，沉而喘，曰寒热。

脉盛滑坚者，曰病在外；脉小实而坚者，曰病在内；脉小弱以涩，谓之久病；脉滑浮而疾者，谓之新病；脉急者，曰疝瘕、少腹痛；脉滑，曰风；脉涩，曰痹；缓而滑，曰热中；盛而紧，曰胀。**脉从阴阳，病易已；脉逆阴阳，病难已。**脉得四时之顺，曰病无他；脉反四时，及不间脏，曰难已。

颈脉动喘疾咳，曰水；目裹微肿，如卧蚕起之状，曰水；溺黄赤安卧者，黄疸；已食如饥者，胃疸；面肿曰风；足胫肿曰水；目黄者曰黄疸。

妇人手少阴脉动甚者，妊子也。

人以水谷为本，故人绝水谷则死，脉无胃气亦死，所谓无胃气者，但得真藏脉不得胃气也。所谓脉不得胃气者，肝不弦肾不石也。

夫平心脉来，累累如连珠，如循琅玕，曰心平，夏以胃气为本；病心脉来，喘喘连属，其中微曲，曰心病；死心脉来，前曲后居，如操带钩，曰心死。

平肺脉来，厌厌聂聂，如落榆荚，曰肺平，秋以胃气为本；病肺脉来，不上不下，如循鸡羽，曰肺病；死肺脉来，如物之浮，如风吹毛，曰肺死。

平肝脉来，软弱招招，如揭长竿末稍，曰肝平，春以胃气为本；病肝脉来，盈实而滑，如循长竿，曰肝病；死肝脉来，急益劲，如新张弓弦，曰肝死。

平脾脉来，和柔相离，如鸡践地，曰脾平，长夏以胃气为本。病脾脉来，实而盈数，如鸡举足，曰脾病。死脾脉来，锐坚如乌之喙，如鸟之距，如屋之漏，如水之流，曰脾死。

平肾脉来，喘喘累累如钩，按之而坚，曰肾平，冬以胃气为本；病肾脉来，如引葛，按之益坚，曰肾病；

死肾脉来，发如夺索，辟辟如弹石，曰肾死。

玉机真脏论篇第十九（节选）

五脏受气于其所生，传之于其所胜。气舍于其所生，死于其所不胜。病之且死，必先传行至其所不胜，病乃死。此言气之逆行也，故死。

肝受气于心，传之于脾；气舍于肾，至肺而死；心受气于脾，传之于肺，气舍于肝，至肾而死；脾受气于肺，传之于肾，气舍于心，至肝而死；肺受气于肾，传之于肝，气舍于脾，至心而死；肾受气于肝，传之于心，气舍于肺，至脾而死。此皆逆死也。一日一夜五分之，此所以占死生之早暮也。

是故**风者百病之长也。**今风寒客于人，使人毫毛毕直，皮肤闭而为热，当是之时，可汗而发也；或痹不仁，肿痛，当是之时，可汤熨及火灸刺而去之。弗治，病入舍于肺，名曰肺痹，发咳上气。弗治，肺即传而行之肝，病名曰肝痹，一名曰厥，胁痛出食，当是之时，可按若刺耳。弗治，肝传之脾，病名曰脾风，发瘅，腹中热，烦心出黄。当此之时，可按、可药、可浴。弗治，脾传之肾，病名曰疝瘕，少腹冤热而痛，出白，一名曰蛊，当此之时，可按、可药。弗治，肾传之心，病筋脉相引而急，病名曰瘛，当此之时，可灸、可药。弗治，满十日，法当死。肾因传之心，心即复反传而行之肺，发寒热，法当三岁死，此病之次也。

然其卒发者，不必治于传，或其传化有不以次，不以次入者，忧恐悲喜怒，令不得以其次，故令人有大病矣。因而喜大，虚则肾气乘矣，怒则肝气乘矣，悲则肺气乘矣，恐则脾气乘矣，忧则心气乘矣，此其道也。故病有五，五五二十五变，及其传化。传，乘之名也。

黄帝曰：见真脏曰死，何也？岐伯曰：五脏者，皆禀气于胃，胃者五脏之本也。脏气者，不能自致于手太阴，必因于胃气，乃至于手太阴也，故五脏各以其时，自为而至于手太阴也。故邪气胜者，精气衰也。故病甚者，胃气不能与之俱至于手太阴，故真脏之气独见，独见者，病胜脏也，故曰死。帝曰：善。

黄帝曰：凡治病，察其形气色泽，脉之盛衰，病之新故，乃治之，无后其时。形气相得，谓之可治；色泽以浮，谓之易已；脉从四时，谓之可治；脉弱以滑，是有胃气，命曰易治，取之以时。**形气相失，谓之难治；色夭不泽，谓之难已；脉实以坚，谓之益甚；脉逆四时，为不可治**，必察四难而明告之。

所谓逆四时者，春得肺脉，夏得肾脉，秋得心脉，冬得脾脉，其至皆悬绝沉涩者，命曰逆四时。未有脏形，于春夏而脉沉涩，秋冬而脉浮大，名曰逆四时也。

病热脉静，泄而脉大，脱血而脉实，病在中脉实坚，病在外脉不实坚者，皆难治。

黄帝曰：余闻虚实以决死生，愿闻其情。岐伯曰：五实死，五虚死。帝曰：愿闻五实五虚。岐伯曰：脉盛，皮热，腹胀，前后不通，闷瞀，此谓五实；脉细，皮寒，气少，泄利前后，饮食不入，此谓五虚。帝曰：其时有生者何也？岐伯曰：浆粥入胃，泄注止，则虚者活；身汗得后利，则实者活。此其候也。

三部九候论篇第二十（节选）

人有三部，部有三候，以决死生，以处百病，以调虚实，而除邪疾。

帝曰：何谓三部？岐伯曰：有下部，有中部，有上部，部各有三候，三候者，有天有地有人也，必指而导之，乃以为质。上部天，两额之动脉；上部地，两颊之动脉；上部人，耳前之动脉。中部天，手太阴也；中部地，手阳明也；中部人，手少阴也。下部天，足厥阴也；下部地，足少阴也；下部人，足太阴也。故下部之天以候肝，地以候肾，人以候脾胃之气。帝曰：中部之候奈何？岐伯曰：亦有天，亦有地，亦有人。天以候肺，地以候胸中之气，人以候心。帝曰：上部以何候之？岐伯曰：亦有天，亦有地，亦有人。天以候头角之气，地以候口齿之气，人以候耳目之气。三部者，各有天，各有地，各有人。三而成天，三而成地，三而成人。三而三之，合则为九，九分为九野，九野为九脏。故神脏五，形脏四，合为九脏。五脏已败，其色必夭，夭必死矣。

帝曰：以候奈何？岐伯曰：必先度其形之肥瘦，以调其气之虚实，**实则泻之，虚则补之**。必先去其血脉，而后调之，无问其病，以平为期。

帝曰：决死生奈何？岐伯曰：形盛脉细，少气不足以息者危。形瘦脉大，胸中多气者死。形气相得者生，参伍不调者病。三部九候皆相失者死。上下左右之脉，相应如参舂者，病甚。上下左右相失不可数者死。中部之候虽独调，与众脏相失者死。中部之候相减者死。目内陷者死。

必审问其所始病，与今之所方病，而后各切循其脉，视其经络浮沉，以上下逆从循之，其脉疾者病，其脉迟者病，脉不往来者死，皮肤著者死。

经脉别论篇第二十一（节选）

黄帝问曰：人之居处动静勇怯，脉亦为之变乎？岐伯对曰：凡人之惊恐恚劳动静，皆为变也。是以夜行，则喘出于肾，淫气病肺；有所堕恐，喘出于肝，淫气害脾；有所惊恐，喘出于肺，淫气伤心；渡水跌仆，喘出于肾与骨，当是之时，勇者气行则已，怯者则着而为病也。故曰：诊病之道，观人勇怯，骨肉皮肤，能知其情，以为诊法也。

故饮食饱甚，汗出于胃。惊而夺精，汗出于心。持重远行，汗出于肾。疾走恐惧，汗出于肝。摇体劳苦，汗出于脾。故春秋冬夏四时阴阳，生病起于过用，此为常也。

食气入胃，散精于肝，淫气于筋；食气入胃，浊气归心，淫精于脉；脉气流经，经气归于肺；肺朝百脉，输精于皮毛；毛脉合精，行气于腑；腑精神明，留于四脏，气归于权衡；权衡以平，气口成寸，以决死生。饮入于胃，游溢精气，上输于脾；脾气散精，上归于肺，通调水道，下输膀胱；水精四布，五经并行，合于四时五脏阴阳，《揆度》以为常也。

脏气法时论篇第二十二

黄帝问曰：合人形以法四时五行而治，何如而从，何如而逆，得失之意，愿闻其事。岐伯对曰：五行者，金木水火土也，更贵更贱，以知死生，以决成败，而定五脏之气，间甚之时，死生之期也。

帝曰：愿卒闻之。岐伯曰：肝主春，足厥阴少阳主治，其日甲乙；肝苦急，急食甘以缓之。心主夏，手少阴太阳主治，其日丙丁；心苦缓，急食酸以收之。脾主长夏，足太阴阳明主治，其日戊己；脾苦湿，急食苦以燥之。肺主秋，手太阴阳明主治，其日庚辛；肺苦气上逆，急食苦以泄之。肾主冬，足少阴太阳主治，其日壬癸；肾苦燥，急食辛以润之，开腠理，致津液，通气也。

病在肝，愈于夏，夏不愈，甚于秋，秋不死，持于冬，起于春，禁当风。肝病者，愈在丙丁，丙丁不愈，加于庚辛，庚辛不死，持于壬癸，起于甲乙。肝病者，平旦慧，下晡甚，夜半静。肝欲散，急食辛以散之，用辛补之，酸泻之。

病在心，愈在长夏，长夏不愈，甚于冬，冬不死，持于春，起于夏，禁温食热衣。心病者，愈在戊己，戊己不愈，加于壬癸，壬癸不死，持于甲乙，起于丙丁。心病者，日中慧，夜半甚，平旦静。心欲软，急食咸以软之，用咸补之，甘泻之。

病在脾，愈在秋，秋不愈，甚于春，春不死，持于夏，起于长夏，禁温食饱食湿地濡衣。脾病者，愈在庚辛，庚辛不愈，加于甲乙，甲乙不死，持于丙丁，起于戊己。脾病者，日昳慧，日出甚，下晡静。脾欲缓，急食甘以缓之，用苦泻之，甘补之。

病在肺，愈在冬，冬不愈，甚于夏，夏不死，持于长夏，起于秋，禁寒饮食寒衣。肺病者，愈在壬癸，壬癸不愈，加于丙丁，丙丁不死，持于戊己，起于庚辛。肺病者，下晡慧，日中甚，夜半静。肺欲收，急食酸以收之，用酸补之，辛泻之。

病在肾，愈在春，春不愈，甚于长夏，长夏不死，持于秋，起于冬，禁犯焠㶼热食、温灸衣。肾病者，愈在甲乙，甲乙不愈，甚于戊己、戊己不死，持于庚辛，起于壬癸。肾病者，夜半慧，四季甚，下晡静。肾欲坚，急食苦以坚之，用苦补之，咸泻之。

夫邪气之客于身也，以胜相加，至其所生而愈，至其所不胜而甚，至于所生而持，自得其位而起。必先定五脏之脉，乃可言间甚之时，死生之期也。

肝病者，两胁下痛引少腹，令人善怒，虚则目䀛䀛无所见，耳无所闻，善恐，如人将捕之，取其经，厥阴与少阳，气逆，则头痛，耳聋不聪，颊肿，取血者。

心病者，胸中痛，胁支满，胁下痛，膺背肩胛间痛，两臂内痛；虚则胸腹大，胁下与腰相引而痛。取其经，少阴太阳，舌下血者。其变病，刺郄中血者。

脾病者，身重善肌肉痿，足不收，行善瘈，脚下痛；虚则腹满，肠鸣飧泄，食不化。取其经，太阴、阳明、少阴血者。

肺病者，喘咳逆气，肩背痛，汗出，尻阴股膝髀腨胻足皆痛；虚则少气不能报息，耳聋嗌干，取其经，太阴、足太阳之外，厥阴内血者。

肾病者，腹大胫肿，喘咳身重，寝汗出，憎风；虚则胸中痛，大腹小腹痛，清厥，意不乐，取其经，少阴、太阳血者。

肝色青，宜食甘，粳米牛肉枣葵皆甘；心色赤，宜食酸，小豆犬肉李韭皆酸；肺色白，宜食苦，麦羊肉杏薤皆苦；脾色黄，宜食咸，大豆豕肉栗藿皆咸；肾色黑，宜食辛，黄黍鸡肉桃葱皆辛。

辛散，酸收，甘缓，苦坚，咸软。

毒药攻邪，五谷为养，五果为助，五畜为益，五菜为充，气味合而服之，以补精益气。

此五者，有辛酸甘苦咸，各有所利，或散或收，或缓或急，或坚或软，四时五脏，病随五味所宜也。

宣明五气篇第二十三

五味所入：酸入肝，辛入肺，苦入心，咸入肾，甘入脾，是谓五入。

五气所病：心为噫，肺为咳，肝为语，脾为吞，肾为欠、为嚏，胃为气逆，为哕、为恐，大肠小肠为泄，下焦溢为水，膀胱不利为癃，不约为遗溺，胆为怒，是谓五病。

五精所并：精气并于心则喜，并于肺则悲，并于肝则忧，并于脾则畏，并于肾则恐，是谓五并，虚而相并者也。

五脏所恶：心恶热，肺恶寒，肝恶风，脾恶湿，肾恶燥，是谓五恶。

五脏化液：心为汗，肺为涕，肝为泪，脾为涎，肾

为唾，是谓五液。

五味所禁：辛走气，气病无多食辛；咸走血，血病无多食咸；苦走骨，骨病无多食苦；甘走肉，肉病无多食甘；酸走筋，筋病无多食酸。是谓五禁，无令多食。

五病所发：阴病发于骨，阳病发于血，阴病发于肉，阳病发于冬，阴病发于夏，是谓五发。

五邪所乱：邪入于阳则狂，邪入于阴则痹，抟阳则为巅疾，抟阴则为喑，阳入之阴则静，阴出之阳则怒，是谓五乱。

五邪所见：春得秋脉，夏得冬脉，长夏得春脉，秋得夏脉，冬得长夏脉，名曰阴出之阳，病善怒不治。是谓五邪，皆同命，死不治。

五脏所藏：心藏神，肺藏魄，肝藏魂，脾藏意，肾藏志，是谓五脏所藏。

五脏所主：心主脉，肺主皮，肝主筋，脾主肉，肾主骨，是谓五主。

五劳所伤：久视伤血，久卧伤气，久坐伤肉，久立伤骨，久行伤筋，是谓五劳所伤。

五脉应象：肝脉弦，心脉钩，脾脉代，肺脉毛，肾脉石，是谓五脏之脉。

血气形志篇第二十四

夫人之常数，太阳常多血少气，少阳常少血多气，阳明常多气多血。少阴常多血少气，厥阴常多血少气，太阴常多气少血，此天之常数。

足太阳与少阴为表里，少阳与厥阴为表里，阳明与太阴为表里，是为足阴阳也；手太阳与少阴为表里，少阳与心主为表里，阳明与太阴为表里，是为手之阴阳也。

今知手足阴阳所苦，凡治病必先去其血，乃去其所苦，伺之所欲，然后泻有余，补不足。

欲知背俞，先度其两乳间，中折之，更以他草，度去半已，即以两隅相拄也，乃举以度其背，令其一隅居上，齐脊大椎，两隅在下，当其下隅者，肺之俞也。复下一度，心之俞也。复下一度，左角肝之俞也，右角脾之俞也。复下一度，肾之俞也。是谓五藏之俞，灸刺之度也。

形乐志苦，病生于脉，治之以灸刺。形乐志乐，病生于肉，治之以针石。形苦志乐，病生于筋，治之以熨引。形苦志苦，病生于咽嗌，治之以百药。形数惊恐，经络不通，病生于不仁，治之以按摩醪药。是谓五形志也。

刺阳明，出血气；刺太阳，出血恶气；刺少阳，出气恶血；刺太阴，出气恶血；刺少阴，出气恶血；刺厥阴，出血恶气也。

宝命全形论篇第二十五（节选）

黄帝问曰：天覆地载，万物悉备，莫贵于人，人以天地之气生，四时之法成，君王众庶，尽欲全形，形之疾病，莫知其情，留淫日深，着于骨髓，心私虑之，余欲针除其疾病，为之奈何？

岐伯对曰：夫盐之味咸者，其气令器津泄；弦绝者，其音嘶败；木敷者，其叶发；病深者，其声哕。人有此三者，是谓坏腑，毒药无治，短针无取，此皆绝皮伤肉，血气争黑。

帝曰：余念其痛，心为之乱惑反甚，其病不可更代，百姓闻之，以为残贼，为之奈何？岐伯曰：夫人生于地，悬命于天，天地合气，命之曰人。人能应四时者，天地为之父母；知万物者，谓之天子。天有阴阳，人有十二节；天有寒暑，人有虚实。能经天地阴阳之化者，不失四时；知十二节之理者，圣智不能欺也；能存八动之变者，五胜更立；能达虚实之数者，独出独入，呿吟至微，秋毫在目。

帝曰：人生有形，不离阴阳，天地合气，别为九野，分为四时，月有小大，日有短长，万物并至，不可胜量，虚实呿吟，敢问其方？岐伯曰：木得金而伐，火得水而灭，土得木而达，金得火而缺，水得土而绝，万物尽然，不可胜竭。故针有悬布天下者五，黔首共余食，莫知之也。一曰治神，二曰知养身，三曰知毒药为真，四曰制砭石小大，五曰知腑脏血气之诊。五法俱立，各有所先。

今末世之刺也，虚者实之，满者泄之，此皆众工所共知也。若夫法天则地，随应而动，和之者若响，随之者若影，道无鬼神，独来独往。

帝曰：愿闻其道。岐伯曰：凡刺之真，必先治神，五藏已定，九候已备，后乃存针，众脉不见，众凶弗闻，外内相得，无以形先，可玩往来，乃施于人。人有虚实，五虚勿近，五实勿远，至其当发，间不容瞚。手动若务，针耀而匀，静意视义，观适之变，是谓冥冥，莫知其形。见其乌乌，见其稷稷，从见其飞，不知其谁。伏如横弩，起如发机。

帝曰：何如而虚？何如而实？岐伯曰：刺虚者须其实，刺实者须其虚，经气已至，慎守勿失，深浅在志，远近若一，如临深渊，手如握虎，神无营于众物。

八正神明论篇第二十六（节选）

上工救其萌芽，必先见三部九候之气，尽调不败而救之，故曰上工。下工救其已成，救其已败。救其已成者，言不知三部九候之相失，因病而败之也，知其所在者，知诊三部九候之病脉处而治之，故曰守其门户焉，莫知其情而见邪形也。

通评虚实论篇第二十八（节选）

黄帝问曰：何谓虚实？岐伯对曰：**邪气盛则实，精气夺则虚**。帝曰：虚实何如？岐伯曰：气虚者，肺虚也；气逆者，足寒也。非其时则生，当其时则死。余脏皆如此。帝曰：何谓重实？岐伯曰：所谓重实者，言大热病，气热脉满，是谓重实。帝曰：经络俱实何如？何以治之？岐伯曰：经络皆实，是寸脉急而尺缓也，皆当治之，故曰滑则从，涩则逆也。夫虚实者，皆从其物类始，故五脏骨肉滑利，可以长久也。

帝曰：其形尽满何如？岐伯曰：其形尽满者，脉急大坚，尺涩而不应也，如是者，故从则生，逆则死。帝曰：何谓从则生，逆则死？岐伯曰：所谓从者，手足温也；所谓逆者，手足寒也。

帝曰：乳子而病热，脉悬小者，何如？岐伯曰：手足温则生，寒则死。帝曰：乳子中风病热，喘鸣肩息者，脉何如？岐伯曰：喘鸣肩息者，脉实大也，缓则生，急则死。

帝曰：肠澼便血何如？岐伯曰：身热则死，寒则生。帝曰：肠澼下白沫何如？岐伯曰：脉沉则生，脉浮则死。帝曰：肠澼下脓血何如？岐伯曰：脉悬绝则死，滑大则生。帝曰：肠澼之属，身不热，脉不悬绝何如？岐伯曰：滑大者曰生，悬涩者曰死，以脏期之。

太阴阳明论篇第二十九

黄帝问曰：太阴阳明为表里，脾胃脉也，生病而异者何也？岐伯对曰：阴阳异位，更虚更实，更逆更从，或从内，或从外，所从不同，故病异名也。帝曰：愿闻其异状。岐伯曰：**阳者，天气也，主外；阴者，地气**

也，主内。故阳道实，阴道虚。故犯贼风虚邪者，阳受之；食饮不节，起居不时者，阴受之。阳受之则入六腑，阴受之则入五脏。入六腑则身热不时卧，上为喘呼；入五脏，则䐜满闭塞，下为飧泄，久为肠澼。故喉主天气，咽主地气。故阳受风气，阴受湿气。故阴气从足上行至头，而下行循臂至指端；阳气从手上行至头，而下行至足。故曰阳病者，上行极而下；阴病者，下行极而上。**故伤于风者，上先受之；伤于湿者，下先受之。**

帝曰：脾病而四肢不用何也？岐伯曰：**四肢皆禀气于胃，而不得至经，必因于脾，乃得禀也。今脾病不能为胃行其津液，四肢不得禀水谷气，气日以衰，脉道不利，筋骨肌肉，皆无气以生，故不用焉。**

帝曰：脾不主时何也？岐伯曰：脾者土也，治中央，常以四时长四脏，各十八日寄治，不得独主于时也。脾脏者常著胃土之精也，土者生万物而法天地，故上下至头足，不得主时也。

帝曰：脾与胃以膜相连耳，而能为之行其津液何也？岐伯曰：足太阴者三阴也，其脉贯胃属脾络嗌，故太阴为之行气于三阴。阳明者表也，五脏六腑之海也，亦为之行气于三阳。脏腑各因其经而受气于阳明，故为胃行其津液。四肢不得禀水谷气，日以益衰，阴道不利，筋骨肌肉无气以生，故不用焉。

阳明脉解篇第三十

黄帝问曰：足阳明之脉病，恶人与火，闻木音则惕然而惊，钟鼓不为动，闻木音而惊何也？愿闻其故。岐伯对曰：阳明者胃脉也，胃者土也，故闻木音而惊者，土恶木也。

帝曰：善。其恶火何也？岐伯曰：阳明主肉，其脉血气盛，邪客之则热，热甚则恶火。帝曰：其恶人何也？

岐伯曰：阳明厥则喘而惋，惋则恶人。帝曰：或喘而死者，或喘而生者，何也？岐伯曰：厥逆连脏则死，连经则生。

帝曰：善。病甚则弃衣而走，登高而歌，或至不食数日，逾垣上屋，所上之处，皆非其素所能也，病反能者何也？岐伯曰：**四肢者，诸阳之本也，阳盛则四肢实，实则能登高也。帝曰：其弃衣而走者何也？岐伯曰：热盛于身，故弃衣欲走也。帝曰：其妄言骂詈，不避亲疏而歌者，何也？岐伯曰：阳盛则使人妄言骂詈，不避亲疏，而不欲食，不欲食故妄走也。**

热论篇第三十一

黄帝问曰：**今夫热病者，皆伤寒之类也，**或愈或死，其死皆以六七日之间，其愈皆以十日以上者，何也？不知其解，愿闻其故。岐伯对曰：**巨阳者，诸阳之属也，其脉连于风府，故为诸阳主气也。人之伤于寒也，则为病热，热虽甚不死；其两感于寒而病者，必不免于死。**

帝曰：愿闻其状。岐伯曰：**伤寒一日，巨阳受之，故头项痛，腰脊强。二日阳明受之，阳明主肉，其脉侠鼻络于目，故身热目疼而鼻干，不得卧也。三日少阳受之，少阳主骨，其脉循胁络于耳，故胸胁痛而耳聋。三阳经络皆受其病，而未入于脏者，故可汗而已。四日太阴受之，太阴脉布胃中络于嗌，故腹满而嗌干。五日少阴受之，少阴脉贯肾络于肺，系舌本，故口燥舌干而渴；六日厥阴受之，厥阴脉循阴器而络于肝，故烦满而囊缩。三阴三阳，五脏六腑皆受病，荣卫不行，五脏不通，则死矣。**

其不两感于寒者，七日巨阳病衰，头痛少愈；八日阳明病衰，身热少愈；九日少阳病衰，耳聋微闻；十日太阴病衰，腹减如故，则思饮食；十一日少阴病衰，渴止不满，舌干已而嚏；十二日厥阴病衰，囊纵少腹微下，大气皆去，病日已矣。帝曰：治之奈何？岐伯曰：治之各通其脏脉，病日衰已矣。其未满三日者，可汗而已；其满三日者可泄而已。

帝曰：**热病已愈，时有所遗者何也？岐伯曰：诸遗者，热甚而强食之，故有所遗也。若此者，皆病已衰而热有所藏，因其谷气相薄，两热相合，故有所遗也。帝曰：善。治遗奈何？岐伯曰：视其虚实，调其逆从，可使必已矣。帝曰：病热当何禁之？岐伯曰：病热少愈，食肉则复，多食则遗，此其禁也。**

帝曰：其病两感于寒者，其脉应与其病形何如？岐伯曰：两感于寒者，病一日则巨阳与少阴俱病，则头痛口干而烦满；二日则阳明与太阴俱病，则腹满、身热，不欲食、谵言；三日则少阳与厥阴俱病，则耳聋囊缩而厥，水浆不入，不知人，六日死。帝曰：五脏已伤，六腑不通，荣卫不行，如是之后，三日乃死何也？岐伯曰：阳明者，十二经脉之长也，其血气盛，故不知人，三日其气乃尽，故死矣。

凡病伤寒而成温者，先夏至日者为病温，后夏至日者为病暑，暑当与汗皆出，勿止。

刺热论篇第三十二（节选）

肝热病者，小便先黄，腹痛多卧身热，热争则狂言及惊，胁满痛，手足躁，不得安卧。

心热病者，先不乐，数日乃热，热争则卒心痛，烦闷善呕，头痛面赤，无汗。

脾热病者，先头重颊痛，烦心、颜青，欲呕、身热，热争则腰痛不可用俯仰，腹满泄，两颔痛。

肺热病者，先淅然厥起毫毛，恶风寒，舌上黄，身热。热争则喘咳，痛走胸膺背，不得大息，头痛不堪，汗出而寒。

肾热病者，先腰痛胻酸，苦渴数饮，身热，热争则项痛而强，胻寒且酸，足下热，不欲言，其逆则项痛员员、澹澹然。

肝热病者，左颊先赤；心热病者，颜先赤；脾热病者，鼻先赤；肺热病者，右颊先赤；肾热病者，颐先赤。病虽未发，见赤色者刺之，名曰治未病。热病从部所起者，至期而已；其刺之反者，三周而已；重逆则死。诸当汗者，至其所胜日，汗大出也。诸治热病，以饮之寒水，乃刺之；必寒衣之，居止寒处，身寒而止也。

评热病论篇第三十三（节选）

黄帝问曰：**有病温者，汗出辄复热，而脉躁疾不为汗衰，狂言不能食，病名为何？** 岐伯对曰：病名阴阳交，**交者死也。**帝曰：愿闻其说。岐伯曰：人所以汗出者，皆生于谷，谷生于精。今邪气交争于骨肉而得汗者，是邪却而精胜也。精胜则当能食而不复热，复热者邪气也，汗者精气也，今汗出而辄复热者，是邪胜也，不能食者，精无俾也，病而留者，其寿可立而倾也。且夫《热论》曰：汗出而脉尚躁盛者死。今脉不与汗相应，此不胜其病也，其死明矣。狂言者是失志，失志者死。今见三死，不见一生，虽愈必死也。

帝曰：有病身热汗出烦满，烦满不为汗解，此为何病？ 岐伯曰：**汗出而身热者风也，汗出而烦满不解者，厥也，病名曰风厥。**帝曰：愿卒闻之。岐伯曰：巨阳主气，故先受邪，少阴与其为表里也，得热则上从之，从之则厥也。帝曰：治之奈何？ 岐伯曰：表里刺之，饮之服汤。

帝曰：劳风为病何如？ 岐伯曰：劳风法在肺下，其为病也，使人强上冥视，唾出若涕，恶风而振寒，此为劳风之病。帝曰：治之奈何？岐伯曰：以救俯仰。巨阳引精者三日，中年者五日，不精者七日，咳出青黄涕，其状如脓，大如弹丸，从口中若鼻中出，不出则伤肺，伤肺则死也。

邪之所凑，其气必虚，阴虚者，阳必凑之，故少气时热而汗出也。小便黄者，少腹中有热也。不能正偃者，胃中不和也。正偃则咳甚，上迫肺也。诸有水气者，微肿先见于目下也。

逆调论篇第三十四（节选）

帝曰：人有逆气不得卧而息有音者；有不得卧而息无音者；有起居如故而息有音者；有得卧，行而喘者；有不得卧，不能行而喘者，有不得卧，卧而喘者，皆何脏使然？愿闻其故。岐伯曰：不得卧而息有音者，是阳明之逆也，足三阳者下行，今逆而上行，故息有音也。阳明者，胃脉也，胃者，六腑之海，其气亦下行，阳明逆不得从其道，故不得卧也。《下经》曰：**胃不和则卧不安。**此之谓也。夫起居如故而息有音者，此肺之络脉逆也，络脉不得随经上下，故留经而不行，络脉之病人也微，故起居如故而息有音也。夫不得卧，卧则喘者，是水气之客也。夫水者，循津液而流也，肾者水脏，主津液，主卧与喘也。帝曰：善。

疟论篇第三十五（节选）

黄帝问曰：夫痎疟皆生于风，其蓄作有时者何也？岐伯对曰：疟之始发也，先起于毫毛，伸欠乃作，寒栗鼓颔，腰脊俱痛，寒去则内外皆热，头痛如破，渴欲冷饮。帝曰：何气使然？愿闻其道。岐伯曰：阴阳上下交争，虚实更作，阴阳相移也。阳并于阴，则阴实而阳虚。

阳明虚，则寒栗鼓颔也；巨阳虚，则腰背头项痛；三阳俱虚，则阴气胜，阴气胜则骨寒而痛；寒生于内，故中外皆寒；阳盛则外热，阴虚则内热，外内皆热则喘而渴，故欲冷饮也。此皆得之夏伤于暑，热气盛，藏于皮肤之内，肠胃之外，此荣气之所舍也。此令人汗空疏，腠理开，因得秋气，汗出遇风，及得之以浴，水气舍于皮肤之内，与卫气并居。卫气者，昼日行于阳，夜行于阴，此气得阳而外出，得阴而内薄，内外相薄，是以日作。

气厥论篇第三十七

黄帝问曰：五脏六腑，寒热相移者何？岐伯曰：肾移寒于脾，痈肿少气。脾移寒于肝，痈肿筋挛。肝移寒于心，狂，隔中。心移寒于肺，肺消，肺消者饮一溲二，死不治。肺移寒于肾，为涌水，涌水者，按腹不坚，水气客于大肠，疾行则鸣濯濯，如囊裹浆，水之病也。

脾移热于肝，则为惊衄。肝移热于心，则死。心移热于肺，传为膈消。肺移热于肾，传为柔痓。肾移热于脾，传为虚，肠澼死，不可治。

胞移热于膀胱，则癃溺血。膀胱移热于小肠，膈肠不便，上为口糜。小肠移热于大肠，为虙瘕，为沉。大肠移热于胃，善食而瘦，又谓之食亦。胃移热于胆，亦曰食亦。胆移热于脑，则辛頞鼻渊。鼻渊者，浊涕下不止也，传为衄蔑瞑目，故得之气厥也。

咳论篇第三十八

黄帝曰：肺之令人咳何也？岐伯对曰：**五脏六腑皆令人咳，非独肺也。**帝曰：愿闻其状。岐伯曰：**皮毛者肺之合也，皮毛先受邪气，邪气以从其合也。其寒饮食入胃，从肺脉上至于肺，则肺寒，肺寒则外内合邪，因**

而客之，则为肺咳。五脏各以其时受病，非其时，各传以与之。人与天地相参，故五脏各以治时，感于寒则受病，微则为咳，甚者为泄为痛。乘秋则肺先受邪，乘春则肝先受之，乘夏则心先受之，乘至阴则脾先受之，乘冬则肾先受之。

帝曰：何以异之？岐伯曰：肺咳之状，咳而喘息有音，甚则唾血；心咳之状，咳则心痛，喉中介介如梗状，甚则咽肿喉痹；肝咳之状，咳则两胁下痛，甚则不可以转，转则两胠下满；脾咳之状，咳则右胁下痛，阴阴引肩背，甚则不可以动，动则咳剧；肾咳之状，咳则腰背相引而痛，甚则咳涎。

帝曰：六腑之咳奈何？安所受病？岐伯曰：五脏之久咳，乃移于六腑。脾咳不已，则胃受之，胃咳之状，咳而呕，呕甚则长虫出；肝咳不已，则胆受之，胆咳之状，咳呕胆汁；肺咳不已，则大肠受之，大肠咳状，咳而遗矢；心咳不已，则小肠受之，小肠咳状，咳而失气，气与咳俱失；肾咳不已，则膀胱受之，膀胱咳状，咳而遗溺；久咳不已，则三焦受之，三焦咳状，咳而腹满，不欲食饮。此皆聚于胃，关于肺，使人多涕唾而面浮肿，气逆也。

帝曰：治之奈何？岐伯曰：治脏者，治其俞；治腑者，治其合；浮肿者，治其经。帝曰：善。

举痛论篇第三十九（节选）

黄帝问曰：余闻善言天者，必有验于人；善言古者，必有合于今；善言人者，必有厌于己。如此，则道不惑而要数极，所谓明也。今余问于夫子，令言而可知，视而可见，扪而可得，令验于己而发蒙解惑，可得而闻乎？岐伯再拜稽首对曰：何道之问也？

帝曰：愿闻人之五藏卒痛，何气使然？岐伯对曰：

经脉流行不止、环周不休，寒气入经而稽迟，泣而不行，客于脉外则血少，客于脉中则气不通，故卒然而痛。

帝曰：善。余知**百病皆生于气也，怒则气上，喜则气缓，悲则气消，恐则气下，寒则气收，炅则气泄，惊则气乱，劳则气耗，思则气结。九气不同，何病之生？**岐伯曰：怒则气逆，甚则呕血及飧泄，故气上矣。喜则气和志达，荣卫通利，故气缓矣。悲则心系急，肺布叶举，而上焦不通，荣卫不散，热气在中，故气消矣。恐则精却，却则上焦闭，闭则气还，还则下焦胀，故气下行矣。寒则腠理闭，气不行，故气收矣。炅则腠理开，荣卫通，汗大泄，故气泄。惊则心无所倚，神无所归，虑无所定，故气乱矣。劳则喘息汗出，外内皆越，故气耗矣。思则心有所存，神有所归，正气留而不行，故气结矣。

风论篇第四十二（节选）

黄帝问曰：风之伤人也，或为寒热，或为热中，或为寒中，或为疬风，或为偏枯，或为风也，其病各异，其名不同，或内至五脏六腑，不知其解，愿闻其说。岐伯对曰：风气藏于皮肤之间，内不得通，外不得泄，风者善行而数变，腠理开则洒然寒，闭则热而闷，其寒也，则衰食饮；其热也，则消肌肉，故使人怢慄而不能食，名曰寒热。

风气与阳明入胃，循脉而上至目内眦，其人肥则风气不得外泄，则为热中而目黄；人瘦则外泄而寒，则为寒中而泣出。

风气与太阳俱入，行诸脉俞，散于分肉之间，与卫气相干，其道不利，故使肌肉愤䐜而有疡，卫气有所凝而不行，故其肉有不仁也。疬者有荣气热胕，其气不清，故使其鼻柱坏而色败，皮肤疡溃，风寒客于脉而不去，名曰疠风，或名曰寒热。

故风者百病之长也，至其变化，乃为他病也，无常方，然致有风气也。

帝曰：五脏风之形状不同者何？愿闻其诊及其病能。岐伯曰：肺风之状，多汗恶风，色皏然白，时咳短气，昼日则差，暮则甚，诊在眉上，其色白；心风之状，多汗恶风，焦绝善怒，赫赤色，病甚则言不可快，诊在口，其色赤；肝风之状，多汗恶风，善悲，色微苍，嗌干善怒，时憎女子，诊在目下，其色青；脾风之状，多汗恶风，身体怠惰，四肢不欲动，色薄微黄，不嗜食，诊在鼻上，其色黄；肾风之状，多汗恶风，面痝然浮肿，脊痛不能正立，其色炲，隐曲不利，诊在肌上，其色黑；胃风之状，颈多汗恶风，食饮不下，鬲塞不通，腹善满，失衣则䐜胀，食寒则泄，诊形瘦而腹大。

首风之状，头面多汗恶风，当先风一日，则病甚，头痛不可以出内，至其风日，则病少愈；漏风之状，或多汗，常不可单衣，食则汗出，甚则身汗，喘息恶风，衣常濡，口干善渴，不能劳事；泄风之状，多汗，汗出泄衣上，口中干，上渍其风，不能劳事，身体尽痛则寒。

痹论篇第四十三（节选）

黄帝问曰：痹之安生？岐伯对曰：**风寒湿三气杂至，合而为痹也。其风气胜者为行痹，寒气胜者为痛痹，湿气胜者为著痹也。**帝曰：其有五者何也？岐伯曰：以冬遇此者为骨痹，以春遇此者为筋痹，以夏遇此者为脉痹，以至阴遇此者为肌痹，以秋遇此者为皮痹。

帝曰：内舍五脏六腑，何气使然？岐伯曰：五脏皆有合，病久而不去者，内舍于其合也。故骨痹不已，复感于邪，内舍于肾；筋痹不已，复感于邪，内舍于肝；脉痹不已，复感于邪，内舍于心；肌痹不已，复感于邪，内舍于脾；皮痹不已，复感于邪，内舍于肺。所谓痹者，各以其时重感于风寒湿之气也。

凡痹之客五脏者，肺痹者，烦满喘而呕；心痹者，脉不通，烦则心下鼓，暴上气而喘，嗌干善噫，厥气上则恐；肝痹者，夜卧则惊，多饮数小便，上为引如怀；肾痹者，善胀，尻以代踵，脊以代头；脾痹者，四肢懈惰，发咳呕汁，上为大塞；肠痹者，数饮而出不得，中气喘争，时发飧泄；胞痹者，少腹膀胱按之内痛，若沃以汤，涩于小便，上为清涕。

阴气者，静则神藏，躁则消亡。饮食自倍，肠胃乃伤。淫气喘息，痹聚在肺；淫气忧思，痹聚在心；淫气遗溺，痹聚在肾；淫气乏竭，痹聚在肝；淫气肌绝，痹聚在脾。诸痹不已，亦益内也。其风气胜者，其人易已也。帝曰：痹，其时有死者，或疼久者，或易已者，其故何也？岐伯曰：其入脏者死，其留连筋骨间者疼久，其留皮肤间者易已。

帝曰：荣卫之气，亦令人痹乎？岐伯曰：**荣者，水谷之精气也，和调于五脏，洒陈于六腑，乃能入于脉也。故循脉上下，贯五脏，络六腑也。卫者，水谷之悍气也，其气慓疾滑利，不能入于脉也，故循皮肤之中，分肉之间，熏于肓膜，散于胸腹。逆其气则病，从其气则愈，不与风寒湿气合，故不为痹。**

帝曰：善。痹或痛，或不痛，或不仁，或寒，或热，或燥，或湿，其故何也？岐伯曰：痛者寒气多也，有寒故痛也。其不痛不仁者，病久入深，荣卫之行涩，经络时疏，故不痛，皮肤不营，故为不仁。其寒者，阳气少，阴气多，与病相益，故寒也。其热者，阳气多，阴气少，病气胜阳遭阴，故为痹热。其多汗而濡者，此其逢湿甚也，阳气少，阴气盛，两气相感，故汗出而濡也。

帝曰：夫痹之为病，不痛何也？岐伯曰：痹在于骨则重，在于脉则血凝而不流，在于筋则屈不伸，在于肉则不仁，在于皮则寒，故具此五者则不痛也。**凡痹之类，逢寒则虫，逢热则纵。**帝曰：善。

痿论篇第四十四

黄帝问曰：**五脏使人痿何也？** 岐伯对曰：**肺主身之皮毛，心主身之血脉，肝主身之筋膜，脾主身之肌肉，肾主身之骨髓，故肺热叶焦，则皮毛虚弱急薄，著则生痿躄也。心气热，则下脉厥而上，上则下脉虚，虚则生脉痿，枢折挈，胫纵而不任地也。肝气热，则胆泄口苦筋膜干，筋膜干则筋急而挛，发为筋痿。脾气热，则胃干而渴，肌肉不仁，发为肉痿。肾气热，则腰脊不举，骨枯而髓减，发为骨痿。**

帝曰：何以得之？ 岐伯曰：肺者，脏之长也，为心之盖也，有所失亡，所求不得，则发肺鸣，鸣则肺热叶焦。故曰：**五脏因肺热叶焦，发为痿躄，**此之谓也。悲哀太甚，则胞络绝，胞络绝则阳气内动，发则心下崩，数溲血也。故《本病》曰：大经空虚，发为脉痹，传为脉痿。思想无穷，所愿不得，意淫于外，入房太甚，宗筋弛纵，发为筋痿，及为白淫。故《下经》曰：筋痿者，生于肝使内也。有渐于湿，以水为事，若有所留，居处相湿，肌肉濡渍，痹而不仁，发为肉痿。故《下经》曰：肉痿者，得之湿地也。有所远行劳倦，逢大热而渴，渴则阳气内伐，内伐则热舍于肾，肾者水脏也，今水不胜火，则骨枯而髓虚，故足不任身，发为骨痿。故《下经》曰：骨痿者，生于大热也。

帝曰：何以别之？ 岐伯曰：肺热者色白而毛败；心热者色赤而络脉溢；肝热者色苍而爪枯；脾热者色黄而肉蠕动；肾热者色黑而齿槁。

帝曰：如夫子言可矣，《论》言**治痿者独取阳明何也？ 岐伯曰：阳明者，五脏六腑之海，主润宗筋，宗筋**

主束骨而利机关也。冲脉者，经脉之海也，主渗灌溪谷，与阳明合于宗筋，阴阳总宗筋之会，会于气街，而阳明为之长，皆属于带脉，而络于督脉。故阳明虚则宗筋纵，带脉不引，故足痿不用也。帝曰：治之奈何？岐伯曰：各补其荥而通其俞，调其虚实，和其逆顺，筋脉骨肉。各以其时受月，则病已矣。帝曰：善。

厥论篇第四十五（节选）

黄帝问曰：厥之寒热者何也？岐伯对曰：阳气衰于下，则为寒厥；阴气衰于下，则为热厥。

帝曰：热厥何如而然也？岐伯曰：酒入于胃，则络脉满而经脉虚，脾主为胃行其津液者也，阴气虚则阳气入，阳气入则胃不和，胃不和则精气竭，精气竭则不营其四肢也。此人必数醉，若饱以入房，气聚于脾中不得散，酒气与谷气相薄，热盛于中，故热遍于身，内热而溺赤也。夫酒气盛而慓悍，肾气有衰，阳气独胜，故手足为之热也。

帝曰：厥，或令人腹满，或令人暴不知人，或至半日，远至一日乃知人者，何也？岐伯曰：阴气盛于上则下虚，下虚则腹胀满；阳气盛于上，则下气重上而邪气逆，逆则阳气乱，阳气乱则不知人也。

帝曰：善。愿闻六经脉之厥状病能也。

岐伯曰：巨阳之厥，则肿首头重，足不能行，发为眴仆；阳明之厥，则癫疾欲走呼，腹满不得卧，面赤而热，妄见而妄言；少阳之厥，则暴聋颊肿而热，胁痛，䯒不可以运。

太阴之厥，则腹满䐜胀，后不利，不欲食，食则呕，不得卧；少阴之厥，则口干溺赤，腹满心痛；厥阴之厥，则少腹肿痛，腹胀，泾溲不利，好卧屈膝，阴缩肿，胻内热。

盛则泻之，虚则补之，不盛不虚，以经取之。

太阴厥逆，䯒急挛，心痛引腹，治主病者；少阴厥逆，虚满呕变，下泄清，治主病者；厥阴厥逆，挛、腰痛，虚满前闭，谵言，治主病者；三阴俱逆，不得前后，使人手足寒，三日死。太阳厥逆，僵仆，呕血善衄，治主病者；少阳厥逆，机关不利，机关不利者，腰不可以行，项不可以顾，发肠痈不可治，惊者死；阳明厥逆，喘咳身热，善惊，衄，呕血。

手太阴厥逆，虚满而咳，善呕沫，治主病者；手心主、少阴厥逆，心痛引喉，身热死，不可治。手太阳厥逆，耳聋泣出，项不可以顾，腰不可以俯仰，治主病者；手阳明、少阳厥逆，发喉痹、嗌肿、痉，治主病者。

奇病论篇第四十七（节选）

黄帝问曰：人有重身，九月而瘖，此为何也？岐伯对曰：胞之络脉绝也。帝曰：何以言之？岐伯曰：胞络者系于肾，少阴之脉，贯肾系舌本，故不能言。帝曰：治之奈何？岐伯曰：无治也，当十月复。《刺法》曰：无损不足，益有余，以成其疹。所谓无损不足者，身羸瘦，无用镵石也。无益其有余者，腹中有形而泄之，泄之则精出而病独擅中，故曰疹成也。

帝曰：**有病口甘者，病名为何？何以得之？岐伯曰：此五气之溢也，名曰脾瘅。夫五味入口，藏于胃，脾为之行其精气，津液在脾，故令人口甘也；此肥美之所发也，此人必数食甘美而多肥也，肥者令人内热，甘者令人中满，故其气上溢，转为消渴。治之以兰，除陈气也。**

帝曰：有病口苦取阳陵泉，口苦者病名为何？何以得之？岐伯曰：病名曰胆瘅。夫肝者，中之将也，取决于胆，咽为之使。此人者，数谋虑不决，故胆虚，气上溢，而口为之苦，治之以胆募俞，治在《阴阳十二官相使》中。

帝曰：**人生而有病癫疾者，病名曰何？安所得之？**
岐伯曰：**病名为胎病，此得之在母腹中时，其母有所大惊，气上而不下，精气并居，故令子发为癫疾也。**

刺志论篇第五十三

黄帝问曰：愿闻虚实之要。岐伯对曰：气实形实，气虚形虚，此其常也，反此者病；谷盛气盛，谷虚气虚，此其常也，反此者病；脉实血实，脉虚血虚，此其常也，反此者病。

帝曰：如何而反？岐伯曰：气虚身热，此谓反也。谷入多而气少，此谓反也；谷不入而气多，此谓反也；脉盛血少，此谓反也；脉小血多，此谓反也。

气盛身寒，得之伤寒。气虚身热，得之伤暑。谷入多而气少者，得之有所脱血，湿居下也。谷入少而气多者，邪在胃及与肺也。脉小血多者，饮中热也。脉大血少者，脉有风气，水浆不入，此之谓也。

夫实者，气入也；虚者，气出也。气实者，热也。气虚者，寒也。入实者，左手开针空也；入虚者，左手闭针空也。

皮部论篇第五十六（节选）

是故百病之始生也，必先于皮毛，邪中之则腠理开，开则入客于络脉，留而不去，传入于经，留而不去，传入于腑，廪于肠胃。

邪之始入于皮也，泝然起毫毛，开腠理；其入于络也，则络脉盛色变；其入客于经也，则感虚乃陷下；其留于筋骨之间，寒多则筋挛骨痛，热多则筋弛骨消，肉烁䐃破，毛直而败。

骨空论篇第六十 (节选)

任脉者，起于中极之下，以上毛际，循腹里上关元，至咽喉，上颐循面入目。冲脉者，起于气街，并少阴之经，侠脐上行，至胸中而散。

任脉为病，男子内结七疝，女子带下瘕聚。冲脉为病，逆气里急。督脉为病，脊强反折。

督脉者，起于少腹以下骨中央，女子入系廷孔，其孔，溺孔之端也，其络循阴器合篡间，绕篡后，别绕臀，至少阴与巨阳中络者、合少阴上股内后廉，贯脊属肾，与太阳起于目内眦，上额交巅上，入络脑，还出别下项，循肩髆内侠脊抵腰中，入循膂络肾，其男子循茎下至篡，与女子等。其少腹直上者，贯脐中央，上贯心，入喉，上颐环唇，上系两目之下中央。此生病，从少腹上冲心而痛，不得前后，为冲疝，其女子不孕，癃痔遗溺嗌干。督脉生病治督脉，治在骨上，甚者在脐下营。其上气有音者，治其喉中央，在缺盆中者，其病上冲喉者治其渐，渐者上侠颐也。

水热穴论篇第六十一 (节选)

黄帝问曰：少阴何以主肾？肾何以主水？岐伯对曰：肾者，至阴也，至阴者，盛水也；肺者，太阴也；少阴者，冬脉也。故其本在肾，其末在肺，皆积水也。帝曰：肾何以能聚水而生病？岐伯曰：**肾者，胃之关也，关门不利，故聚水而从其类也。**上下溢于皮肤，故为胕肿，胕肿者，聚水而生病也。

帝曰：诸水皆生于肾乎？岐伯曰：肾者，牝脏也，地气上者属于肾，而生水液也，故曰至阴。勇而劳甚则肾汗出，肾汗出逢于风，内不得入于脏腑，外不得越于皮肤，客于玄府，行于皮里，传为胕肿，本之于肾，名曰风水。所谓玄府者，汗空也。

调经论篇第六十二（节选）

黄帝问曰：余闻刺法言，有余泻之，不足补之，何谓有余？何谓不足？岐伯对曰：有余有五，不足亦有五，帝欲何问？帝曰：愿尽闻之。岐伯曰：神有余有不足，气有余有不足，血有余有不足，形有余有不足，志有余有不足，凡此十者，其气不等也。帝曰：人有精气津液，四肢九窍，五脏十六部，三百六十五节，乃生百病，百病之生，皆有虚实。今夫子乃言有余有五，不足亦有五，何以生之乎？岐伯曰：皆生于五脏也。**夫心藏神，肺藏气，肝藏血，脾藏肉，肾藏志，而此成形。志意通，内连骨髓，而成身形五脏。五脏之道，皆出于经隧，以行血气，血气不和，百病乃变化而生，是故守经隧焉。**

帝曰：神有余不足何如？岐伯曰：神有余则笑不休，神不足则悲。血气未并，五脏安定，邪客于形，洒淅起于毫毛，未入于经络也，故命曰神之微。帝曰：补泻奈何？岐伯曰：神有余，则泻其小络之血，出血勿之深斥，无中其大经神气乃平。神不足者，视其虚络，按而致之，刺而利之，无出其血，无泄其气，以通其经，神气乃平。帝曰：刺微奈何？岐伯曰：按摩勿释，著针勿斥，移气于不足，神气乃得复。

帝曰：善。有余不足奈何？岐伯曰：气有余则喘咳上气，不足则息利少气。血气未并，五脏安定，皮肤微病，命曰白气微泄。帝曰：补泻奈何？岐伯曰：气有余，则泻其经隧，无伤其经，无出其血，无泄其气。不足则补其经隧，无出其气。帝曰：刺微奈何？岐伯曰：按摩勿释，出针视之，曰我将深之，适人必革，精气自伏，邪气散乱，无所休息，气泄腠理，真气乃相得。

帝曰：善。血有余不足奈何？岐伯曰：血有余则怒，不足则恐。血气未并，五脏安定，孙络外溢，则络有留血。帝曰：补泻奈何？岐伯曰：血有余，则泻其盛经出其血。不足，则视其虚经，内针其脉中，久留而视，脉大，疾出其针，无令血泄。帝曰：刺留血奈何？岐伯曰：视其血络，刺出其血，无令恶血得入于经，以成其疾。

帝曰：善。形有余不足奈何？岐伯曰：形有余则腹胀，泾溲不利，不足则四肢不用。血气未并，五脏安定，肌肉蠕动，命曰微风。帝曰：补泻奈何？岐伯曰：形有余则泻其阳经，不足则补其阳络。帝曰：刺微奈何？岐伯曰：取分肉间，无中其经，无伤其络，卫气得复，邪气乃索。

帝曰：善。志有余不足奈何？岐伯曰：志有余则腹胀飧泄，不足则厥。血气未并，五脏安定，骨节有动。帝曰：补泻奈何？岐伯曰：志有余则泻然筋血者，不足则补其复溜。帝曰：刺未并奈何？岐伯曰：即取之，无中其经，邪所乃能立虚。

帝曰：善。余已闻虚实之形，不知其何以生。岐伯曰：气血以并，阴阳相倾，气乱于卫，血逆于经，血气离居，一实一虚。血并于阴，气并于阳，故为惊狂。血并于阳，气并于阴，乃为炅中。血并于上，气并于下，心烦惋善怒。血并于下，气并于上，乱而喜忘。帝曰：血并于阴，气并于阳，如是血气离居，何者为实？何者为虚？岐伯曰：**血气者，喜温而恶寒，寒则泣不能流，温则消而去之**，是故气之所并为血虚，血之所并为气虚。帝曰：人之所有者，血与气耳。今夫子乃言血并为虚，气并为虚，是无实乎？岐伯曰：有者为实，无者为虚，故气并则无血，血并则无气，今血与气相失，故为虚焉。络之与孙脉俱输于经，血与气并，则为实焉。**血之与气并走于上，则为大厥，厥则暴死，气复反则生，不反则死。**

帝曰：实者何道从来？虚者何道从去？虚实之要，愿闻其故。岐伯曰：夫阴与阳，皆有俞会，阳注于阴，阴满之外，阴阳匀平，以充其形，九候若一，命曰平人。

夫邪之生也，或生于阴，或生于阳。其生于阳者，得之风雨寒暑；其生于阴者，得之饮食居处，阴阳喜怒。

帝曰：**风雨之伤人奈何？岐伯曰：风雨之伤人也，先客于皮肤，传入于孙脉，孙脉满则传入于络脉，络脉满则输于大经脉，血气与邪并客于分腠之间，其脉坚大，故曰实。实者外坚充满，不可按之，按之则痛。**

帝曰：寒湿之伤人奈何？岐伯曰：寒湿之中人也，皮肤收，肌肉坚紧，荣血泣，卫气去，故曰虚。虚者聂辟气不足，按之则气足以温之，故快然而不痛。

帝曰：善。阴之生实奈何？岐伯曰：喜怒不节，则阴气上逆，上逆则下虚，下虚则阳气走之，故曰实矣。

帝曰：阴之生虚奈何？岐伯曰：**喜则气下，悲则气消，**消则脉虚空，因寒饮食，寒气熏满，则血泣气去，故曰虚矣。

帝曰：经言**阳虚则外寒，阴虚则内热，阳盛则外热，**阴盛则内寒。余已闻之矣，不知其所由然也。岐伯曰：阳受气于上焦，以温皮肤分肉之间，今寒气在外，则上焦不通，上焦不通则寒气独留于外，故寒栗。

四时刺逆从论篇第六十四（节选）

厥阴有余病阴痹，不足病生热痹，滑则病狐疝、风，涩则病少腹积气。

少阴有余病皮痹，隐轸，不足病肺痹，滑则病肺风疝，涩则病积溲血。

太阴有余病肉痹，寒中，不足病脾痹，滑则病脾风疝，涩则病积心腹时满。

阳明有余病脉痹，身时热，不足病心痹，滑则病心风疝，涩则病积时善惊。

太阳有余病骨痹身重，不足病肾痹，滑则病肾风疝，涩则病积善时巅疾。

少阳有余病筋痹胁满，不足病肝痹，滑则病肝风疝，涩则病积时筋急目痛。

是故**春气在经脉，夏气在孙络，长夏气在肌肉，秋气在皮肤，冬气在骨髓中**。帝曰：余愿闻其故。岐伯曰：春者，天气始开，地气始泄，冻解冰释，水行经通，故人气在脉。夏者，经满气溢，入孙络受血，皮肤充实。长夏者，经络皆盛，内溢肌中。秋者，天气始收，腠理闭塞，皮肤引急。冬者盖藏，血气在中，内著骨髓，通于五脏。是故邪气者，常随四时之气血而入客也，至其变化不可为度，然必从其经气，辟除其邪，除其邪则乱气不生。

标本病传论篇第六十五（节选）

黄帝问曰：病有标本，刺有逆从奈何？岐伯对曰：凡刺之方，必别阴阳，前后相应，逆从得施，标本相移，故曰：有其在标而求之于标，有其在本而求之于本，有其在本而求之于标，有其在标而求之于本；故治有取标而得者，有取本而得者，有逆取而得者，有从取而得者。故知逆与从，正行无问；**知标本者，万举万当；不知标本，是谓妄行**。夫阴阳逆从，标本之为道也，小而大，言一而知百病之害。少而多，浅而博，可以言一而知百也。以浅而知深，察近而知远，言标与本，易而勿及；治反为逆，治得为从。

先病而后逆者治其本，先逆而后病者治其本；先寒而后生病者治其本，先病而后生寒者治其本；先热而后生病者治其本，先热而后生中满者治其标；先病而后泄者治其本，先泄而后生他病者治其本；必且调之，乃治其他病。先病而后生中满者治其标，先中满而后烦心者治其本。人有客气，有同气。小大不利治其标，小大利治其本。病发而有余，本而标之，先治其本，后治其标，病发而不足，标而本之，先治其标，后治其本。**谨察间甚，以意调之，间者并行，甚者独行。**先小大不利而后生病者治其本。

天元纪大论篇第六十六（节选）

帝曰：善。何谓气有多少，形有盛衰？鬼臾区曰：阴阳之气各有多少，故曰三阴三阳也。形有盛衰，谓五行之治，各有太过不及也。故其始也，有余而往，不足随之，不足而往，有余从之，知迎知随，气可与期。应天为天符，承岁为岁直，三合为治。

帝曰：上下周纪，其有数乎？鬼臾区曰：天以六为节，地以五为制。周天气者，六期为一备；终地纪者，五岁为一周。君火以明，相火以位。五六相合而七百二十气为一纪，凡三十岁，千四百四十气，凡六十岁，而为一周，不及太过，斯皆见矣。

甲己之岁，土运统之；乙庚之岁，金运统之；丙辛之岁，水运统之；丁壬之岁，木运统之；戊癸之岁，火运统之。

帝曰：其于三阴三阳，合之奈何？鬼臾区曰：子午之岁，上见少阴；丑未之岁，上见太阴；寅申之岁，上见少阳；卯酉之岁，上见阳明；辰戌之岁，上见太阳；巳亥之岁，上见厥阴。

五运行大论篇第六十七（节选）

帝曰：善。论言天地者，万物之上下，左右者，阴阳之道路，未知其所谓也。岐伯曰：所谓上下者，岁上下见阴阳之所在也。左右者，诸上见厥阴，左少阴右太阳；见少阴，左太阴右厥阴；见太阴，左少阳右少阴；见少阳，左阳明右太阴；见阳明，左太阳右少阳；见太阳，左厥阴右阳明。所谓面北而命其位，言其见也。帝曰：何谓下？岐伯曰：厥阴在上则少阳在下，左阳明右太阴；少阴在上则阳明在下，左太阳右少阳；太阴在上则太阳在下，左厥阴右阳明；少阳在上则厥阴在下，左少阴右太阳；阳明在上则少阴在下，左太阴右厥阴；太阳在上则太阴在下，左少阳右少阴。所谓面南而命其位，言其见也。

帝曰：寒暑燥湿风火，在人合之奈何？其于万物何以生化？岐伯曰：东方生风，风生木，木生酸，酸生肝，肝生筋，筋生心。其在天为玄，在人为道，在地为化。化生五味，道生智，玄生神，化生气。神在天为风，在地为木，在体为筋，在气为柔，在脏为肝。其性为暄，其德为和，其用为动，其色为苍，其化为荣，其虫毛，其政为散，其令宣发，其变摧拉，其眚为陨，其味为酸，其志为怒。怒伤肝，悲胜怒；风伤肝，燥胜风；酸伤筋，辛胜酸。

南方生热，热生火，火生苦，苦生心，心生血，血生脾。其在天为热，在地为火，在体为脉，在气为息，在脏为心。其性为暑，其德为显，其用为躁，其色为赤，其化为茂，其虫羽，其政为明，其令郁蒸，其变炎烁，其眚燔焫，其味为苦，其志为喜。喜伤心，恐胜喜；热伤气，寒胜热；苦伤气，咸胜苦。

中央生湿，湿生土，土生甘，甘生脾，脾生肉，肉生肺。其在天为湿，在地为土，在体为肉，在气为充，在脏为脾。其性静兼，其德为濡，其用为化，其色为黄，其化为盈，其虫倮，其政为谧，其令云雨，其变动注，其眚淫溃，其味为甘，其志为思。思伤脾，怒胜思；湿伤肉，风胜湿；甘伤脾，酸胜甘。

西方生燥，燥生金，金生辛，辛生肺，肺生皮毛，皮毛生肾。其在天为燥，在地为金，在体为皮毛，在气为成，在脏为肺，其性为凉，其德为清，其用为固，其色为白，其化为敛，其虫介，其政为劲，其令雾露，其变肃杀，其眚苍落，其味为辛，其志为忧。忧伤肺，喜胜忧；热伤皮毛，寒胜热；辛伤皮毛，苦胜辛。

北方生寒，寒生水，水生咸，咸生肾，肾生骨髓，髓生肝。其在天为寒，在地为水，在体为骨，在气为坚，在脏为肾，其性为凛，其德为寒，其用为藏，其色为黑，其化为肃，其虫鳞。其政为静，其令霰雪，其变凝冽，其眚冰雹，其味为咸，其志为恐。恐伤肾，思胜恐；寒伤血，燥胜寒；咸伤血，甘胜咸。

五气更立，各有所先，非其位则邪，当其位则正。帝曰：病生之变何如？岐伯曰：气相得则微，不相得则甚。帝曰：主岁何如？岐伯曰：气有余，则制己所胜而侮所不胜，其不及，则己所不胜侮而乘之，己所胜轻而侮之。侮反受邪，侮而受邪，寡于畏也。帝曰：善。

六微旨大论篇第六十八（节选）

帝曰：愿闻天道六六之节盛衰何也？岐伯曰：上下有位，左右有纪。故少阳之右，阳明治之；阳明之右，太阳治之；太阳之右，厥阴治之；厥阴之右，少阴治之；少阴之右，太阴治之；太阴之右，少阳治之。此所谓气之标，盖南面而待也。故曰：因天之序，盛衰之时，移光定位，正立而待之。此之谓也。少阳之上，火气治之，中见厥阴；阳明之上，燥气治之，中见太阴；太阳之上，寒气治之，中见少阴；厥阴之上，风气治之，中见少阳；少阴之上，热气治之，中见太阳；太阴之上，湿气治之，中见阳明。所谓本也，本之下，中之见也，见之下，气之标也，本标不同，气应异象。

帝曰：其有至而至，有至而不至，有至而太过，何也？岐伯曰：至而至者和；至而不至，来气不及也；未至而至，来气有余也。帝曰：至而不至，未至而至如何？岐伯曰：应则顺，否则逆，逆则变生，变生则病。帝曰：善。请言其应。岐伯曰：物生其应也，气脉其应也。

帝曰：善。愿闻地理之应六节气位何如？岐伯曰：显明之右，君火之位也；君火之右，退行一步，相火治之；复行一步，土气治之；复行一步，金气治之；复行一步，水气治之；复行一步，木气治之；复行一步，君火治之。相火之下，水气承之；水位之下，土气承之；土位之下，风气承之；风位之下，金气承之；金位之下，火气承之；君火之下，阴精承。帝曰：何也？岐伯曰：**亢则害，承乃制，制则生化，外列盛衰，害则败乱，生化大病。**

帝曰：盛衰何如？岐伯曰：非其位则邪，当其位则正，邪则变甚，正则微。帝曰：何谓当位？岐伯曰：木运临卯，火运临午，土运临四季，金运临酉，水运临子，所谓岁会，气之平也。帝曰：非位何如？岐伯曰：岁不与会也。帝曰：土运之岁，上见太阴；火运之岁，上见少阳、少阴；金运之岁，上见阳明；木运之岁，上见厥阴；水运之岁，上见太阳。奈何？岐伯曰：天之与会也。故《天元册》曰天符。天符岁会何如？岐伯曰：太一天符之会也。帝曰：其贵贱何如？岐伯曰：天符为执法，岁位为行令，太一天符为贵人。帝曰：邪之中也，奈何？岐伯曰：中执法者，其病速而危；中行令者，其病徐而持；中贵人者，其病暴而死。

岐伯曰：言天者求之本，言地者求之位，言人者求之气交。

帝曰：何谓气交？岐伯曰：上下之位，气交之中，人之居也。故曰：天枢之上，天气主之；天枢之下，地气主之；气交之分，人气从之，万物由之，此之谓也。

帝曰：何谓初中？岐伯曰：初凡三十度而有奇，中气同法。帝曰：初中何也？岐伯曰：所以分天地也。帝曰：愿卒闻之。岐伯曰：初者地气也，中者天气也。

帝曰：其升降何如？岐伯曰：气之升降，天地之更用也。帝曰：愿闻其用何如？岐伯曰：**升已而降，降者谓天；降已而升，升者谓地。天气下降，气流于地；地气上升，气腾于天。故高下相召，升降相因，而变作矣。**

帝曰：善。寒湿相遘，燥热相临，风火相值，其有间乎？岐伯曰：气有胜复，胜复之作，有德有化，有用有变，变则邪气居之。帝曰：何谓邪乎？岐伯曰：夫物之生从于化，物之极由乎变，变化之相薄，成败之所由也。故气有往复，用有迟速，四者之有，而化而变，风之来也。帝曰：迟速往复，风所由生，而化而变，故因盛衰之变耳。**成败倚伏游乎中，何也？岐伯曰：成败倚伏生乎动，动而不已，则变作矣。**

帝曰：有期乎？岐伯曰：不生不化，静之期也。帝曰：不生化乎？岐伯曰：**出入废则神机化灭，升降息则气立孤危。故非出入，则无以生长壮老已；非升降，则无以生长化收藏。是以升降出入，无器不有。**故器者生化之宇，器散则分之，生化息矣。故无不出入，无不升降，化有小大，期有近远，四者之有而贵常守，反常则灾害至矣。故曰无形无患，此之谓也。

气交变大论篇第六十九（节选）

黄帝问曰：五运更治，上应天期，阴阳往复，寒暑迎随，真邪相薄，内外分离，六经波荡，五气倾移，太过不及，专胜兼并，愿言其始，而有常名，可得闻乎？岐伯稽首再拜对曰：昭乎哉问也！是明道也。此上帝所贵，先师传之，臣虽不敏，往闻其旨。帝曰：余闻得其人不教，是谓失道，传非其人，慢泄天宝。余诚菲德，未足以受至道，然而众子哀其不终，愿夫子保于无穷，流于无极，余司其事，则而行之奈何？岐伯曰：请遂言之也。《上经》曰：**夫道者上知天文，下知地理，中知人事，可以长久，此之谓也。**帝曰：何谓也？岐伯曰：本气位也，位天者，天文也；位地者，地理也；通于人气之变化者，人事也。故太过者先天，不及者后天，所谓治化而人应之也。

帝曰：五运之化，太过何如？岐伯曰：岁木太过，风气流行，脾土受邪，民病飧泄、食减、体重、烦冤、肠鸣腹支满，上应岁星。甚则忽忽善怒，眩冒巅疾。化气不政，生气独治，云物飞动，草木不宁，甚而摇落，反胁痛而吐甚，冲阳绝者，死不治，上应太白星。

岁火太过，炎暑流行，肺金受邪，民病疟，少气咳喘，血溢血泄注下，嗌燥耳聋，中热肩背热，上应荧惑星。甚则胸中痛，胁支满胁痛，膺背肩胛间痛，两臂内痛，身热肤痛而为浸淫。收气不行，长气独明，雨冰霜寒，上应辰星，上临少阴少阳，火燔焫，水泉涸，物焦槁，病反谵妄狂越，咳喘息鸣，下甚血溢泄不已，太渊绝者死不治，上应荧惑星。

岁土太过，雨湿流行，肾水受邪，民病腹痛，清厥，意不乐，体重烦冤，上应镇星。甚则肌肉萎，足痿不收，行善瘛，脚下痛，饮发中满食减，四肢不举。变生得位，脏气伏，化气独治之，泉涌河衍，涸泽生鱼，风雨大至，土崩溃，鳞见于陆，病腹满溏泄肠鸣，反下甚，而太溪绝者，死不治，上应岁星。

岁金太过，燥气流行，肝木受邪，民病两胁下少腹痛，目赤痛眦疡，耳无所闻。肃杀而甚，则体重烦冤，胸痛引背，两胁满且痛引少腹，上应太白星。甚则喘咳逆气，肩背痛，尻阴股膝髀腨胻足皆病，上应荧惑星。

收气峻，生气下，草木敛，苍干凋陨，病反暴痛，胠胁不可反侧，咳逆甚而血溢，太冲绝者死不治，上应太白星。

岁水太过，寒气流行，邪害心火，民病身热烦心，躁悸，阴厥上下中寒，谵妄心痛，寒气早至，上应辰星。甚则腹大胫肿，喘咳，寝汗出憎风，大雨至，埃雾朦郁，上应镇星。上临太阳，则雨冰雪，霜不时降，湿气变物，病反腹满肠鸣，溏泄食不化，渴而妄冒，神门绝者死不治，上应荧惑、辰星。

帝曰：善。其不及何如？岐伯曰：悉乎哉问也！岁木不及，燥乃大行，生气失应，草木晚荣，肃杀而甚，则刚木辟著，柔萎苍干，上应太白星，民病中清，胠胁痛，少腹痛，肠鸣溏泄，凉雨时至，上应太白、岁星，其谷苍，上临阳明，生气失政，草木再荣，化气乃急，上应太白、镇星，其主苍早。复则炎暑流火，湿性燥，柔脆草木焦槁，下体再生，华实齐化，病寒热疮疡痱疹痈痤，上应荧惑、太白，其谷白坚。白露早降，收杀气行，寒雨害物，虫食甘黄，脾土受邪，赤气后化，心气晚治，上胜肺金，白气乃屈，其谷不成，咳而衄，上应荧惑、太白星。

岁火不及，寒乃大行，长政不用，物荣而下，凝惨而甚，则阳气不化，乃折荣美，上应辰星，民病胸中痛，胁支满，两胁痛，膺背肩胛间及两臂内痛，郁冒朦昧，心痛暴喑，胸腹大，胁下与腰背相引而痛，甚则屈不能伸，髋髀如别，上应荧惑、辰星，其谷丹。复则埃郁，大雨且至，黑气乃辱，病鹜溏腹满，食饮不下，寒中肠鸣，泄注腹痛，暴挛痿痹，足不任身，上应镇星、辰星，玄谷不成。

岁土不及，风乃大行，化气不令，草木茂荣。飘扬而甚，秀而不实，上应岁星。民病飧泄霍乱，体重腹痛，筋骨繇复，肌肉眴酸，善怒，脏气举事，蛰虫早附，咸病寒中，上应岁星、镇星，其谷龄。复则收政严峻，名木苍凋，胸胁暴痛，下引少腹，善大息，虫食甘黄，气客于脾，龄谷乃减，民食少失味，苍谷乃损，上应太白、岁星。上临厥阴，流水不冰，蛰虫来见，脏气不用，白乃不复，上应岁星，民乃康。

岁金不及，炎火乃行，生气乃用，长气专胜，庶物以茂，燥烁以行，上应荧惑星，民病肩背瞀重，鼽嚏血便注下，收气乃后，上应太白星，其谷坚芒。复则寒雨暴至，乃零冰雹霜雪杀物，阴厥且格，阳反上行，头脑户痛，延及囟顶发热，上应辰星，丹谷不成，民病口疮，甚则心痛。

岁水不及，湿乃大行，长气反用，其化乃速，暑雨数至，上应镇星，民病腹满身重，濡泄寒疡流水，腰股痛发，腘腨股膝不便，烦冤，足痿，清厥，脚下痛，甚则胕肿，脏气不政，肾气不衡，上应辰星，其谷秬。上临太阴，则大寒数举，蛰虫早藏，地积坚冰，阳光不治，民病寒疾于下，甚则腹满浮肿，上应镇星，其主龄谷。复则大风暴发，草偃木零，生长不鲜，面色时变，筋骨并辟，肉𥆧瘛，目视𥈠𥈠，物疏璺，肌肉胗发，气并膈中，痛于心腹，黄气乃损，其谷不登，上应岁星。

五常政大论篇第七十（节选）

黄帝问曰：太虚寥廓，五运回薄，衰盛不同，损益相从，愿闻平气何如而名，何如而纪也？岐伯对曰：昭乎哉问也！木曰敷和，火曰升明，土曰备化，金曰审平，水曰静顺。帝曰：其不及奈何？岐伯曰：木曰委和，火曰伏明，土曰卑监，金曰从革，水曰涸流。帝曰：太过何谓？岐伯曰：木曰发生，火曰赫曦，土曰敦阜，金曰坚成，水曰流衍。

帝曰：天不足西北，左寒而右凉，地不满东南，右

热而左温，其故何也？岐伯曰：阴阳之气，高下之理，太少之异也。东南方，阳也，阳者，其精降于下，故右热而左温。西北方，阴也，阴者，其精奉于上，故左寒而右凉。是以地有高下，气有温凉，高者气寒，下者气热，故适寒凉者胀，之温热者疮，下之则胀已，汗之则疮已，此腠理开闭之常，太少之异耳。

帝曰：其于寿夭何如？岐伯曰：阴精所奉其人寿，阳精所降其人夭。帝曰：善。其病也，治之奈何？岐伯曰：西北之气散而寒之，东南之气收而温之，所谓同病异治也。故曰：气寒气凉，治以寒凉，行水渍之。气温气热，治以温热，强其内守。必同其气，可使平也，假者反之。

帝曰：善。一州之气，生化寿夭不同，其故何也？岐伯曰：高下之理，地势使然也。崇高则阴气治之，污下则阳气治之，阳胜者先天，阴胜者后天，此地理之常，生化之道也。帝曰：其有寿夭乎？岐伯曰：高者其气寿，下者其气夭，地之小大异也，小者小异，大者大异。故治病者，必明天道地理，阴阳更胜，气之先后，人之寿夭，生化之期，乃可以知人之形气矣。

故曰：补上下者从之，治上下者逆之，以所在寒热盛衰而调之。故曰：上取下取，内取外取，以求其过。**能毒者以厚药，不胜毒者以薄药，此之谓也。气反者，病在上，取之下；病在下，取之上；病在中，傍取之。**

治热以寒，温而行之；治寒以热，凉而行之；治温以清，冷而行之；治清以温，热而行之。故消之、削之、吐之、下之、补之、泻之。久新同法。

帝曰：病在中而不实不坚，且聚且散，奈何？岐伯曰：悉乎哉问也！无积者求其脏，虚则补之，药以祛之，食以随之，行水渍之，和其中外，可使毕已。

帝曰：有毒无毒，服有约乎？岐伯曰：病有久新，方有大小，有毒无毒，固宜常制矣。**大毒治病，十去其**

六，常毒治病，十去其七，小毒治病，十去其八，无毒治病，十去其九，谷肉果菜，食养尽之，无使过之，伤其正也。不尽，行复如法。必先岁气，无伐天和，无盛盛，无虚虚，而遗人夭殃，无致邪，无失正，绝人长命。

六元正纪大论篇第七十一（节选）

故岁宜咸宜辛宜酸，渗之泄之，渍之发之，观气寒温，以调其过，同风热者多寒化，异风热者少寒化，用热远热，用温远温，用寒远寒，用凉远凉，食宜同法，此其道也。有假者反之，反是者病之阶也。

帝曰：夫子言用寒远寒，用热远热，余未知其然也，愿闻何谓远？岐伯曰：热无犯热，寒无犯寒，从者和，逆者病，不可不敬畏而远之，所谓时兴六位也。帝曰：温凉何如？岐伯曰：司气以热，用热无犯，司气以寒，用寒无犯，司气以凉，用凉无犯，司气以温，用温无犯，间气同其主无犯，异其主则小犯之，是谓四畏，必谨察之。帝曰：善。其犯者何如？岐伯曰：天气反时，则可依时，及胜其主，则可犯，以平为期，而不可过，是谓邪气反胜者。故曰：无失天信，无逆气宜，无翼其胜，无赞其复，是谓至治。

故风胜则动，热胜则肿，燥胜则干，寒胜则浮，湿胜则濡泄，甚则水闭胕肿，随气所在，以言其变耳。

黄帝问曰：妇人重身，毒之何如？岐伯曰：有故无殒，亦无殒也。帝曰：愿闻其故何谓也？岐伯曰：大积大聚，其可犯也，衰其太半而止，过者死。

木郁达之，火郁发之，土郁夺之，金郁泄之，水郁折之，然调其气，过者折之，以其畏也，所谓泻之。

刺法论篇第七十二（遗篇）（节选）

太阳复布，即厥阴不迁正，不迁正气塞于上，当泻足厥阴之所流。厥阴复布，少阴不迁正，不迁正即气塞于上，当刺心包络脉之所流。少阴复布，太阴不迁正，不迁正即气留于上，当刺足太阴之所流。太阴复布，少阳不迁正，不迁正则气塞未通，当刺手少阳之所流。少阳复布，则阳明不迁正，不迁正则气未通上，当刺手太阴之所流。阳明复布，太阳不迁正，不迁正则复塞其气，当刺足少阴之所流。

帝曰：迁正不前，以通其要，愿闻不退，欲折其余，无令过失，可得明乎？岐伯曰：气过有余，复作布正，是名不退位也。使地气不得后化，新司天未可迁正，故复布化令如故也。

黄帝曰：**余闻五疫之至，皆相染易，无问大小，病状相似，**不施救疗，如何可得不相移易者？岐伯曰：不相染者，**正气存内，邪不可干，**避其毒气，天牝从来，复得其往，气出于脑，即不邪干。

至真要大论篇第七十四（节选）

黄帝问曰：五气交合，盈虚更作，余知之矣。六气分治，司天地者其至何如？岐伯再拜对曰：明乎哉问也！天地之大纪，人神之通应也。帝曰：愿闻上合昭昭，下合冥冥，奈何？岐伯曰：此道之所主，工之所疑也。帝曰：愿闻其道也。岐伯曰：厥阴司天，其化以风；少阴司天，其化以热；太阴司天，其化以湿；少阳司天，其化以火；阳明司天，其化以燥；太阳司天，其化以寒。以所临脏位，命其病者也。帝曰：地化奈何？岐伯曰：司天同候，间气皆然。帝曰：间气何谓？岐伯曰：司左右者，是谓间气也。帝曰：何以异之？岐伯曰：主岁者纪岁，间气者纪步也。

谨察阴阳所在而调之，以平为期，正者正治，反者反治。

帝曰：善。天地之气，内淫而病何如？岐伯曰：

岁厥阴在泉，风淫所胜，则地气不明，平野昧，草乃早秀。民病洒洒振寒，善伸数欠，心痛支满，两胁里急，饮食不下，膈咽不通，食则呕，腹胀善噫，得后与气，则快然如衰，身体皆重。

岁少阴在泉，热淫所胜，则焰浮川泽，阴处反明。民病腹中常鸣，气上冲胸，喘不能久立，寒热皮肤痛，目瞑齿痛颇肿，恶寒发热如疟，少腹中痛，腹大，蛰虫不藏。

岁太阴在泉，草乃早荣，湿淫所胜，则埃昏岩谷，黄反见黑，至阴之交。民病饮积心痛耳聋，浑浑焞焞，嗌肿喉痹，阴病血见，少腹痛肿，不得小便，病冲头痛，目似脱，项似拔，腰似折，髀不可以回，腘如结，腨如别。

岁少阳在泉，火淫所胜，则焰明郊野，寒热更至。民病注泄赤白，少腹痛，溺赤，甚则血便。少阴同候。

岁阳明在泉，燥淫所胜，则雾雾清暝。民病喜呕，呕有苦，善太息，心胁痛不能反侧，甚则嗌干面尘，身无膏泽，足外反热。

岁太阳在泉，寒淫所胜，则凝肃惨栗。民病少腹控睾，引腰脊，上冲心痛，血见，嗌痛颔肿。

帝曰：善。治之奈何？岐伯曰：诸气在泉，风淫于内，治以辛凉，佐以苦甘，以甘缓之，以辛散之。热淫于内，治以咸寒，佐以甘苦，以酸收之，以苦发之。湿淫于内，治以苦热，佐以酸淡，以苦燥之，以淡泄之。火淫于内，治以咸冷，佐以苦辛，以酸收之，以苦发之。燥淫于内，治以苦温，佐以甘辛，以苦下之。寒淫于内，治以甘热，佐以苦辛，以咸泻之，以辛润之，以苦坚之。

帝曰：善。天气之变何如？岐伯曰：厥阴司天，风淫所胜，则太虚埃昏，云物以扰，寒生春气，流水不冰。民病胃脘当心而痛，上支两胁，膈咽不通，饮食不下，舌本强，食则呕，冷泄腹胀，溏泄瘕水闭，蛰虫不去，病本于脾。冲阳绝，死不治。

少阴司天，热淫所胜，怫热至，火行其政。民病胸中烦热，嗌干，右胠满，皮肤痛，寒热咳喘，大雨且至，唾血血泄，鼽衄嚏呕，溺色变，甚则疮疡胕肿，肩背臂臑及缺盆中痛，心痛肺䐜，腹大满，膨膨而喘咳，病本于肺。尺泽绝，死不治。

太阴司天，湿淫所胜，则沉阴且布，雨变枯槁。胕肿骨痛阴痹，阴痹者按之不得，腰脊头项痛，时眩，大便难，阴气不用，饥不欲食，咳唾则有血，心如悬，病本于肾。太溪绝，死不治。

少阳司天，火淫所胜，则温气流行，金政不平。民病头痛发热恶寒而疟，热上皮肤痛，色变黄赤，传而为水，身面胕肿，腹满仰息，泄注赤白，疮疡咳唾血，烦心胸中热甚则鼽衄，病本于肺。天府绝，死不治。

阳明司天，燥淫所胜，则木乃晚荣，草乃晚生，筋骨内变，民病左胠胁痛，寒清于中，感而疟，大凉革候，咳，腹中鸣，注泄鹜溏，名木敛，生菀于下，草焦上首，心胁暴痛，不可反侧，嗌干面尘腰痛，丈夫㿗疝，妇人少腹痛，目眜眦，疡疮痤痈，蛰虫未见，病本于肝。太冲绝，死不治。

太阳司天，寒淫所胜，则寒气反至，水且冰。血变于中，发为痈疡，民病厥心痛，呕血血泄鼽衄，善悲时眩仆。运火炎烈，雨暴乃雹，胸腹满，手热肘挛掖肿，心澹澹大动，胸胁胃脘不安，面赤目黄，善噫嗌干，甚则色炲，渴而欲饮，病本于心。神门绝，死不治。所谓动气知其脏也。

司天之气，风淫所胜，平以辛凉，佐以苦甘，以甘缓之，以酸泻之；热淫所胜，平以咸寒，佐以苦甘，以酸收之；湿淫所胜，平以苦热，佐以酸辛，以苦燥之，以淡泄之。湿上甚而热，治以苦温，佐以甘辛，以汗为故而止；火淫所胜，平以咸冷，佐以苦甘，以酸收之，以苦发之，以酸复之，热淫同；燥淫所胜，平以苦温，佐以酸辛，以苦下之；寒淫所胜，平以辛热，佐以甘苦，以咸泻之。

厥阴之胜，治以甘清，佐以苦辛，以酸泻之；少阴之胜，治以辛寒，佐以苦咸，以甘泻之；太阴之胜，治以咸热，佐以辛甘，以苦泻之；少阳之胜，治以辛寒，佐以甘咸，以甘泻之；阳明之胜，治以酸温，佐以辛甘，以苦泄之；太阳之胜，治以甘热，佐以辛酸，以咸泻之。

治诸胜复，寒者热之，热者寒之，温者清之，清者温之，散者收之，抑者散之，燥者润之，急者缓之，坚者软之，脆者坚之，衰者补之，强者泻之，各安其气，必清必静，则病气衰去，归其所宗，此治之大体也。

帝曰：胜复之动，时有常乎？气有必乎？岐伯曰：时有常位，而气无必也。帝曰：愿闻其道也。岐伯曰：初气终三气，天气主之，胜之常也。四气尽终气，地气主之，复之常也。有胜则复，无胜则否。帝曰：善。复已而胜何如？岐伯曰：胜至则复，无常数也，衰乃止耳。复已而胜，不复则害，此伤生也。

岐伯曰：高者抑之，下者举之，有余折之，不足补之，佐以所利，和以所宜，必安其主客，适其寒温，同者逆之，异者从之。帝曰：治寒以热，治热以寒，气相得者逆之，不相得者从之，余以知之矣。其于正味何如？岐伯曰：木位之主，其泻以酸，其补以辛。火位之主，其泻以甘，其补以咸。土位之主，其泻以苦，其补以甘。金位之主，其泻以辛，其补以酸。水位之主，其泻以咸，其补以苦。厥阴之客，以辛补之，以酸泻之，以甘缓之。

少阴之客，以咸补之，以甘泻之，以酸收之。太阴之客，以甘补之，以苦泻之，以甘缓之。少阳之客，以咸补之，以甘泻之，以咸软之。阳明之客，以酸补之，以辛泻之，以苦泄之。太阳之客，以苦补之，以咸泻之，以苦坚之，以辛润之。开发腠理，致津液通气也。

帝曰：气有多少，病有盛衰，治有缓急，方有大小，愿闻其约奈何？岐伯曰：气有高下，病有远近，证有中外，治有轻重，适其至所为故也。《大要》曰：君一臣二，奇之制也；君二臣四，偶之制也；君二臣三，奇之制也；君二臣六，偶之制也。故曰：近者奇之，远者偶之，汗者不以奇，下者不以偶，补上治上制以缓，补下治下制以急，急则气味厚，缓则气味薄，适其至所，此之谓也。病所远，而中道气味之者，食而过之，无越其制度也。是故平气之道，近而奇偶，制小其服也。远而奇偶，制大其服也。大则数少，小则数多。多则九之，少则二之。奇之不去，则偶之，是谓重方。偶之不去，则反佐以取之，所谓寒热温凉，反从其病也。

帝曰：善。夫百病之生也，皆生于风寒暑湿燥火，以之化之变也。经言盛者泻之，虚者补之，余锡以方士，而方士用之，尚未能十全。余欲令要道必行，桴鼓相应，犹拔刺雪污，工巧神圣，可得闻乎？岐伯曰：审察病机，无失气宜，此之谓也。帝曰：愿闻病机何如？岐伯曰：**诸风掉眩，皆属于肝。诸寒收引，皆属于肾。诸气膹郁，皆属于肺。诸湿肿满，皆属于脾。诸热瞀瘛，皆属于火。诸痛痒疮，皆属于心。诸厥固泄，皆属于下。诸痿喘呕，皆属于上。诸禁鼓栗，如丧神守，皆属于火。诸痉项强，皆属于湿。诸逆冲上，皆属于火。诸胀腹大，皆属于热。诸躁狂越，皆属于火。诸暴强直，皆属于风。诸病有声，鼓之如鼓，皆属于热。诸病胕肿，疼酸惊骇，皆属于火。诸转反戾，水液浑浊，皆属于热。诸病水液，澄彻清冷，皆属于寒。诸呕吐酸，暴注下迫，皆属于热。**

故《大要》曰：谨守病机，各司其属，有者求之，无者求之，盛者责之，虚者责之，必先五胜，疏其血气，令其调达，而致和平，此之谓也。

帝曰：善。五味阴阳之用何如？岐伯曰：**辛甘发散为阳，酸苦涌泄为阴，咸味涌泄为阴，淡味渗泄为阳**。六者或收或散，或缓或急，或燥或润，或软或坚，以所利而行之，调其气使其平也。

帝曰：非调气而得者，治之奈何？有毒无毒何先何后？愿闻其道。岐伯曰：有毒无毒，所治为主，适大小为制也。帝曰：请言其制。岐伯曰：**君一臣二，制之小也；君一臣三佐五，制之中也；君一臣三佐九，制之大也。寒者热之，热者寒之，微者逆之，甚者从之，坚者削之，客者除之，劳者温之，结者散之，留者攻之，燥者濡之，急者缓之，散者收之，损者温之，逸者行之，惊者平之，上之下之，摩之浴之，薄之劫之，开之发之，适事为故**。

帝曰：何谓逆从？岐伯曰：**逆者正治，从者反治，从少从多，观其事也**。帝曰：反治何谓？岐伯曰：热因寒用，寒因热用，塞因塞用，通因通用。必伏其所主，而先其所因，其始则同，其终则异，可使破积，可使溃坚，可使气和，可使必已。帝曰：善。气调而得者何如？岐伯曰：逆之从之，逆而从之，从而逆之，疏气令调，则其道也。

帝曰：善。病之中外何如？岐伯曰：从内之外者，调其内；从外之内者，治其外；从内之外而盛于外者，先调其内而后治于外；从外之内而盛于内者，先治其外而后调其内；中外不相及，则治主病。

诸寒之而热者取之阴，热之而寒者取之阳，所谓求其属也。

著至教论篇第七十五（节选）

黄帝坐明堂，召雷公而问之曰：子知医之道乎？雷公对曰：诵而未能解，解而未能别，别而未能明，明而未能彰，足以治群僚，不足治侯王。愿得受树天之度，四时阴阳合之，别星辰与日月光，以彰经术，后世益明，上通神农，著至教，拟于二皇。帝曰：善！无失之，此皆阴阳表里上下雌雄相输应也，而道上知天文，下知地理，中知人事，可以长久，以教众庶，亦不疑殆，医道论篇，可传后世，可以为宝。

疏五过论篇第七十七（节选）

凡未诊病者，必问尝贵后贱，虽不中邪，病从内生，名曰脱营。尝富后贫，名曰失精，五气留连，病有所并。医工诊之，不在脏腑，不变躯形，诊之而疑，不知病名；身体日减，气虚无精，病深无气，洒洒然时惊，病深者，以其外耗于卫，内夺于荣。良工所失，不知病情，此亦治之一过也。

凡欲诊病者，必问饮食居处，暴乐暴苦，始乐后苦，皆伤精气，精气竭绝，形体毁沮。暴怒伤阴，暴喜伤阳，厥气上行，满脉去形。愚医治之，不知补泻，不知病情，精华日脱，邪气乃并，此治之二过也。

善为脉者，必以《比类》《奇恒》《从容》知之，为工而不知道，此诊之不足贵，此治之三过也。

诊有三常，必问贵贱，封君败伤，及欲侯王。故贵脱势，虽不中邪，精神内伤，身必败亡。始富后贫，虽不伤邪，皮焦筋屈，痿躄为挛。医不能严，不能动神，外为柔弱，乱至失常，病不能移，则医事不行，此治之四过也。

凡诊者，必知终始，有知余绪。切脉问名，当合男女，离绝菀结，忧恐喜怒，五脏空虚，血气离守，工不能知，何术之语。尝富大伤，斩筋绝脉，身体复行，令泽不息。故伤败结，留薄归阳，脓积寒炅。粗工治之，亟刺阴阳，身体解散，四肢转筋，死日有期，医不能明，不问所发，唯言死日，亦为粗工。此治之五过也。

凡此五者，皆受术不通，人事不明也。故曰：圣人之治病也，必知天地阴阳，四时经纪，五脏六腑，雌雄表里，刺灸砭石，毒药所主，从容人事，以明经道，贵贱贫富，各异品理，问年少长，勇怯之理，审于分部，知病本始，八正九候，诊必副矣。

治病之道，气内为宝，循求其理，求之不得，过在表里。守数据治，无失俞理，能行此术，终身不殆。不知俞理，五脏菀热，痈发六腑。诊病不审，是谓失常，谨守此治，与经相明，《上经》、《下经》，《揆度》《阴阳》，《奇恒》《五中》，决以明堂，审于终始，可以横行。

证四失论篇第七十八（节选）

诊不知阴阳逆从之理，此治之一失矣；受师不卒，妄作杂术，谬言为道，更名自功，妄用砭石，后遗身咎，此治之二失也；不适贫富贵贱之居，坐之薄厚，形之寒温，不适饮食之宜，不别人之勇怯，不知比类足以自乱，不足以自明，此治之三失也；诊病不问其始，忧患饮食之失节，起居之过度，或伤于毒，不先言此，卒持寸口，何病能中？妄言作名，为粗所穷，此治之四失也。

方盛衰论篇第八十（节选）

是以肺气虚，则使人梦见白物，见人斩血借借，得其时则梦见兵战；肾气虚，则使人梦见舟船溺人，得其时则梦伏水中，若有畏恐；肝气虚，则梦菌香生草，得其时则梦伏树下不敢起；心气虚，则梦救火阳物，得其时则梦燔灼；脾气虚，则梦饮食不足，得其时则梦筑垣盖屋。此皆五脏气虚，阳气有余，阴气不足，合之五诊，调之阴阳，以在《经脉》。

诊有十度：度人、脉度、藏度、肉度、筋度、俞度。阴阳气尽。人病自具。脉动无常，散阴颇阳，脉脱不具，诊无常行，诊必上下，度民君卿。

受师不卒，使术不明，不察逆从，是为妄行；持雌失雄，弃阴附阳，不知并合，诊故不明，传之后世，反论自章。

是以圣人持诊之道，先后阴阳而持之，《奇恒》之势，乃六十首，诊合微之事，追阴阳之变，章五中之情，其中之论，取虚实之要，定五度之事。知此，乃足以诊。是以切阴不得阳，诊消亡，得阳不得阴，守学不谌。知左不知右，知右不知左，知上不知下，知先不知后，故治不久。知丑知善，知病知不病，知高知下，知坐知起，知行知止，用之有纪，诊道乃具，万世不殆。起所有余，知所不足。

度事上下，脉事因格。是以形弱气虚，死；形气有余，脉气不足，死。脉气有余，形气不足，生。

是以诊有大方，坐起有常，出入有行，以转神明，必清必净，上观下观，司八正邪，别五中部，按脉动静，循尺滑涩，寒温之意，视其大小，合之病能，逆从以得，复知病名，诊可十全，不失人情。故诊之，或视息视意，故不失条理，道甚明察，故能长久。不知此道，失经绝理，亡言妄期，此谓失道。

灵 枢

九针十二原第一（节选）

凡用针者，虚则实之，满则泄之，宛陈则除之，邪胜则虚之。《大要》曰：徐而疾则实，疾而徐则虚。言实与虚，若有若无。察后与先。若存若亡。为虚与实，若得若失。虚实之要，九针最妙，补泻之时，以针为之。泻曰：必持内之，放而出之，排阳得针，邪气得泄。按而引针，是谓内温，血不得散，气不得出也。补曰：随之、随之意若妄之。若行若按，如蚊虻止，如留如还，去如弦绝，令左属右，其气故止，外门已闭，中气乃实，必无留血，急取诛之。

本腧第二（节选）

肺合大肠，大肠者，传道之腑；心合小肠，小肠者，受盛之腑；肝合胆，胆者，中精之腑；脾合胃，胃者，五谷之腑；肾合膀胱，膀胱者，津液之腑也。少阴属肾，肾上连肺，故将两脏。三焦者，中渎之腑也，水道出焉，属膀胱，是孤之腑也。是六腑之所与合者。

邪气脏腑病形第四（节选）

黄帝曰：邪之中人脏奈何？岐伯曰：愁忧恐惧则伤心，形寒寒饮则伤肺，以其两寒相感，中外皆伤，故气逆而上行。有所堕坠，恶血留内，若有所大怒，气上而不下，积于胁下，则伤肝。有所击仆，若醉入房，汗出当风，则伤脾。有所用力举重，若入房过度，汗出浴水，则伤肾。黄帝曰：五脏之中风奈何？岐伯曰：阴阳俱感，邪乃得往。黄帝曰：善哉！

黄帝问于岐伯曰：首面与身形也，属骨连筋，同血合气耳。天寒则裂地凌冰，其卒寒，或手足懈惰，然而其面不衣，何也？岐伯答曰：十二经脉，三百六十五络，其血气皆上于面而走空窍，其精阳气上走于目而为睛，其别气走于耳而为听，其宗气上出于鼻而为嗅，其浊气出于胃，走唇舌而为味。其气之津液皆上熏于面，而皮又厚，其肉坚，故天气甚寒不能胜之也。

黄帝曰：邪之中人，其病形何如？岐伯曰：虚邪之中身也，洒淅动形；正邪之中人也微，先现于色，不知于身，若有若无，若亡若存，有形无形，莫知其情。黄帝曰：善哉！

黄帝曰：色脉已定，别之奈何？岐伯曰：调其脉之缓、急、小、大、滑、涩，而病变定矣。黄帝曰：调之奈何？岐伯答曰：脉急者，尺之皮肤亦急；脉缓者，尺之皮肤亦缓；脉小者，尺之皮肤亦减而少气；脉大者，尺之皮肤亦贲而起；脉滑者，尺之皮肤亦滑；脉涩者，尺之皮肤亦涩。凡此变者，有微有甚。故善调尺者，不待于寸；善调脉者，不待于色。能参合而行之者，可以为上工，上工十全九；行二者，为中工，中工十全七；行一者，为下工，下工十全六。

寿天刚柔第六（节选）

风寒伤形，忧恐忿怒伤气；气伤脏乃病脏，寒伤形乃应形；风伤筋脉，筋脉乃应。此形气外内之相应也。

本神第八（节选）

天之在我者德也，地之在我者气也，德流气薄而生者也，故生之来谓之精，两精相抟谓之神，随神往来者谓之魂，并精而出入者谓之魄，所以任物者谓之心，心有所忆谓之意，意之所存谓之志，因志而存变谓之思，因思而远慕谓之虑，因虑而处物谓之智。故智者之养生也，必顺四时而适寒暑，和喜怒而安居处，节阴阳而调刚柔，如是则僻邪不至，长生久视。

是故怵惕思虑者则伤神，神伤则恐惧流淫而不止。因悲哀动中者，竭绝而失生，喜乐者，神惮散而不藏，愁忧者，气闭塞而不行，盛怒者，迷惑而不治，恐惧者，神荡惮而不收。

心怵惕思虑则伤神，神伤则恐惧自失，破䐃脱肉，毛悴色夭，死于冬。脾愁忧而不解则伤意，意伤则悗乱，四肢不举，毛悴色夭，死于春。肝悲哀动中则伤魂，魂伤则狂忘不精，不精则不正，当人阴缩而挛筋，两胁骨不举，毛悴色夭，死于秋。肺喜乐无极则伤魄，魄伤则狂，狂者意不存人，皮革焦，毛悴色夭，死于夏。肾盛怒而不止则伤志，志伤则喜忘其前言，腰脊不可以俯仰屈伸，毛悴色夭，死于季夏。恐惧而不解则伤精，精伤则骨酸痿厥，精时自下。是故五脏主藏精者也，不可伤，伤则失守而阴虚，阴虚则无气，无气则死矣。

是故用针者，察观病人之态，以知精神魂魄之存亡得失之意，五者以伤，针不可以治之也。

肝藏血，血舍魂，肝气虚则恐，实则怒。脾藏营，营舍意，脾气虚则四肢不用，五脏不安，实则腹胀，经溲不利。心藏脉，脉舍神，心气虚则悲，实则笑不休。肺藏气，气舍魄，肺气虚则鼻塞不利少气，实则喘喝胸盈仰息。肾藏精，精舍志，肾气虚则厥，实则胀，五脏不安。必审五脏之病形，以知其气之虚实，谨而调之也。

终始第九（节选）

从腰以上者，手太阴阳明皆主之；从腰以下者，足太阴阳明皆主之。病在上者下取之；病在下者高取之。病在头者取之足；病在腰者取之腘。病生于头者，头重；生于手者，臂重；生于足者，足重。治病者，先刺其病所从生者也。

春气在毫毛，夏气在皮肤，秋气在分肉，冬气在筋骨。刺此病者，各以其时为齐。故刺肥人者，以秋冬之齐，刺瘦人者，以春夏之齐。病痛者阴也，痛而以手按之不得者阴也，深刺之。痒者阳也，浅刺之，病在上者，阳也；病在下者，阴也。

病先起于阴者，先治其阴而后治其阳；病先起于阳者，先治其阳而后治其阴。

刺热厥者，留针反为寒；刺寒厥者，留针反为热。刺热厥者，二阴一阳；刺寒厥者，二阳一阴，所谓二阴者，二刺阴也，一阳者，一刺阳也。

久病者，邪气入深。刺此病者，深内而久留之，间日而复刺之，必先调其左右，去其血脉，刺道毕矣。凡刺之法，必察其形气。形肉未脱，少气而脉又躁，躁厥者，必为缪刺之，散气可收，聚气可布。

太阳之脉，其终也，戴眼，反折，瘛疭，其色白，绝皮乃绝汗，绝汗则终矣。少阳终者，耳聋，百节尽纵，目系绝，目系绝一日半则死矣，其死也，色青白乃死。阳明终者，口目动作，喜惊，妄言，色黄，其上下之经盛而不行，则终矣。少阴终者，面黑齿长而垢，腹胀闭塞，上下不通而终矣。厥阴终者，中热嗌干，喜溺，心烦，甚则舌卷卵上缩而终矣。太阴终者，腹胀闭，不得息，气噫善呕，呕则逆，逆则面赤，不逆则上下不通，上下不通则面黑皮毛燋而终矣。

经脉第十 （节选）

雷公问于黄帝曰：《禁服》之言，凡刺之理，经脉为始，营其所行，知其度量，内次五脏，外别六腑，愿尽闻其道。黄帝曰：人始生，先成精，精成而脑髓生，骨为干，脉为营，筋为刚，肉为墙，皮肤坚而毛发长，谷入于胃，脉道以通，血气乃行。雷公曰：愿卒闻经脉之始生。黄帝曰：**经脉者，所以能决死生，处百病，调虚实，不可不通也。**

肺手太阴之脉，起于中焦，下络大肠，还循胃口，上膈属肺，从肺系横出腋下，下循臑内，行少阴心主之前，下肘中，循臂内上骨下廉，入寸口，上鱼，循鱼际，出大指之端；其支者，从腕后直出次指内廉，出其端。是动则病肺胀满，膨膨而喘咳，缺盆中痛，甚则交两手而瞀，此为臂厥。是主肺所生病者。咳，上气喘喝，烦心胸满，臑臂内前廉痛厥，掌中热。气盛有余，则肩背痛、风寒汗出中风，小便数而欠。气虚则肩背痛寒，少气不足以息，溺色变。为此诸病，盛则泻之，虚则补之，热则疾之，寒则留之，陷下则灸之，不盛不虚，以经取之。盛者寸口大三倍于人迎，虚者则寸口反小于人迎也。

大肠手阳明之脉，起于大指次指之端，循指上廉，出合谷两骨之间，上入两筋之中，循臂上廉，入肘外廉，上臑外前廉，上肩，出髃骨之前廉，上出于柱骨之会上，下入缺盆，络肺，下膈属大肠；其支者，从缺盆上颈贯颊，入下齿中，还出挟口，交人中，左之右，右之左，上挟鼻孔。是动则病齿痛颈肿。是主津所生病者，目黄口干，鼽衄，喉痹，肩前臑痛，大指次指痛不用。气有余则当脉所过者热肿，虚则寒栗不复。为此诸病，盛则泻之，虚则补之，热则疾之，寒则留之，陷下则灸之，不盛不虚，以经取之。盛者人迎大三倍于寸口，虚者人迎反小于寸口也。

　　胃足阳明之脉，起于鼻，交頞中，旁约太阳之脉，下循鼻外，入上齿中，还出挟口环唇，下交承浆，却循颐后下廉，出大迎，循颊车，上耳前，过客主人，循发际，至额颅；其支者，从大迎前下人迎，循喉咙，入缺盆，下膈属胃络脾；其直者，从缺盆下乳内廉，下挟脐，入气街中；其支者，起于胃口，下循腹里，下至气街中而合，以下髀关，抵伏兔，下膝膑中，下循胫外廉，下足跗，入中指内间；其支者，下膝三寸而别，下入中指外间；其支者，别跗上，入大指间，出其端。是动则病洒洒振寒，善伸数欠颜黑，病至，恶人与火，闻木声则惕然而惊，心欲动，独闭户牖而处，甚则欲上高而歌，弃衣而走，贲响腹胀，是为骭厥。是主血所生病者，狂疟温淫汗出，鼽衄，口喎唇胗，颈肿喉痹，大腹水肿，膝膑肿痛，循膺、乳、气街、股、伏兔、骭外廉、足跗上皆痛，中指不用。气盛则身以前皆热，其有余于胃，则消谷善饥，溺色黄。气不足则身以前皆寒栗，胃中寒则胀满。为此诸病，盛则泻之，虚则补之，热则疾之，寒则留之，陷下则灸之，不盛不虚，以经取之。盛者人迎大三倍于寸口，虚者人迎反小于寸口也。

　　脾足太阴之脉，起于大指之端，循指内侧白肉际，过核骨后，上内踝前廉，上踹内，循胫骨后，交出厥阴之前，上循膝股内前廉，入腹属脾络胃，上膈，挟咽，连舌本，散舌下；其支者，复从胃，别上膈，注心中。是动则病舌本强，食则呕，胃脘痛，腹胀善噫，得后与气则快然如衰，身体皆重。是主脾所生病者，舌本痛，体不能动摇，食不下，烦心，心下急痛，溏，瘕泄，水闭，黄疸，不能卧，强立股膝内肿厥，足大指不用。为此诸病，盛则泻之，虚则补之，热则疾之，寒则留之，陷下则灸之，不盛不虚，以经取之。盛者寸口大三倍于人迎，虚者寸口反小于人迎也。

心手少阴之脉，起于心中，出属心系，下膈络小肠；其支者，从心系上挟咽，系目系；其直者，复从心系却上肺，下出腋下，下循臑内后廉，行太阴心主之后，下肘内，循臂内后廉，抵掌后锐骨之端，入掌内后廉，循小指之内出其端。是动则病嗌干心痛，渴而欲饮，是为臂厥。是主心所生病者，目黄胁痛，臑臂内后廉痛厥，掌中热痛。为此诸病，盛则泻之，虚则补之，热则疾之，寒则留之，陷下则灸之，不盛不虚，以经取之。盛者寸口大再倍于人迎，虚者寸口反小于人迎也。

小肠手太阳之脉，起于小指之端，循手外侧上腕，出踝中，直上循臂骨下廉，出肘内侧两骨之间，上循臑外后廉，出肩解，绕肩胛，交肩上，入缺盆络心，循咽下膈，抵胃属小肠；其支者，从缺盆循颈上颊，至目锐眦，却入耳中；其支者，别颊上䪼抵鼻，至目内眦，斜络于颧。是动则病嗌痛颔肿，不可以顾，肩似拔，臑似折。是主液所生病者，耳聋目黄颊肿，颈颔肩臑肘臂外后廉痛。为此诸病，盛则泻之，虚则补之，热则疾之，寒则留之，陷下则灸之，不盛不虚，以经取之。盛者人迎大再倍于寸口，虚者人迎反小于寸口也。

膀胱足太阳之脉，起于目内眦，上额交巅；其支者，从巅至耳上角；其直者，从巅入络脑，还出别下项，循肩髆内，挟脊抵腰中，入循膂，络肾属膀胱；其支者，从腰中下挟脊贯臀，入腘中；其支者，从髆内左右，别下贯胛，挟脊内，过髀枢，循髀外后廉下合腘中，以下贯踹内，出外踝之后，循京骨，至小指之端外侧。是动则病冲头痛，目似脱，项如拔，脊痛腰似折，髀不可以曲，腘如结，踹如裂，是为踝厥。是主筋所生病者，痔疟狂癫疾，头囟项痛，目黄泪出鼽衄，项背腰尻腘踹脚皆痛，小指不用。为此诸病，盛则泻之，虚则补之，热则疾之，寒则留之，陷下则灸之，不盛不虚，以经取之。盛者人迎大再倍于寸口，虚者人迎反小于寸口也。

肾足少阴之脉，起于小指之下，邪走足心，出于然骨之下，循内踝之后，别入跟中，以上踹内，出腘内廉，上股内后廉，贯脊属肾络膀胱；其直者，从肾上贯肝膈，入肺中，循喉咙，挟舌本；其支者，从肺出络心，注胸中。是动则病饥不欲食，面如漆柴，咳唾则有血，喝喝而喘，坐而欲起，目䀮䀮如无所见，心如悬若饥状，气不足则善恐，心惕惕如人将捕之，是为骨厥。是主肾所生病者，口热舌干，咽肿上气，嗌干及痛，烦心心痛，黄疸肠澼，脊股内后廉痛，痿厥嗜卧，足下热而痛。为此诸病，盛则泻之，虚则补之，热则疾之，寒则留之，陷下则灸之，不盛不虚，以经取之。灸则强食生肉，缓带披发，大杖重履而步。盛者寸口大再倍于人迎，虚者寸口反小于人迎也。

心主手厥阴心包络之脉，起于胸中，出属心包络，下膈，历络三焦；其支者，循胸出胁，下腋三寸，上抵腋，下循臑内，行太阴少阴之间，入肘中，下循臂行两筋之间，入掌中，循中指出其端；其支者，别掌中，循小指次指出其端。是动则病手心热，臂肘挛急，腋肿，甚则胸胁支满，心中澹澹大动，面赤目黄，喜笑不休。是主脉所生病者，烦心心痛，掌中热。为此诸病，盛则泻之，虚则补之，热则疾之，寒则留之，陷下则灸之，不盛不虚，以经取之。盛者寸口大一倍于人迎，虚者寸口反小于人迎也。

三焦手少阳之脉，起于小指次指之端，上出两指之间，循手表腕，出臂外两骨之间，上贯肘，循臑外上肩，而交出足少阳之后，入缺盆，布膻中，散络心包，下膈，遍属三焦；其支者，从膻中上出缺盆，上项，侠耳后直上，出耳上角，以屈下颊至𬱖；其支者，从耳后入耳中，出走耳前，过客主人前，交颊，至目锐眦。是动则病耳聋浑浑焞焞，嗌肿喉痹。是主气所生病者，汗出，目锐眦痛，颊痛，耳后肩臑肘臂外皆痛，小指次指不用。为此诸病，盛则泻之，虚则补之，热则疾之，寒则留之，陷下则灸之，不盛不虚，以经取之。盛者人迎大一倍于寸口，虚者人迎反小于寸口也。

胆足少阳之脉，起于目锐眦，上抵头角，下耳后，循颈行手少阳之前，至肩上，却交出手少阳之后，入缺盆；其支者，从耳后入耳中，出走耳前，至目锐眦后；其支者，别锐眦，下大迎，合于手少阳，抵于颛，下加颊车，下颈合缺盆以下胸中，贯膈络肝属胆，循胁里，出气街，绕毛际，横入髀厌中；其直者，从缺盆下腋，循胸过季胁，下合髀厌中，以下循髀阳，出膝外廉，下外辅骨之前，直下抵绝骨之端，下出外踝之前，循足跗上，入小指次指之端；其支者，别跗上，入大指之间，循大指歧骨内出其端，还贯爪甲，出三毛。是动则病口苦，善太息，心胁痛不能转侧，甚则面微有尘，体无膏泽，足外反热，是为阳厥。是主骨所生病者，头痛颔痛，目锐眦痛，缺盆中肿痛，腋下肿，马刀侠瘿，汗出振寒，疟，胸胁肋髀膝外至胫绝骨外踝前及诸节皆痛，小指次指不用。为此诸病，盛则泻之，虚则补之，热则疾之，寒则留之，陷下则灸之，不盛不虚，以经取之。盛者人迎大一倍于寸口，虚者人迎反小于寸口也。

肝足厥阴之脉，起于大指丛毛之际，上循足跗上廉，去内踝一寸，上踝八寸，交出太阴之后，上腘内廉，循股阴入毛中，环阴器，抵少腹，挟胃属肝络胆，上贯膈，布胁肋，循喉咙之后，上入颃颡，连目系，上出额，与督脉会于巅；其支者，从目系下颊里，环唇内；其支者，复从肝别贯膈，上注肺。是动则病腰痛不可以俯仰，丈夫癥疝，妇人少腹肿，甚则嗌干，面尘脱色。是主肝所生病者，胸满呕逆飧泄，狐疝遗溺闭癃。为此诸病，盛则泻之，虚则补之，热则疾之，寒则留之，陷下则灸之，不盛不虚，以经取之。盛者寸口大一倍于人迎，虚者寸口反小于人迎也。

手太阴之别，名曰列缺，起于腕上分间，并太阴之经直入掌中，散入于鱼际。其病实则手锐掌热，虚则欠㰦，小便遗数，取之去腕一寸半，别走阳明也。

手少阴之别，名曰通里，去腕一寸，别而上行，循经入于心中，系舌本，属目系。其实则支膈，虚则不能言，取之腕后一寸，别走太阳也。

手心主之别，名曰内关，去腕二寸，出于两筋之间，循经以上，系于心包，络心系。实则心痛，虚则为烦心，取之两筋间也。

手太阳之别，名曰支正，上腕五寸，内注少阴；其别者，上走肘，络肩髃。实则节弛肘废，虚则生疣，小者如指痂疥，取之所别也。

手阳明之别，名曰偏历，去腕三寸，别走太阴；其别者，上循臂，乘肩髃，上曲颊偏齿；其别者，入耳合于宗脉。实则龋聋，虚则齿寒痹隔，取之所别也。

手少阳之别，名曰外关，去腕二寸，外绕臂，注胸中，合心主。病实则肘挛，虚则不收，取之所别也。

足太阳之别，名曰飞阳，去踝七寸，别走少阴。实则鼽窒头背痛；虚则鼽衄，取之所别也。

足少阳之别，名曰光明，去踝五寸，别走厥阴，并经下络足跗。实则厥，虚则痿躄，坐不能起，取之所别也。

足阳明之别，名曰丰隆，去踝八寸，别走太阴；其别者，循胫骨外廉，上络头项，合诸经之气，下络喉嗌。其病气逆则喉痹瘁喑，实则狂巅，虚则足不收，胫枯，取之所别也。

足太阴之别，名曰公孙，去本节之后一寸，别走阳明；其别者，入络肠胃。厥气上逆则霍乱，实则腹中切痛，虚则鼓胀，取之所别也。

足少阴之别，名曰大钟，当踝后绕跟，别走太阳；其别者，并经上走于心包，下外贯腰脊。其病气逆则烦闷，实则闭癃，虚则腰痛，取之所别者也。

足厥阴之别，名曰蠡沟，去内踝五寸，别走少阳；其别者，循经上睾，结于茎。其病气逆则睾肿卒疝，实则挺长，虚则暴痒，取之所别也。

任脉之别，名曰尾翳，下鸠尾，散于腹。实则腹皮痛，虚则痒搔，取之所别也。

督脉之别，名曰长强，挟脊上项，散头上，下当肩胛左右，别走太阳，入贯膂。实则脊强，虚则头重，高摇之，挟脊之有过者，取之所别也。

脾之大络，名曰大包，出渊腋下三寸，布胸胁。实则身尽痛，虚则百节尽皆纵。此脉若罗络之血者，皆取之脾之大络脉也。

凡此十五络者，实则必见，虚则必下，视之不见，求之上下，人经不同，络脉异所别也。

经水第十二（节选）

且夫人生于天地之间，六合之内，此天之高，地之广也，非人力之所能度量而至也。若夫八尺之士，皮肉在此，外可度量切循而得之，其死可解剖而视之，其脏之坚脆，腑之大小，谷之多少，脉之长短，血之清浊，气之多少，十二经之多血少气，与其少血多气，与其皆多血气，与其皆少血气，皆有大数。其治以针艾，各调其经气，固其常有合乎？

凡此五脏六腑十二经水者，外有源泉而内有所禀，此皆内外相贯，如环无端，人经亦然。故天为阳，地为阴，腰以上为天，腰以下为地。故海以北者为阴，湖以北者为阴中之阴，漳以南者为阳，河以北至漳者为阳中之阴，漯以南至江者为阳中之太阳，此一隅之阴阳也，所以人与天地相参也。

五十营第十五

黄帝曰：余愿闻五十营奈何？岐伯答曰：天周二十八宿，宿三十六分，人气行一周，千八分。日行二十八宿，人经脉上下、左右、前后二十八脉，周身十六丈二尺，以应二十八宿，漏水下百刻，以分昼夜。故人一呼，脉再动，气行三寸，一吸，脉亦再动，气行三寸，呼吸定息，气行六寸。十息，气行六尺，日行二分。二百七十息，气行十六丈二尺，气行交通于中，一周于身，下水二刻，日行二十分有奇。五百四十息，气行再周于身，下水四刻，日行四十分。二千七百息，气行十周于身，下水二十刻，日行五宿二十分。一万三千五百息，气行五十营于身，水下百刻，日行二十八宿，漏水皆尽，脉终矣。所谓交通者，并行一数也，故五十营备，得尽天地之寿矣，气凡行八百一十丈也。

营气第十六

黄帝曰：营气之道，内谷为宝。谷入于胃，气传之肺，流溢于中，布散于外，精专者行于经隧，常营无已，终而复始，是谓天地之纪。故气从太阴出，注手阳明，上行至面，注足阳明，下行至跗上，注大指间，与太阴合，上行抵脾，从脾注心中，循手少阴出腋下臂，注小指之端，合手太阳，上行乘腋出𫘪内，注目内眦，上巅下项，合足太阳，循脊下尻，下行注小指之端，循足心注足少阴，上行注肾。从肾注心，外散于胸中，循心主脉出腋下臂，出两筋之间，入掌中，出中指之端，还注小指次指之端，合手少阳，上行注膻中，散于三焦，从三焦注胆，出胁，注足少阳，下行至跗上，复从跗注大指间，合足厥阴，上行至肝，从肝上注肺，上循喉咙，入颃颡之窍，究于畜门。其支别者，上额循巅下项中，循脊入骶，是督脉也，络阴器，上过毛中，入脐中，上循腹里，入缺盆，下注肺中，复出太阴。此营气之行，逆顺之常也。

脉度第十七（节选）

五脏常内阅于上七窍也，故**肺气通于鼻，肺和则鼻能知臭香矣；心气通于舌，心和则舌能知五味矣；肝气通于目，肝和则目能辨五色矣；脾气通于口，脾和则口能知五谷矣；肾气通于耳，肾和则耳能闻五音矣。五脏不和则七窍不通，六腑不和则留结为痈。**

故邪在腑则阳脉不和，阳脉不和则气留之，气留之则阳气盛矣。阳气太盛则阴脉不利，阴脉不利则血留之，血留之则阴气盛矣。阴气太盛，则阳气不能荣也，故曰关。阳气太盛，则阴气弗能荣也，故曰格。阴阳俱盛，不得相荣，故曰关格。关格者，不得尽期而死也。

黄帝曰：跷脉安起安止，何气荣水？岐伯答曰：跷脉者，少阴之别，起于然骨之后，上内踝之上，直上循阴股入阴，上循胸里入缺盆，上出人迎之前，入顽，属目内眦，合于太阳、阳跷而上行，气并相还则为濡目，气不荣则目不合。

营卫生会第十八

黄帝问于岐伯曰：人焉受气？阴阳焉会？何气为营？何气为卫？营安从生？卫于焉会？老壮不同气，阴阳异位，愿闻其会。岐伯答曰：**人受气于谷，谷入于胃，以传与肺，五脏六腑，皆以受气，其清者为营，浊者为卫，营在脉中，卫在脉外，营周不休，五十而复大会。阴阳相贯，如环无端。卫气行于阴二十五度，行于阳二十五**

度，分为昼夜，故气至阳而起，至阴而止。故曰：日中而阳陇为重阳，夜半而阴陇为重阴。故太阴主内，太阳主外，各行二十五度，分为昼夜。夜半为阴陇，夜半后而为阴衰，平旦阴尽而阳受气矣。日中为阳陇，日西而阳衰，日入阳尽而阴受气矣。夜半而大会，万民皆卧，命曰合阴，平旦阴尽而阳受气，如是无已，与天地同纪。

黄帝曰：老人之不夜瞑者，何气使然？少壮之人不昼瞑者，何气使然？岐伯答曰：壮者之气血盛，其肌肉滑，气道通，荣卫之行，不失其常，故昼精而夜瞑。老者之气血衰，其肌肉枯，气道涩，五脏之气相抟，其营气衰少而卫气内伐，故昼不精，夜不瞑。

黄帝曰：愿闻营卫之所行，皆何道从来？岐伯答曰：营出于中焦，卫出于上焦。

黄帝曰：愿闻三焦之所出。岐伯答曰：上焦出于胃上口，并咽以上贯膈而布胸中，走腋，循太阴之分而行，还注手阳明，上至舌，下足阳明，常与营俱行于阳二十五度，行于阴亦二十五度一周也，故五十度而复大会于手太阴矣。

黄帝曰：人有热，饮食下胃，其气未定，汗则出，或出于面，或出于背，或出于身半，其不循卫气之道而出何也？岐伯曰：此外伤于风，内开腠理，毛蒸理泄，卫气走之，固不得循其道，此气慓悍滑疾，见开而出，故不得从其道，故命曰漏泄。

黄帝曰：愿闻中焦之所出。岐伯答曰：**中焦亦并胃口，出上焦之后，此所受气者，泌糟粕，蒸津液，化其精微，上注于肺脉，乃化而为血，以奉生身，莫贵于此，故独得行于经隧，命曰营气。黄帝曰：夫血之与气，异名同类，何谓也？岐伯答曰：营卫者，精气也，血者，神气也。故血之与气，异名同类焉。故夺血者无汗，夺汗者无血。故人生有两死而无两生。**

黄帝曰：愿闻下焦之所出。岐伯答曰：下焦者，别回肠，注于膀胱而渗入焉。故水谷者，常并居于胃中，成糟粕，而俱下于大肠，而成下焦，渗而俱下，济泌别汁，循下焦而渗入膀胱焉。黄帝曰：人饮酒，酒亦入胃，谷未熟而小便独先下何也？岐伯答曰：酒者熟谷之液也，其气悍以清，故后谷而入，先谷而液出焉。

黄帝曰：善。余闻**上焦如雾，中焦如沤，下焦如渎**，此之谓也。

寒热病第二十一（节选）

阴跷、阳跷，阴阳相交，阳入阴出，阴阳交于目锐眦，**阳气盛则瞋目，阴气盛则瞑目。**

癫狂第二十二（节选）

目眦外决于面者，为锐眦；在内近鼻者为内眦，上为外眦，下为内眦。

癫疾始生，先不乐，头重痛，视举目赤，其作极已而烦心，候之于颜，取手太阳、阳明、太阴，血变而止。

癫疾始作先引口啼呼喘悸者，候之手阳明、太阳，左强者攻其右，右强者攻其左，血变而止。

癫疾始作先反僵，因而脊痛，候之足太阳、阳明、太阴、手太阳，血变而止。

治癫疾者，常与之居，察其所当取之处。病至，视之有过者泻之，置其血于瓠壶之中，至其发时，血独动矣，不动，灸穷骨二十壮，穷骨者，骶骨也。

骨癫疾者，顑齿诸腧分肉皆满，而骨居，汗出烦悗。呕多涎沫，气下泄，不治。

筋癫疾者，身倦挛急脉大，刺项大经之大杼。呕多涎沫，气下泄，不治。

脉癫疾者，暴仆，四肢之脉皆胀而纵。脉满，尽刺之出血；不满，灸之挟项太阳，灸带脉于腰相去三寸，诸分肉本输。呕多沃沫，气下泄，不治。

癫疾者，疾发如狂者，死不治。

狂始生，先自悲也，喜忘，苦怒，善恐者，得之忧饥，治之取手太阴、阳明，血变而止，及取足太阴、阳明。

狂始发，少卧不饥，自高贤也，自辩智也，自尊贵也，善骂詈，日夜不休，治之取手阳明、太阳、太阴、舌下、少阴，视脉之盛者，皆取之，不盛，释之也。

狂言、惊、善笑、好歌乐、妄行不休者，得之大恐，治之取手阳明、太阳、太阴。

狂，目妄见、耳妄闻、善呼者，少气之所生也，治之取手太阳、太阴、阳明、足太阴、头两颗。

狂者多食，善见鬼神，善笑而不发于外者，得之有所大喜，治之取足太阴、太阳、阳明，后取手太阴、太阳、阳明。

厥病第二十四（节选）

真头痛，头痛甚，脑尽痛，手足寒至节，死不治。
真心痛，手足清至节，心痛甚，旦发夕死，夕发旦死。

病本第二十五（节选）

先病而后逆者，治其本；先逆而后病者，治其本；先寒而后生病者，治其本；先病而后生寒者，治其本；先热而后生病者，治其本；先病而后生热者，治其本；先病而后泄者，治其本；先泄而后生他病者，治其本，必且调之，乃治其他病；先病而后中满者，治其标；先中满而后烦心者，治其本。有客气，有同气。大小便不

利，治其标；大小便利，治其本。病发而有余，本而标
之，先治其本，后治其标；病发而不足，标而本之，先
治其标，后治其本，**谨察间甚，以意调之，间者并行，
甚者独行**。先小大便不利而后生他病者，治其本也。

口问第二十八

　　黄帝闲居，辟左右而问于岐伯曰：余已闻九针之经，
论阴阳逆顺，六经已毕，愿得口问。岐伯避席再拜曰：
善乎哉问也！此先师之所口传也。黄帝曰：愿闻口传。
岐伯答曰：夫百病之始生也，皆生于风雨寒暑，阴阳喜
怒，饮食居处，大惊卒恐，则血气分离，阴阳破败，经
络决绝，脉道不通，阴阳相逆，卫气稽留，经脉虚空，
血气不次，乃失其常。论不在经者，请道其方。
　　黄帝曰：人之欠者，何气使然？岐伯答曰：卫气昼
日行于阳，夜半则行于阴，阴者主夜，夜者主卧；阳者
主上，阴者主下，故阴气积于下，阳气未尽，阳引而上，
阴引而下，阴阳相引，故数欠。阳气尽，阴气盛，则目
瞑；阴气尽而阳气盛，则寤矣。泻足少阴，补足太阳。
　　黄帝曰：人之哕者，何气使然？岐伯曰：谷入于胃，
胃气上注于肺。今有故寒气与新谷气，俱还入于胃，新
故相乱，真邪相攻，气并相逆，复出于胃，故为哕。补
手太阴，泻足少阴。
　　黄帝曰：人之唏者，何气使然？岐伯曰：此阴气盛
而阳气虚，阴气疾而阳气徐，阴气盛而阳气绝，故为唏。
补足太阳，泻足少阴。
　　黄帝曰：人之振寒者，何气使然？岐伯曰：寒气客
于皮肤，阴气盛，阳气虚，故为振寒寒慄，补诸阳。
　　黄帝曰：人之噫者，何气使然？岐伯曰：寒气客于
胃，厥逆从下上散，复出于胃，故为噫。补足太阴、
阳明。

黄帝曰：人之嚏者，何气使然？岐伯曰：阳气和利，满于心，出于鼻，故为嚏。补足太阳荣、眉本。

黄帝曰：人之亸者，何气使然？岐伯曰：胃不实则诸脉虚，诸脉虚则筋脉懈惰，筋脉懈惰则行阴用力，气不能复，故为亸。因其所在，补分肉间。

黄帝曰：人之哀而泣涕出者，何气使然？岐伯曰：心者，五脏六腑之主也；目者，宗脉之所聚也，上液之道也；口鼻者，气之门户。故悲哀愁忧则心动，心动则五脏六腑皆摇，摇则宗脉感，宗脉感则液道开，液道开，故泣涕出焉。液者，所以灌精濡空窍者也，故上液之道开则泣，泣不止则液竭，液竭则精不灌，精不灌则目无所见矣，故命曰夺精。补天柱经侠项。

黄帝曰：人之太息者，何气使然？岐伯曰：忧思则心系急，心系急则气道约，约则不利，故太息以伸出之。补手少阴、心主、足少阳留之也。

黄帝曰：人之涎下者，何气使然？岐伯曰：饮食者，皆入于胃，胃中有热则虫动，虫动则胃缓，胃缓则廉泉开，故涎下。补足少阴。

黄帝曰：人之耳中鸣者，何气使然？岐伯曰：耳者，宗脉之所聚也，故胃中空则宗脉虚，虚则下，溜脉有所竭者，故耳鸣。补客主人、手大指爪甲上与肉交者也。

黄帝曰：人之自啮舌者，何气使然？岐伯曰：此厥逆走上，脉气辈至也。少阴气至则啮舌，少阳气至则啮颊，阳明气至则啮唇矣。视主病者，则补之。

凡此十二邪者，皆奇邪之走空窍者也。故邪之所在，皆为不足。故**上气不足，脑为之不满，耳为之苦鸣，头为之苦倾，目为之眩；中气不足，溲便为之变，肠为之苦鸣；下气不足，则乃为痿厥心悗**。补足外踝下留之。

黄帝曰：治之奈何？岐伯曰：肾主为欠，取足少阴；肺主为哕，取手太阴、足少阴；唏者，阴盛阳绝，故补足太阳、泻足少阴；振寒者，补诸阳；噫者，补足太阴、阳明；嚏者，补足太阳眉本；弹，因其所在，补分肉间；
泣出，补天柱经侠项，侠项者，头中分也；太息，补手
少阴、心主，足少阳留之；涎下，补足少阴；耳鸣，补
客主人、手大指爪甲上与肉交者；自啮舌，视主病者，
则补之；目眩头倾，补足外踝下留之；痿厥心悗，刺足
大指间上二寸留之，一曰足外踝下留之。

师传第二十九（节选）

岐伯曰：入国问俗，入家问讳，上堂问礼，临病人
问所便。黄帝曰：便病人奈何？岐伯曰：夫中热消瘅则
便寒；寒中之属则便热。胃中热则消谷，令人悬心善饥，
脐以上皮热；肠中热则出黄如糜，脐以下皮寒。胃中寒，
则腹胀；肠中寒，则肠鸣飧泄。胃中寒、肠中热则胀而
且泄；胃中热、肠中寒则疾饥，小腹痛胀。

黄帝曰：胃欲寒饮，肠欲热饮，两者相逆，便之奈
何？且夫王公大人，血食之君，骄恣纵欲，轻人而无能
禁之，禁之则逆其志，顺之则加其病，便之奈何？治之
何先？岐伯曰：**人之情，莫不恶死而乐生，告之以其败，
语之以其善，导之以其所便，开之以其所苦，虽有无道
之人，恶有不听者乎？**黄帝曰：治之奈何？岐伯曰：春
夏先治其标，后治其本；秋冬先治其本，后治其标。

决气第三十

黄帝曰：余闻人有精、气、津、液、血、脉，余意
以为一气耳，今乃辨为六名，余不知其所以然。岐伯曰：
两神相抟，合而成形，常先身生，是谓精。何谓气？岐
伯曰：**上焦开发，宣五谷味，熏肤充身泽毛，若雾露之
溉，是谓气。**何谓津？岐伯曰：腠理发泄，汗出溱溱，
是谓津。何谓液？岐伯曰：**谷入气满，淖泽注于骨，骨**

属屈伸，泄泽补益脑髓，皮肤润泽，是谓液。何谓血？岐伯曰：中焦受气取汁，变化而赤，是谓血。何谓脉？岐伯曰：**壅遏营气，令无所避，是谓脉。**

黄帝曰：六气者，有余不足，气之多少，脑髓之虚实，血脉之清浊，何以知之？岐伯曰：**精脱者，耳聋；气脱者，目不明；津脱者，腠理开，汗大泄；液脱者，骨属屈伸不利，色夭，脑髓消，胫酸，耳数鸣；血脱者，色白，夭然不泽；脉脱者，其脉空虚，此其候也。**黄帝曰：六气者，贵贱何如？岐伯曰：六气者，各有部主也，其贵贱善恶，可为常主，然五谷与胃为大海也。

海论第三十三

黄帝问于岐伯曰：余闻刺法于夫子，夫子之所言，不离于营卫血气。夫十二经脉者，内属于脏腑，外络于肢节，夫子乃合之于四海乎？岐伯答曰：人亦有四海、十二经水。经水者，皆注于海。海有东西南北，命曰四海。黄帝曰：以人应之奈何？岐伯曰：人有髓海，有血海，有气海，有水谷之海，凡此四者，以应四海也。黄帝曰：远乎哉！夫子之合人天地四海也，愿闻应之奈何？岐伯答曰：必先明知阴阳表里荥腧所在，四海定矣。

黄帝曰：定之奈何？岐伯曰：**胃者，水谷之海，其腧上在气街，下至三里；冲脉者，为十二经之海，其腧上在于大杼，下出于巨虚之上下廉；膻中者，为气之海，其腧上在于柱骨之上下，前在于人迎；脑为髓之海，其腧上在于其盖，下在风府。**

黄帝曰：凡此四海者，何利何害？何生何败？岐伯曰：得顺者生，得逆者败，知调者利，不知调者害。黄帝曰：四海之逆顺奈何？岐伯曰：**气海有余，则气满胸中、悗息面赤；气海不足，则气少不足以言。血海有余，则常想其身大，怫然不知其所病；血海不足，则常想其**

身小，狭然不知其所病。水谷之海有余，则腹满；水谷之海不足，则饥不受谷食。髓海有余，则轻劲多力，自过其度；髓海不足，则脑转耳鸣，胫酸眩冒，目无所见，懈怠安卧。

黄帝曰：余已闻逆顺，调之奈何？岐伯曰：审守其腧，而调其虚实，无犯其害，顺者得复，逆者必败。黄帝曰：善。

五乱第三十四（节选）

黄帝曰：何谓相逆而乱？岐伯曰：清气在阴，浊气在阳，营气顺脉，卫气逆行，清浊相干，乱于胸中，是谓大悗。故气乱于心，则烦心密嘿，俯首静伏；乱于肺，则俯仰喘喝，接手以呼；乱于肠胃，则为霍乱；乱于臂胫，则为四厥；乱于头，则为厥逆，头重眩仆。

黄帝曰：五乱者，刺之有道乎？岐伯曰：有道以来，有道以去，审知其道，是谓身宝。黄帝曰：善。愿闻其道。岐伯曰：气在于心者，取之手少阴、心主之俞；气在于肺者，取之手太阴荥、足少阴俞；气在于肠胃者，取之足太阴、阳明，不下者，取之三里；气在于头者，取之天柱、大杼，不知，取足太阳荥俞；气在于臂足，取之先去血脉，后取其阳明、少阳之荥俞。黄帝曰：补泻奈何？岐伯曰：徐入徐出，谓之导气。补泻无形，谓之同精。是非有余不足也，乱气之相逆也。

胀论第三十五（节选）

夫心胀者，烦心短气，卧不安；肺胀者，虚满而喘咳；肝胀者，胁下满而痛引小腹；脾胀者，善哕，四肢烦悗，体重不能胜衣，卧不安；肾胀者，腹满引背央央然，腰髀痛。

六腑胀：胃胀者，腹满，胃脘痛，鼻闻焦臭，妨于食，大便难；大肠胀者，肠鸣而痛濯濯，冬日重感于寒，则飧泄不化；小肠胀者，少腹䐜胀，引腰而痛；膀胱胀者，少腹满而气癃；三焦胀者，气满于皮肤中，轻轻然而不坚；胆胀者，胁下痛胀，口中苦，善太息。

五癃津液别第三十六

黄帝问于岐伯曰：水谷入于口，输于肠胃，其液别为五。天寒衣薄则为溺与气；天热衣厚则为汗；悲哀气并则为泣；中热胃缓则为唾。邪气内逆，则气为之闭塞而不行，不行则为水胀，余知其然也，不知其何由生，愿闻其道。岐伯曰：水谷皆入于口，其味有五，各注其海，津液各走其道。故三焦出气，以温肌肉，充皮肤，为其津；其流而不行者为液。

天暑衣厚则腠理开，故汗出；寒留于分肉之间，聚沫则为痛。天寒则腠理闭，气湿不行，水下留于膀胱，则为溺与气。

五脏六腑，心为之主，耳为之听，目为之候，肺为之相，肝为之将，脾为之卫，肾为之主外。故五脏六腑之津液，尽上渗于目，心悲气并则心系急，心系急则肺举，肺举则液上溢。夫心系与肺，不能常举，乍上乍下，故咳而泣出矣。中热则胃中消谷，消谷则虫上下作，肠胃充郭故胃缓，胃缓则气逆，故唾出。

五谷之津液，和合而为膏者，内渗入于骨空，补益脑髓，而下流于阴股。阴阳不和，则使液溢而下流于阴，髓液皆减而下，下过度则虚，虚故腰背痛而胫酸。阴阳气道不通，四海闭塞，三焦不泻，津液不化，水谷并行肠胃之中，别于回肠，留于下焦，不得渗膀胱，则下焦胀，水溢则为水胀，此津液五别之逆顺也。

五阅五使第三十七 （节选）

黄帝曰：愿闻五官。岐伯曰：鼻者，肺之官也；目者，肝之官也；口唇者，脾之官也；舌者，心之官也；耳者，肾之官也。黄帝曰：以官何候？岐伯曰：以候五脏。故肺病者，喘息鼻张；肝病者，眦青；脾病者，唇黄；心病者，舌卷短，颧赤；肾病者，颧与颜黑。

黄帝曰：五脉安出，五色安见，其常色殆者如何？岐伯曰：五官不辨，阙庭不张，小其明堂，蕃蔽不见，又埤其墙，墙下无基，垂角去外，如是者，虽平常殆，况加疾哉！黄帝曰：五色之见于明堂，以观五脏之气，左右高下，各有形乎？岐伯曰：腑脏之在中也，各以次舍，左右上下，各如其度也。

逆顺肥瘦第三十八 （节选）

黄帝曰：脉行之逆顺奈何？岐伯曰：**手之三阴，从脏走手；手之三阳，从手走头；足之三阳，从头走足；足之三阴，从足走腹。**黄帝曰：少阴之脉独下行何也？岐伯曰：不然。夫冲脉者，五脏六腑之海也，五脏六腑皆禀焉。其上者，出于颃颡，渗诸阳，灌诸精；其下者，注少阴之大络，出于气街，循阴股内廉，入腘中，伏行骭骨内，下至内踝之后属而别。其下者，并于少阴之经，渗三阴，其前者，伏行出跗属，下循跗，入大指间，渗诸络而温肌肉。故别络结则跗上不动，不动则厥，厥则寒矣。黄帝曰：何以明之？岐伯曰：以言导之，切而验之，其非必动，然后乃可明逆顺之行也。

阴阳清浊第四十

黄帝曰：余闻十二经脉，以应十二经水者，其五色各异，清浊不同，人之血气若一，应之奈何？岐伯曰：人之血气，苟能若一，则天下为一矣，恶有乱者乎？黄帝曰：余问一人，非问天下之众。岐伯曰：夫一人者，亦有乱气，天下之众，亦有乱人，其合为一耳。黄帝曰：愿闻人气之清浊。岐伯曰：受谷者浊，受气者清。清者注阴，浊者注阳。浊而清者，上出于咽；清而浊者，则下行。清浊相干，命曰乱气。

黄帝曰：夫阴清而阳浊，浊者有清，清者有浊，别之奈何？岐伯曰：气之大别，清者上注于肺，浊者下走于胃。胃之清气，上出于口；肺之浊气，下注于经，内积于海。

黄帝曰：诸阳皆浊，何阳独甚乎？岐伯曰：手太阳独受阳之浊，手太阴独受阴之清。其清者上走空窍，其浊者下行诸经。诸阴皆清，足太阴独受其浊。

黄帝曰：治之奈何？岐伯曰：清者其气滑，浊者其气涩，此气之常也。故刺阴者，深而留之；刺阳者，浅而疾之；清浊相干，以数调之也。

淫邪发梦第四十三

黄帝曰：愿闻淫邪泮衍奈何？岐伯曰：正邪从外袭内，而未有定舍，反淫于脏，不得定处，与营卫俱行，而与魂魄飞扬，使人卧不得安而喜梦。气淫于腑，则有余于外，不足于内；气淫于脏，则有余于内，不足于外。黄帝曰：有余不足，有形乎？岐伯曰：阴气盛，则梦涉大水而恐惧；阳气盛，则梦大火而燔焫；阴阳俱盛，则梦相杀。上盛则梦飞，下盛则梦堕；甚饥则梦取，甚饱则梦予；肝气盛，则梦怒；肺气盛，则梦恐惧、哭泣、飞扬；心气盛，则梦善笑、恐畏；脾气盛，则梦歌乐，身体重不举；肾气盛，则梦腰脊两解不属。凡此十二盛者，至而泻之，立已。

厥气客于心，则梦见丘山烟火；客于肺，则梦飞扬，见金铁之奇物；客于肝，则梦见山林树木；客于脾，则梦见丘陵大泽，坏屋风雨；客于肾，则梦临渊，没居水中；客于膀胱，则梦游行；客于胃，则梦饮食；客于大肠，则梦田野；客于小肠，则梦聚邑冲衢；客于胆，则梦斗讼自刳；客于阴器，则梦接内；客于项，则梦斩首；客于胫，则梦行走而不能前，及居深地窖苑中；客于股肱，则梦礼节拜起；客于胞胭，则梦溲便。凡此十五不足者，至而补之，立已也。

顺气一日分为四时
第四十四（节选）

黄帝曰：夫百病之所始生者，必起于燥湿寒暑风雨，阴阳喜怒，饮食居处，气合而有形，得脏而有名，余知其然也。夫百病者，多以旦慧、昼安、夕加、夜甚，何也？岐伯曰：四时之气使然。黄帝曰：愿闻四时之气。岐伯曰：春生、夏长、秋收、冬藏，是气之常也，人亦应之。以一日分为四时，朝则为春，日中为夏，日入为秋，夜半为冬。朝则人气始生，病气衰，故旦慧；日中人气长，长则胜邪，故安；夕则人气始衰，邪气始生，故加；夜半人气入脏，邪气独居于身，故甚也。黄帝曰：其时有反者何也？岐伯曰：是不应四时之气，脏独主其病者，是必以脏气之所不胜时者甚，以其所胜时者起也。黄帝曰：治之奈何？岐伯曰：顺天之时，而病可与期。顺者为工，逆者为粗。

外揣第四十五

黄帝曰：余闻九针九篇，余亲受其调，颇得其意。夫九针者，始于一而终于九，然未得其要道也。夫九针者，小之则无内，大之则无外，深不可为下，高不可为盖，恍惚无穷，流溢无极，余知其合于天道人事四时之变也，然余愿杂之毫毛，浑束为一，可乎？岐伯曰：明乎哉问也！非独针道焉，夫治国亦然。黄帝曰：余愿闻针道，非国事也。岐伯曰：夫治国者，夫惟道焉，非道何可小大浅深杂合为一乎？黄帝曰：愿卒闻之。岐伯曰：日与月焉，水与镜焉，鼓与响焉。夫日月之明，不失其影；水镜之察，不失其形；鼓响之应，不后其声。动摇则应和，尽得其情。黄帝曰：窘乎哉！昭昭之明不可蔽。其不可蔽，不失阴阳也。合而察之，切而验之，见而得之，若清水明镜之不失其形也。五音不彰，五色不明，五脏波荡，若是则内外相袭，若鼓之应桴，响之应声，影之似形。故远者司外揣内，近者司内揣外，是谓阴阳之极，天地之盖，请藏之灵兰之室，弗敢使泄也。

五变第四十六（节选）

黄帝曰：人之善病风厥漉汗者，何以候之？少俞答曰：肉不坚，腠理疏，则善病风。黄帝曰：何以候肉之不坚也？少俞答曰：腘肉不坚而无分理者粗理而皮不致者，腠理疏，此言其浑然者。黄帝曰：人之善病消瘅者，何以候之？少俞答曰：五脏皆柔弱者，善病消瘅。黄帝曰：何以知五脏之柔弱也？少俞答曰：夫柔弱者，必有刚强，刚强多怒，柔者易伤也。黄帝曰：何以候柔弱之与刚强？少俞答曰：此人薄皮肤，而目坚固以深者，长衡直扬，其心刚，刚则多怒，怒则气上逆，胸中蓄积，血气逆留，臆皮充肌，血脉不行，转而为热，热则消肌肤，故为消瘅。此言其人暴刚而肌肉弱者也。

黄帝曰：人之善病寒热者，何以候之？少俞答曰：小骨弱肉者，善病寒热。黄帝曰：何以候骨之小大，肉之坚脆，色之不一也？少俞答曰：颧骨者，骨之本也。颧大则骨大，颧小则骨小。皮肤薄而其肉无䐃，其臂懦懦然，其地色殆然，不与其天同色，污然独异，此其候也。然臂薄者，其髓不满，故善病寒热也。

黄帝曰：何以候人之善病痹者？少俞答曰：粗理而肉不坚者，善病痹。黄帝曰：痹之高下有处乎？少俞答曰：欲知其高下者，各视其部。

黄帝曰：人之善病肠中积聚者，何以候之？少俞答曰：皮肤薄而不泽，肉不坚而淖泽。如此，则肠胃恶，恶则邪气留止，积聚乃作，脾胃之间，寒温不次，邪气稍至，蓄积留止，大聚乃起。

黄帝曰：余闻病形，已知之矣！愿闻其时。少俞答曰：先立其年，以知其时。时高则起，时下则殆，虽不陷下，当年有冲通，其病必起，是谓因形而生病，五变之纪也。

本脏第四十七（节选）

黄帝问于岐伯曰：**人之血气精神者，所以奉生而周于性命者也。经脉者，所以行血气而营阴阳，濡筋骨，利关节者也。卫气者，所以温分肉，充皮肤，肥腠理，司关合者也。志意者，所以御精神，收魂魄，适寒温，和喜怒者也。**是故血和则经脉流行，营复阴阳，筋骨劲强，关节清利矣。卫气和则分肉解利，皮肤调柔，腠理致密矣。志意和则精神专直，魂魄不散，悔怒不起，五脏不受邪矣。寒温和则六腑化谷，风痹不作，经脉通利，肢节得安矣。此人之常平也。**五脏者，所以藏精神血气**

魂魄者也。**六腑者，所以化水谷而行津液者也。**此人之所以具受于天也，无愚智贤不肖，无以相倚也。

黄帝曰：愿闻六腑之应。岐伯答曰：肺合大肠，大肠者，皮其应；心合小肠，小肠者，脉其应；肝合胆，胆者，筋其应；脾合胃，胃者，肉其应；肾合三焦、膀胱，三焦、膀胱者，腠理毫毛其应。

五色第四十九（节选）

雷公曰：人不病卒死，何以知之？黄帝曰：大气入于脏腑者不病而卒死矣。雷公曰：病小愈而卒死者，何以知之？黄帝曰：赤色出两颧，大如拇指者，病虽小愈，必卒死。黑色出于庭，大如拇指，必不病而卒死。雷公再拜曰：善哉！其死有期乎？黄帝曰：察色以言其时。

雷公曰：善乎！愿卒闻之。黄帝曰：庭者，首面也；阙上者，咽喉也；阙中者，肺也；下极者，心也；直下者，肝也；肝左者，胆也；下者，脾也；方上者，胃也；中央者，大肠也；挟大肠者，肾也；当肾者，脐也；面王以上者，小肠也；面王以下者，膀胱子处也；颧者，肩也；颧后者，臂也；臂下者，手也；目内眦上者，膺乳也；挟绳而上者，背也；循牙车以下者，股也；中央者，膝也；膝以下者，胫也；当胫以下者，足也；巨分者，股里也；巨屈者，膝膑也。此五脏六腑肢节之部也，各有部分。有部分，**用阴和阳，用阳和阴，当明部分，万举万当。能别左右，是谓大道。**男女异位，故曰阴阳。**审察泽夭，谓之良工。**

沉浊为内，浮泽为外，黄赤为风，青黑为痛，白为寒，黄而膏润为脓，赤甚者为血，痛甚为挛，寒甚为皮不仁。

五色各见其部，察其浮沉，以知浅深；察其泽夭，以观成败，察其散抟，以知近远；视色上下，以知病处；

积神于心，以知往今。

故相气不微，不知是非，属意勿去，乃知新故。色明不粗，沉夭为甚；不明不泽，其病不甚。

论勇第五十（节选）

黄帝曰：愿闻勇怯之所由然。少俞曰：勇士者，目深以固，长衡直扬，三焦理横，其心端直，其肝大以坚，其胆满以傍，怒则气盛而胸张，肝举而胆横，眦裂而目扬，毛起而面苍，此勇士之由然者也。黄帝曰：愿闻怯士之所由然。少俞曰：怯士者，目大而不减，阴阳相失，其焦理纵，𩩺𩨗短而小，肝系缓，其胆不满而纵，肠胃挺，胁下空，虽方大怒，气不能满其胸，肝肺虽举，气衰复下，故不能久怒，此怯士之所由然者也。

黄帝曰：怯士之得酒，怒不避勇士者，何脏使然？少俞曰：酒者，水谷之精，熟谷之液也，其气慓悍，其入于胃中，则胃胀，气上逆，满于胸中，肝浮胆横。当是之时，固比于勇士，气衰则悔。与勇士同类，不知为之，名曰酒悖也。

卫气第五十二（节选）

黄帝曰：五脏者，所以藏精神魂魄者也；六腑者，所以受水谷而行化物者也。其气内于五脏，而外络肢节。其浮气之不循经者，为卫气；其精气之行于经者，为营气。阴阳相随，外内相贯，如环之无端，亭亭淳淳乎，孰能穷之？然其分别阴阳，皆有标本虚实所离之处；能别阴阳十二经者，知病之所生；知候虚实之所在者，能得病之高下；知六腑之气街者，能知解结契绍于门户；能知虚实之坚软者，知补泻之所在；能知六经标本者，可以无惑于天下。

凡候此（言手足诸经）者，下虚则厥，下盛则热，上虚则眩，上盛则热痛。故实者绝而止之，虚者引而起之。

天年第五十四

黄帝问于岐伯曰：愿闻人之始生，何气筑为基？何立而为楯？何失而死？何得而生？岐伯曰：以母为基，以父为楯，失神者死，得神者生也。黄帝曰：何者为神？岐伯曰：血气已和，荣卫已通，五脏已成，神气舍心，魂魄毕具，乃成为人。

黄帝曰：人之寿夭各不同，或夭寿，或卒死，或病久，愿闻其道。岐伯曰：五脏坚固，血脉和调，肌肉解利，皮肤致密，营卫之行，不失其常，呼吸微徐，气以度行，六腑化谷，津液布扬，各如其常，故能长久。

黄帝曰：人之寿百岁而死，何以致之？岐伯曰：使道隧以长，基墙高以方，通调营卫，三部三里起，骨高肉满，百岁乃得终。

黄帝曰：其气之盛衰，以至其死，可得闻乎？岐伯曰：**人生十岁，五脏始定，血气已通，其气在下，故好走。二十岁，血气始盛，肌肉方长，故好趋。三十岁，五脏大定，肌肉坚固，血脉盛满，故好步。四十岁，五脏六腑十二经脉，皆大盛以平定，腠理始疏，荣华颓落，发颇斑白，平盛不摇，故好坐。五十岁，肝气始衰，肝叶始薄，胆汁始灭，目始不明。六十岁，心气始衰，苦忧悲，血气懈惰，故好卧。七十岁，脾气虚，皮肤枯。八十岁，肺气衰，魄离，故言善误。九十岁，肾气焦，四脏经脉空虚。百岁，五脏皆虚，神气皆去，形骸独居而终矣。**

黄帝曰：其不能终寿而死者，何如？岐伯曰：其五脏皆不坚，使道不长，空外以张，喘息暴疾，又卑基墙，薄脉少血，其肉不实，数中风寒，血气虚，脉不通，真邪相攻，乱而相引，故中寿而尽也。

五味第五十六

黄帝曰：愿闻谷气有五味，其入五脏，分别奈何？伯高曰：**胃者，五脏六腑之海也。水谷皆入于胃，五脏六腑皆禀气于胃。**五味各走其所喜，谷味酸，先走肝，谷味苦，先走心，谷味甘，先走脾，谷味辛，先走肺，谷味咸，先走肾。谷气津液已行，营卫大通，乃化糟粕，以次传下。

黄帝曰：营卫之行奈何？伯高曰：谷始入于胃，其精微者，先出于胃之两焦，以溉五脏，别出两行，营卫之道。其大气之抟而不行者，积于胸中，命曰气海，出于肺，循喉咽，故呼则出，吸则入。天地之精气，其大数常出三入一，故**谷不入，半日则气衰，一日则气少矣。**

黄帝曰：谷之五味，可得闻乎？伯高曰：请尽言之。

五谷：粳米甘，麻酸，大豆咸，麦苦，黄黍辛；五果：枣甘，李酸，栗咸，杏苦，桃辛；五畜：牛甘，犬酸，猪咸，羊苦，鸡辛；五菜：葵甘，韭酸，藿咸，薤苦，葱辛；五色：黄色宜甘，青色宜酸，黑色宜咸，赤色宜苦，白色宜辛。

凡此五者，各有所宜。

五宜：所言五宜者，脾病者，宜食粳米饭、牛肉、枣、葵；心病者，宜食麦、羊肉、杏、薤；肾病者，宜食大豆黄卷、猪肉、栗、藿；肝病者，宜食麻、犬肉、李、韭；肺病者，宜食黄黍、鸡肉、桃、葱。

五禁：肝病禁辛，心病禁咸，脾病禁酸，肾病禁甘，肺病禁苦。

肝色青，宜食甘，粳米饭、牛肉、枣、葵皆甘；心色赤，宜食酸，犬肉、麻、李、韭皆酸；脾色黄，宜食咸，大豆、豕肉、栗、藿皆咸；肺色白，宜食苦，麦、羊肉、杏、薤皆苦；肾色黑，宜食辛，黄黍、鸡肉、桃、葱皆辛。

水胀第五十七

黄帝问于岐伯曰：水与肤胀、鼓胀、肠覃、石瘕、石水，何以别之？岐伯答曰：**水始起也，目窠上微肿，如新卧起之状，其颈脉动，时咳，阴股间寒，足胫肿，腹乃大，其水已成矣。以手按其腹，随手而起，如裹水之状，此其候也。**

黄帝曰：肤胀何以候之？岐伯曰：**肤胀者，寒气客于皮肤之间，壅壅然不坚，腹大，身尽肿，皮厚，按其腹，窅而不起，腹色不变，此其候也。**

鼓胀何如？岐伯曰：腹胀身皆大，大与肤胀等也，色苍黄，腹筋起，此其候也。

肠覃何如？岐伯曰：寒气客于肠外，与卫气相抟，气不得荣，因有所系，癖而内著，恶气乃起，瘜肉乃生。其始生也，大如鸡卵，稍以益大，至其成也，如怀子之状，久者离岁，按之则坚，推之则移，月事以时下，此其候也。

石瘕何如？岐伯曰：石瘕生于胞中，寒气客于子门，子门闭塞，气不得通，恶血当泻不泻，衃以留止，日以益大，状如怀子，月事不以时下。皆生于女子，可导而下。

黄帝曰：肤胀鼓胀可刺邪？岐伯曰：先泻其胀之血络，后调其经，刺去其血络也。

贼风第五十八

黄帝曰：夫子言贼风邪气之伤人也，令人病焉，今有其不离屏蔽，不出室穴之中，卒然病者，非不离贼风邪气，其故何也？岐伯曰：此皆尝有所伤，于湿气藏于血脉之中，分肉之间，久留而不去；若有所堕坠，恶血在内而不去。卒然喜怒不节，饮食不适，寒温不时，腠理闭而不通。其开而遇风寒，则血气凝结，与故邪相袭，则为寒痹。其有热则汗出，汗出则受风，虽不遇贼风邪气，必有因加而发焉。

黄帝曰：今夫子之所言者，皆病人之所自知也，其毋所遇邪气，又毋怵惕之所志，卒然而者者，其故何也？唯有因鬼神之事乎？岐伯曰：此亦有故邪留而未发，因而志有所恶，及有所慕，血气内乱，两气相搏。其所从来者微，视之不见，听而不闻，故似鬼神。

黄帝曰：其祝而已者，其故何也？岐伯曰：先巫者，因知百病之胜，先知其病之所从生者，可祝而已也。

卫气失常第五十九（节选）

黄帝问于伯高曰：人之肥瘦大小寒温，有老壮少小，别之奈何？伯高对曰：人年五十已上为老，三十已上为壮，十八已上为少，六岁已上为小。黄帝曰：何以度知其肥瘦？伯高曰：人有脂、有膏、有肉。黄帝曰：别此奈何？伯高曰：腘肉坚，皮满者，脂。腘肉不坚，皮缓者，膏。皮肉不相离者，肉。黄帝曰：身之寒温何如？伯高曰：膏者其肉淖，而粗理者身寒，细理者身热。脂者其肉坚，细理者热，粗理者寒。黄帝曰：其肥瘦大小奈何？伯高曰：膏者，多气而皮纵缓，故能纵腹垂腴。肉者，身体容大。脂者，其身收小。黄帝曰：三者之气血多少何如？伯高曰：膏者多气，多气者热，热者耐寒。肉者多血则充形，充形则平。脂者，其血清，气滑少，故不能大。此别于众人者也。黄帝曰：众人奈何？伯高曰：众人皮肉脂膏不能相加也，血与气不能相多，故其形不小不大，各自称其身，命曰众人。黄帝曰：善。治之奈何？伯高曰：必先别其三形，血之多少，气之清浊，而后调之，治无失常经。是故膏人者，纵腹垂腴；肉人者，上下容大；脂人者，虽脂不能大者。

玉版第六十（节选）

黄帝曰：病之生时，有喜怒不测，饮食不节，阴气不足，阳气有余，营气不行，乃发为痈疽。阴阳不通，两热相搏，乃化为脓，小针能取之乎？岐伯曰：圣人不能使化者，为之邪不可留也。故两军相当，旗帜相望，白刃陈于中野者，此非一日之谋也，能使其民，令行禁止，士卒无白刃之难者，非一日之教也，须臾之得也。夫至使身被痈疽之病，脓血之聚者，不亦离道远乎？夫痈疽之生，脓血之成也，不从天下，不从地出，积微之所生也。故圣人自治于未有形也，愚者遭其已成也。黄帝曰：其已形，不予遭，脓已成，不予见，为之奈何？岐伯曰：脓已成，十死一生，故圣人弗使已成，而明为良方，著之竹帛，使能者踵而传之后世，无有终时者，为其不予遭也。黄帝曰：其已有脓血而后遭乎？不导之以小针治乎？岐伯曰：以小治小者其功小，以大治大者多害，故其已成脓血者，其唯砭石铍锋之所取也。

五禁第六十一（节选）

黄帝曰：何谓五夺？岐伯曰：形肉已夺，是一夺也；大夺血之后，是二夺也；大汗出之后，是三夺也；大泄之后，是四夺也；新产及大血之后，是五夺也。此皆不可泻。

黄帝曰：何谓五逆？岐伯曰：热病脉静，汗已出，脉盛躁，是一逆也；病泄，脉洪大，是二逆也；著痹不移，䐃肉破，身热，脉偏绝，是三逆也；淫而夺形身热，色夭然白，及后下血衃，血衃笃重，是四逆也；寒热夺形，脉坚抟，是五逆也。

五味论第六十三

黄帝问于少俞曰：**五味入于口也，各有所走，各有所病。酸走筋，多食之，令人癃；咸走血，多食之，令人渴；辛走气，多食之，令人洞心；苦走骨，多食之，令人变呕；甘走肉，多食之，令人悗心。**余知其然也，不知其何由，愿闻其故。

少俞答曰：酸入于胃，其气涩以收，上之两焦，弗能出入也。不出即留于胃中，胃中和温，则下注膀胱，膀胱之胞薄以濡，得酸则缩绻，约而不通，水道不行，故癃。阴者，积筋之所终也，故酸入而走筋矣。

黄帝曰：咸走血，多食之，令人渴，何也？少俞曰：咸入于胃，其气上走中焦，注于脉，则血气走之，血与咸相得则凝，凝则胃中汁注之，注之则胃中竭，竭则咽路焦，故舌本干而善渴。血脉者，中焦之道也，故咸入而走血矣。

黄帝曰：辛走气，多食之，令人洞心，何也？少俞曰：辛入于胃，其气走于上焦，上焦者，受气而营诸阳者也，姜韭之气熏之，营卫之气不时受之，久留心下，故洞心。辛与气俱行，故辛入而与汗俱出。

黄帝曰：苦走骨，多食之，令人变呕，何也？少俞曰：苦入于胃，五谷之气，皆不能胜苦，苦入下脘，三焦之道皆闭而不通，故变呕。齿者，骨之所终也，故苦人而走骨，故入而复出，知其走骨也。

黄帝曰：甘走肉，多食之，令人悗心，何也？少俞曰：甘入于胃，其气弱小，不能上至于上焦，而与谷留于胃中者，令人柔润者也，胃柔则缓，缓则虫动，虫动则令人悗心。其气外通于肉，故甘走肉。

阴阳二十五人第六十四

黄帝曰：余闻阴阳之人何如？伯高曰：天地之间，六合之内，不离于五，人亦应之。故五五二十五人之政，而阴阳之人不与焉。其态又不合于众者五，余已知之矣。愿闻二十五人之形，血气之所生，别而以候，从外知内何如？岐伯曰：悉乎哉问也，此先师之秘也，虽伯高犹不能明之也。黄帝避席遵循而却曰：余闻之，得其人弗教，是谓重失；得而泄之，天将厌之。余愿得而明之，金柜藏之，不敢扬之。岐伯曰：先立五形金木水火土，别其五色，异其五形之人，而二十五人具矣。

黄帝曰：愿卒闻之。岐伯曰：慎之慎之，臣请言之。木形之人，比于上角，似于苍帝。其为人苍色，小头，长面，大肩背，直身，小手足，有才，好劳心，少力，多忧劳于事。能春夏不能秋冬，感而病生，足厥阴佗佗然。大角之人，比于左足少阳，少阳之上遗遗然。左角（一曰少角）之人，比于右足少阳，少阳之下随随然。钛（音第）角（一曰右角）之人，比于右足少阳，少阳之上推推然。判角之人，比于左足少阳，少阳之下栝栝然。

火形之人，比于上徵，似于赤帝。其为人赤色，广朋（音印），锐面小头，好肩背髀腹，小手足，行安地，疾心，行摇，肩背肉满，有气轻财，少信，多虑，见事明，好颜，急心，不寿暴死。能春夏不能秋冬，秋冬感而病生，手少阴核核然。质徵之人，比于左手太阳，太阳之上肌肌然。少徵之人，比于右手太阳，太阳之下慆慆然。右徵之人，比于右手太阳，太阳之上鲛鲛然。质判之人，比于左手太阳，太阳之下支支颐颐然。

土形之人，比于上宫，似于上古黄帝。其为人黄色，圆面，大头，美肩背，大腹，美股胫，小手足，多肉，上下相称，行安地，举足浮，安心，好利人，不喜权势，善附人也。能秋冬不能春夏，春夏感而病生，足太阴敦敦然。大宫之人，比于左足阳明，阳明之上婉婉然。加宫之人，比于左足阳明，阳明之下坎坎然。少宫之人，比于右足阳明，阳明之上枢枢然。左宫之人，比于右足阳明，阳明之下兀兀然。

金形之人，比于上商，似于白帝。其为人方面，白色，小头，小肩背，小腹，小手足，如骨发踵外，骨轻，身清廉，急心，静悍，善为吏。能秋冬不能春夏，春夏感而病生。手太阴敦敦然。

钛商之人，比于左手阳明，阳明之上廉廉然。右商之人，比于左手阳明，阳明之下脱脱然。左商之人，比于右手阳明，阳明之上监监然。少商之人，比于右手阳明，阳明之下严严然。

水形之人，比于上羽，似于黑帝。其为人黑色，面不平，大头，广颐，小肩，大腹，动手足，发行摇身，下尻长，背延延然，不敬畏，善欺绐人，戮死。能秋冬不能春夏，春夏感而病生。足少阴污污然。大羽之人，比于右足太阳，太阳之上颊颊然。少羽之人，比于左足太阳，太阳之下纡纡然。众之为人，比于右足太阳，太阳之下洁洁然。桎之为人，比于左足太阳，太阳之上安安然。是故五形之人二十五变者，众之所以相欺者是也。

黄帝曰：得其形，不得其色，何如？岐伯曰：形胜色，色胜形者，至其胜时年加，感则病行，失则忧矣。形色相得者，富贵大乐。黄帝曰：其形色相胜之时，年加可知乎？岐伯曰：凡人之大忌，常加九岁，七岁，十六岁，二十五岁，三十四岁，四十三岁，五十二岁，六十一岁，皆人之大忌，不可不自安也，感则病行，失则忧矣。当此之时，无为奸事，是谓年忌。

黄帝曰：夫子之言，脉之上下，血气之候，以知形气奈何？岐伯曰：足阳明之上，血气盛则髯美长；血少气多则髯短；故气少血多则髯少，血气皆少则无髯，两吻多画。足阳明之下，血气盛则下毛美长至胸；血多气少则下毛美短至脐，行则善高举足，足指少肉，足善寒；血少气多则肉而善瘃；血气皆少则无毛，有则稀枯悴，善痿厥足痹。

足少阳之上，气血盛则通髯美长；血多气少则通髯美短；血少气多则少髯，血气皆少则无须，感于寒湿则善痹，骨痛爪枯也。足少阳之下，血气盛则胫毛美长，外踝肥；血多气少则胫毛美短，外踝皮坚而厚；血少气多则胻毛少，外踝皮薄而软；血气皆少则无毛，外踝瘦无肉。

足太阳之上，血气盛则美眉，眉有毫毛；血多气少则恶眉，面多小理；血少气多则面多肉；血气和则美色。足太阳之下，血气盛则跟肉满，踵坚；气少血多则瘦，跟空；血气皆少则喜转筋，踵下痛。

手阳明之上，血气盛则髭美；血少气多则髭恶；血气皆少则无髭。手阳明之下，血气盛则腋下毛美，手鱼肉以温；气血皆少则手瘦以寒。

手少阳之上，血气盛则眉美以长，耳色美；血气皆少则耳焦恶色。手少阳之下，血气盛则手卷多肉以温；血气皆少则寒以瘦，气少血多则瘦以多脉。

手太阳之上，血气盛则多须，面多肉以平；血气皆少则面瘦恶色。手太阳之下，血气盛则掌肉充满；血气皆少则掌瘦以寒。

黄帝曰：二十五人者，刺之有约乎？岐伯曰：美眉者，足太阳之脉气血多；恶眉者，气血少；其肥而泽者，血气有余；肥而不泽者，气有余，血不足；瘦而无泽者，气血俱不足。审察其形气有余不足而调之，可以知逆顺矣。

黄帝曰：刺其诸阴阳奈何？岐伯曰：按其寸口人迎，以调阴阳，切循其经络之凝涩，结而不通者，此于身皆为痛痹，甚则不行，故凝涩。凝涩者，致气以温之，血和乃止。其结络者，脉结血不和，决之乃行。故曰：气有余于上者，导而下之；气不足于上者，推而休之；其稽留不至者，因而迎之。必明于经隧，乃能持之。寒与热争者，导而行之；其宛陈血不结者，则而予之。必先明知二十五人，则血气之所在，左右上下，刺约毕也。

五音五味第六十五（节选）

是故圣人视其颜色，黄赤者多热气，青白者少热气，黑色者多血少气。**美眉者太阳多血，通髯极须者少阳多血；美须者阳明多血，此其时然也。**

夫人之常数，太阳常多血少气，少阳常多气少血，阳明常多血多气，厥阴常多气少血，少阴常多血少气，太阴常多血少气，此天之常数也。

百病始生第六十六（节选）

黄帝问于岐伯曰：夫百病之始生也，皆于风雨寒暑，清湿喜怒，喜怒不节则伤脏，风雨则伤上，清湿则伤下。三部之气所伤异类，愿闻其会。岐伯曰：三部之气各不同，或起于阴，或起于阳，请言其方。喜怒不节则伤脏，脏伤则病起于阴也，清湿袭虚，则病起于下，风雨袭虚，则病起于上，是谓三部，至于其淫泆，不可胜数。

黄帝曰：余固不能数，故问先师，愿卒闻其道。岐伯曰：**风雨寒热，不得虚，邪不能独伤人。**卒然逢疾风暴雨而不病者，盖无虚，故邪不能独伤人。此必因虚邪之风，与其身形，**两虚相得，乃客其形**。两实相逢，众人肉坚，其中于虚邪也，因于天时，与其身形，参以虚实，大病乃成。气有定舍，因处为名，上下中外，分为三员。

黄帝曰：其成积奈何？岐伯曰：厥气生足悗，悗生胫寒，胫寒则血脉凝涩，血脉凝涩则寒气上入于肠胃，入于肠胃则䐜胀，䐜胀则肠外之汁沫迫聚不得散，日以成积。卒然多食饮，则脉满，起居不节，用力过度，则络脉伤，**阳络伤则血外溢，血外溢则衄血，阴络伤则血内溢，血内溢则后血**，肠胃之络伤，则血溢于肠外，肠外有寒，汁沫与血相抟，则并合凝聚不得散而积成矣。卒然外中于寒，若内伤于忧怒，则气上逆，气上逆则六输不通，温气不行，凝血蕴裹而不散，津液涩渗，著而不去，而积皆成矣。

黄帝曰：其生于阴者奈何？岐伯曰：忧思伤心；重寒伤肺；忿怒伤肝；醉以入房，汗出当风伤脾；用力过度，若入房汗出浴，则伤肾。此内外三部之所生病者也。黄帝曰：善。治之奈何？岐伯答曰：察其所痛，以知其应，有余不足，当补则补，当泻则泻，毋逆天时，是谓至治。

邪客第七十一（节选）

黄帝问于伯高曰：夫邪气之客人也，或令人目不瞑不卧出者，何气使然？伯高曰：**五谷入于胃也，其糟粕、津液、宗气分为三隧，故宗气积于胸中，出于喉咙，以贯心肺，而行呼吸焉。营气者，泌其津液，注之于脉，化以为血，以荣四末，内注五脏六腑，以应刻数焉。卫气者，出其悍气之慓疾，而先行于四末、分肉、皮肤之间，而不休者也。昼日行于阳，夜行于阴，常从足少阴**

之分间，行于五脏六腑。今厥气客于五脏六腑，则卫气独卫其外，行于阳不得入于阴。行于阳则阳气盛，阳气盛则阳跷满，不得入于阴，阴虚，故目不瞑。

黄帝问于伯高曰：愿闻人之肢节，以应天地奈何？伯高答曰：天圆地方，人头圆足方以应之。天有日月，人有两目；地有九州，人有九窍；天有风雨，人有喜怒；天有雷电，人有音声；天有四时，人有四肢；天有五音，人有五脏；天有六律，人有六腑；天有冬夏，人有寒热；天有十日，人有手十指；辰有十二，人有足十指，茎垂以应之，女子不足二节，以抱人形；天有阴阳，人有夫妻；岁有三百六十五日，人有三百六十五节；地有高山，人有肩膝；地有深谷，人有腋腘；地有十二经水，人有十二经脉；地有泉脉，人有卫气；地有草萱，人有毫毛；天有昼夜，人有卧起；天有列星，人有牙齿；地有小山，人有小节；地有山石，人有高骨；地有林木，人有募筋；地有聚邑，人有腘肉；岁有十二月，人有十二节；地有四时不生草，人有无子。此人与天地相应者也。

岐伯曰：少阴，心脉也。心者，五脏六腑之大主也，精神之所舍也，其脏坚固，邪弗能容也，容之则伤心，心伤则神去，神去则死矣。故诸邪之在于心者，皆在于心之包络。包络者，心主之脉也，故独无腧焉。

通天第七十二

黄帝问于少师曰：余尝闻人有阴阳，何谓阴人？何谓阳人？少师曰：天地之间，六合之内，不离于五，人亦应之，非徒一阴一阳而已也，而略言耳，口弗能遍明也。黄帝曰：愿略闻其意。有贤人圣人，心能备而行之乎？少师曰：盖有太阴之人，少阴之人，太阳之人，少阳之人，阴阳和平之人，凡五人者，其态不同，其筋骨气血各不等。

黄帝曰：其不等者，可得闻乎？少师曰：太阴之人，贪而不仁，下齐湛湛，好内而恶出，心抑而不发，不务于时，动而后之，此太阴之人也。

少阴之人，小贪而贼心，见人有亡，常若有得，好伤好害，见人有荣，乃反愠怒，心疾而无恩，此少阴之人也。

太阳之人，居处于于，好言大事，无能而虚说，志发于四野，举措不顾是非，为事如常自用，事虽败，而常无悔，此太阳之人也。

少阳之人，諟谛，好自贵，有小小官，则高自宣，好为外交，而不内附，此少阳之人也。

阴阳和平之人，居处安静，无为惧惧，无为欣欣，婉然从物，或与不争，与时变化，尊则谦谦，谭而不治，是谓至治。古之善用针艾者，视人五态乃治之，盛者泻之，虚者补之。

黄帝曰：治人之五态奈何？少师曰：太阴之人，多阴而无阳，其阴血浊，其卫气涩，阴阳不和，缓筋而厚皮，不之疾泻，不能移之。

少阴之人，多阴而少阳，小胃而大肠，六腑不调，其阳明脉小，而太阳脉大，必审而调之，其血易脱，其气易败也。

太阳之人，多阳而少阴，必谨调之，无脱其阴，而泻其阳，阳重脱者易狂，阴阳皆脱者，暴死不知人也。

少阳之人，多阳而少阴，经小而络大，血在中而气在外，实阴而虚阳，独泻其络脉则强，气脱而疾，中气不足，病不起也。

阴阳和平之人，其阴阳之气和，血脉调。宜谨诊其阴阳，视其邪正，安其容仪，审有余不足，盛则泻之，虚则补之，不盛不虚，以经取之，此所以调阴阳、别五态之人者也。

黄帝曰：夫五态之人者，相与毋故，卒然新会，未知其行也，何以别之？少师答曰：众人之属，不如五态之人者，故五五二十五人，而五态之人不与焉。五态之人，尤不合于众者也。

黄帝曰：别五态之人奈何？少师曰：

太阴之人，其状黮黮然黑色，念然下意，临临然长大，腘然未偻，此太阴之人也。

少阴之人，其状清然窃然，固以阴贼，立而躁崄，行而似伏，此少阴之人也。

太阳之人，其状轩轩储储，反身折腘，此太阳之人也。

少阳之人，其状立则好仰，行则好摇，其两臂两肘，则常出于背，此少阳之人也。

阴阳和平之人，其状委委然，随随然，颙颙然，愉愉然，暶暶然，豆豆然，众人皆曰君子，此阴阳和平之人也。

论疾诊尺第七十四

黄帝问于岐伯曰：余欲无视色持脉，独调其尺，以言其病，从外知内，为之奈何？岐伯曰：审其尺之缓急、小大、滑涩，肉之坚脆，而病形定矣。视人之目窠上微痈，如新卧起状，其颈脉动，时咳，按其手足上，窅而不起者，风水肤胀也。尺肤滑，其淖泽者，风也；尺肉弱者，解㑊；安卧脱肉者，寒热不治；尺肤滑而泽脂者，风也；尺肤涩者，风痹也；尺肤粗如枯鱼之鳞者，水泆饮也；尺肤热甚，脉盛躁者，病温也，其脉盛而滑者，病且出也。尺肤寒，其脉小者，泄，少气也。尺肤炬然，先热后寒者，寒热也。尺肤先寒，久持之而热者，亦寒热也。

肘所独热者，腰以上热；手所独热者，腰以下热。肘前独热者，膺前热；肘后独热者，肩背热。臂中独热者，腰腹热；肘后廉以下三四寸热者，肠中有虫。掌中热者，腹中热；掌中寒者，腹中寒。鱼上白肉有青血脉者，胃中有寒。尺炬然热，人迎大者，当夺血。尺坚大，脉小甚，少气悗有加，立死。

目赤色者病在心，白在肺，青在肝，黄在脾，黑在肾。黄色不可名者，病在胸中。

诊目痛，赤脉从上下者，太阳病；从下上者，阳明病；从外走内者，少阳病。

诊寒热，赤脉上下至瞳子，见一脉，一岁死；见一脉半，一岁半死；见二脉，二岁死；见二脉半，二岁半死；见三脉，三岁死。

诊龋齿痛，按其阳之来，有过者独热，在左左热，在右右热，在上上热，在下下热。

诊血脉者，多赤多热，多青多痛，多黑为久痹，多赤、多黑、多青皆见者，寒热身痛。面色微黄，齿垢黄，爪甲上黄，黄疸也。安卧，小便黄赤，脉小而涩者，不嗜食。

人病，其寸口之脉，与人迎之脉小大等，及其浮沉等者，病难已也。

女子手少阴脉动甚者妊子。

婴儿病，其头毛皆逆上者必死，耳间青脉起者掣痛，大便赤瓣飧泄，脉小者，手足寒，难已；飧泄，脉小，手足温，泄易已。

四时之变，寒暑之胜，重阴必阳，重阳必阴，故阴主寒，阳主热，故寒甚则热，热甚则寒，故曰寒生热，热生寒，此阴阳之变也。故曰：**冬伤于寒，春生瘅热；春伤于风，夏生后泄肠澼；夏伤于暑，秋生痎疟；秋伤于湿，冬生咳嗽，是谓四时之序也。**

刺节真邪第七十五（节选）

黄帝曰：有一脉生数十病者，或痛、或痈、或热、或寒、或痒、或痹、或不仁，变化无穷，其故何也？岐伯曰：此皆邪气之所生也。黄帝曰：余闻气者，有真气，有正气，有邪气，何谓真气？岐伯曰：真气者，所受于天，与谷气并而充身者也。正气者，正风也，从一方来，非实风，非虚风也。邪气者，虚风也，虚风之贼伤人也，其中人也深，不能自去。正风者，其中人也浅，合而自去，其气来柔弱，不能胜真气，故自去。

虚邪之中人也，洒淅动形，起毫毛而发腠理。其入深，内抟于骨，则为骨痹。抟于筋，则为筋挛。抟于脉中，则为血闭不通，则为痈。抟于肉，与卫气相抟，阳胜者则为热，阴胜者则为寒，寒则真气去，去则虚，虚则寒。抟于皮肤之间，其气外发，腠理开，毫毛摇，气往来行，则为痒。留而不去，则为痹。卫气不行，则为不仁。虚邪偏客于身半，其入深，内居荣卫，荣卫稍衰，则真气去，邪气独留。发为偏枯。其邪气浅者，脉偏痛。

九针论第七十八（节选）

形乐志苦，病生于脉，治之以灸刺。形苦志乐，病生于筋，治之以熨引。形乐志乐，病生于肉，治之以针石。形苦志苦，病生于咽喝，治之以甘药。形数惊恐，筋脉不通，病生于不仁，治之以按摩醪药，是谓五形志也。

五脏气：心主噫，肺主咳，肝主语，脾主吞，肾主欠。六腑气：胆为怒，胃为气逆为哕，大肠小肠为泄，膀胱不约为遗溺，下焦溢为水。

五味所入：酸入肝，辛入肺，苦入心，甘入脾，咸入肾，淡入胃，是谓五入。

五并：精气并肝则忧，并心则喜，并肺则悲，并肾则恐，并脾则畏，是谓五精之气并于脏也。

五恶：肝恶风，心恶热，肺恶寒，肾恶燥，脾恶湿，此五脏气所恶者也。

五液：心主汗，肝主泣，肺主涕，肾主唾，脾主涎，此五液所出也。

五劳：久视伤血，久卧伤气，久坐伤肉，久立伤骨，久行伤筋，此五久劳所病也。

五走：酸走筋，辛走气，苦走血，咸走骨，甘走肉，是谓五走也。

五裁：病在筋，无食酸；病在气，无食辛；病在骨，无食咸；病在血，无食苦；病在肉，无食甘。口嗜而欲食之，不可多也，必自裁也，命曰五裁。

五发：阴病发于骨，阳病发于血，以味病发于气，阳病发于冬，阴病发于夏。

五邪：邪入于阳，则为狂；邪入于阴，则为血痹；邪入于阳，抟则为癫疾；邪入于阴，抟则为喑；阳入于阴，病静；阴出之于阳，病喜怒。

五藏：心藏神，肺藏魄，肝藏魂，脾藏意，肾藏精志也。

五主：心主脉，肺主皮，肝主筋，脾主肌，肾主骨。

阳明多血多气，太阳多血少气，少阳多气少血，太阴多血少气，厥阴多血少气，少阴多气少血。故曰：刺阳明出血气，刺太阳出血恶气，刺少阳出气恶血，刺太阴出血恶气，刺厥阴出血恶气，刺少阴出气恶血也。

足阳明太阴为表里，少阳厥阴为表里，太阳少阴为表里，是谓足之阴阳也；手阳明太阴为表里，少阳心主为表里，太阳少阴为表里，是谓手之阴阳也。

岁露论第七十九（节选）

黄帝曰：有寒温和适，腠理不开，然有卒病者，其故何也？少师答曰：帝弗知邪入乎？虽平居，其腠理开闭缓急，其故常有时也。黄帝曰：可得闻乎？少师曰：人与天地相参也，与日月相应也。故月满则海水西盛，人血气积，肌肉充，皮肤致，毛发坚，腠理郄，烟垢著，当是之时，虽遇贼风，其入浅不深。至其月廓空，则海水东盛，人气血虚，其卫气去，形独居，肌肉减，皮肤纵，腠理开，毛发残，膲理薄，烟垢落，当是之时，遇贼风则其入深，其病人也卒暴。

黄帝曰：其有卒然暴死暴病者，何也？少师答曰：得三虚者，其死暴疾也；得三实者，邪不能伤人也。黄帝曰：愿闻三虚。少师曰：乘年之衰，逢月之空，失时之和，因为贼风所伤，是谓三虚。故论不知三虚，工反为粗。帝曰：愿闻三实。少师曰：逢年之盛，遇月之满，得时之和，虽有贼风邪气，不能危之也，命曰三实。

大惑论第八十（节选）

五脏六腑之精气，皆上注于目而为之精。精之窠为眼，骨之精为瞳子，筋之精为黑眼，血之精为络，其窠气之精为白眼，肌肉之精为约束，裹撷筋骨血气之精而与脉并为系，上属于脑，后出于项中。故邪中于项，因逢其身之虚，其入深，则随眼系以入于脑，入于脑则脑转，脑转则引目系急，目系急则目眩以转矣。邪中其精，其精所中不相比也，则精散，精散则视歧，视歧见两物。目者，五脏六腑之精也，营卫魂魄之所常营也，神气之所生也。故神劳则魂魄散，志意乱，是故瞳子黑眼法于阴，白眼赤脉法于阳也。故阴阳合传而精明也。目者，

心之使也，心者，神之舍也，故神分精乱而不抟，卒然见非常之处，精神魂魄，散不相得，故曰惑也。

黄帝曰：**人之善忘者，何气使然？岐伯曰：上气不足，下气有余，肠胃实而心肺虚。虚则营卫留于下，久之不以时上，故善忘也。**

黄帝曰：人之善饥而不嗜食者，何气使然？岐伯曰：精气并于脾，热气留于胃，胃热则消谷，谷消故善饥。胃气逆上，则胃脘塞，故不嗜食也。

黄帝曰：病而不得卧者，何气使然？岐伯曰：卫气不得入于阴，常留于阳，留于阳则阳气满，阳气满则阳跷盛，不得入于阴则阴气虚，故目不得瞑矣。

黄帝曰：病目而不得视者，何气使然？岐伯曰：卫气留于阴，不得行于阳，留于阴则阴气盛，阴气盛则阴跷满，不得入于阳则阳气虚，故目闭也。

黄帝曰：人之多卧者，何气使然？岐伯曰：此人肠胃大而皮肤涩，而分肉不解焉。肠胃大则卫气留久，皮肤涩则分肉不解，其行迟。夫卫气者，昼日常行于阳，夜行于阴，故阳气尽则卧，阴气尽则寤。故肠胃大，则卫气行留久；皮肤涩，分肉不解，则行迟。留于阴也久，其气不精，则欲瞑，故多卧矣。其肠胃小，皮肤滑以缓，分肉解利，卫气之留于阳也久，故少卧焉。黄帝曰：其非常经也，卒然多卧者，何气使然？岐伯曰：邪气留于上焦，上焦闭而不通，已食若饮汤，卫气久留于阴而不行，故卒然多卧焉。

黄帝曰：善。治此诸邪，奈何？岐伯曰：先其脏腑，诛其小过，后调其气，盛者泻之，虚者补之，必先明知其形志之苦乐，定乃取之。

痈疽第八十一（节选）

夫血脉营卫，周流不休，上应星宿，下应经数。寒邪客于经络之中，则血泣，血泣则不通，不通则卫气归之，不得复反，故痈肿。**寒气化为热，热胜则腐肉，肉腐则为脓，脓不泻则烂筋，筋烂则伤骨，骨伤则髓消，不当骨空，不得泄泻，血枯空虚，则筋骨肌肉不相荣，经脉败漏，熏于五脏，脏伤故死矣。**

黄帝曰：夫子言痈疽，何以别之？岐伯曰：营气稽留于经脉之中，则血泣而不行，不行则卫气从之而不通，壅遏而不得行，故热。**大热不止，热胜则肉腐，肉腐则为脓，然不能陷于骨髓，骨髓不为燋枯，五脏不为伤，故命曰痈。**

黄帝曰：何谓疽？岐伯曰：**热气淳盛，下陷肌肤，筋髓枯，内连五脏，血气竭，当其痈下，筋骨良肉皆无余，故命曰疽。**疽者，上之皮夭以坚，状如牛领之皮。痈者，其皮上薄以泽。此其候也。

第二章

难 经

一难曰：十二经皆有动脉，独取寸口，以决五脏六腑死生吉凶之法，何谓也？然：寸口者，脉之大会，手太阴之脉动也。

人一呼脉行三寸，一吸脉行三寸，呼吸定息，脉行六寸。人一日一夜，凡一万三千五百息，脉行五十度，周于身。漏水下百刻，荣卫行阳二十五度，行阴亦二十五度，为一周也。故五十度复会于手太阴。寸口者，五脏六腑之所终始，故法取于寸口也。

九难曰：何以别知脏腑之病耶？然：数者腑也，迟者脏也。数则为热，迟则为寒。诸阳为热，诸阴为寒。故以别知脏腑之病也。

十一难曰：经言脉不满五十动而一止，一脏无气者，何脏也？然：人吸者随阴入，呼者因阳出。今吸不能至肾，至肝而还，故知一脏无气者，肾气先尽也。

十二难曰：经言：五脏脉已绝于内，用针者反实其外；五脏脉已绝于外，用针者反实其内。内外之绝，何以别之？然：五脏脉已绝于内者，肾肝之气已绝于内也，而医反补其心肺；五脏脉已绝于外者，其心肺气已绝于外也，而医反补其肾肝。阳绝补阴，阴绝补阳，是谓实实虚虚，损不足益有余。如此死者，医杀之耳。

十三难曰：经言：见其色而不得其脉，反得相胜之脉者即死，得相生之脉者，病即自已，色之与脉当参相应，为之奈何？然：五脏有五色，皆见于面，亦当与寸口、尺内相应。假令色青，其脉当弦而急；色赤，其脉浮大而散；色黄，其脉中缓而大；色白，其脉浮涩而短；

色黑，其脉沉濡而滑。此所谓五色之与脉当参相应也。

脉数，尺之皮肤亦数；脉急，尺之皮肤亦急；脉缓，尺之皮肤亦缓；脉涩，尺之皮肤亦涩；脉滑，尺之皮肤亦滑。

五脏各有声、色、臭、味，当与寸口、尺内相应，其不应者病也。假令色青，其脉浮涩而短，若大而缓为相胜；浮大而散，若小而滑为相生也。

经言：知一为下工，知二为中工，知三为上工。上工者十全九，中工者十全七，下工者十全六。此之谓也。

十八难曰：脉有三部，部有四经，手有太阴阳明，足有太阳少阴，为上下部，何谓也？

然：手太阴、阳明金也，足少阴、太阳水也，金生水，水流下行，而不能上，故在下部也。足厥阴、少阳木也，生手太阳、少阴火，火炎上行，而不能下，故为上部。手心主少阳火，生足太阴阳明土，土主中宫，故在中部也。此皆五行子母更相生养者也。

脉有三部九候，各何主之？然：**三部者，寸、关、尺也。九候者，浮、中、沉也。上部法天，主胸以上至头之有疾也；中部法人，主膈以下至脐之有疾也；下部法地，主脐以下至足之有疾也。**审而刺之也。

人病有沉滞久积聚，可切脉而知之耶？然：诊在右胁有积气，得肺脉结，脉结甚则积甚，结微则气微。

诊不得肺脉，而右胁有积气者何也？然：肺脉虽不见，右手脉当沉伏。

其外痼疾同法耶？将异也？然：结者，脉来去时一止，无常数，名曰结也。伏者，脉行筋下也。浮者，脉在肉上行也。左右表里，法皆如此。假令脉结伏者，内无积聚；脉浮结者，外无痼疾；有积聚脉不结伏，有痼疾，脉不浮结，为脉不应病，病不应脉，是为死病也。

二十五难曰：有十二经，五脏六腑十一耳。其一经者，何等经也？然：一经者，手少阴与心主别脉也。心主与三焦为表里，俱有名而无形，故言经有十二也。

二十八难曰：其奇经八脉者，既不拘于十二经，皆何起何继也？然：督脉者，起于下极之俞，并于脊里，上至风府，入属于脑。

任脉者，起于中极之下，以上毛际，循腹里，上关元，至喉咽。

冲脉者，起于气冲，并足阳明之经，夹脐上行，至胸中而散也。

带脉者，起于季胁，回身一周。

阳跷脉者，起于跟中，循外踝上行，入风池。

阴跷脉者，亦起于跟中，循内踝上行，至咽喉，交贯冲脉。

阳维阴维者，维络于身，溢畜不能环流灌溉诸经者也，故阳经起于诸阳会也，阴维起于诸阴交也。

比于圣人图设沟渠，沟渠满溢，流于深湖，故圣人不能拘通也。而人脉隆盛，入于八脉而不环周，故十二经亦不能拘之，其受邪气，畜则肿热，砭射之也。

二十九难曰：奇经之为病何如？然：阳维维于阳，阴维维于阴，阴阳不能自相维，则怅然失志，溶溶不能自收持。阳维为病，苦寒热；阴维为病，苦心痛。阴跷为病，阳缓而阴急。阳跷为病，阴缓而阳急。冲之为病，逆气而里急。督之为病，脊强而厥。任之为病，其内苦结，男子为七疝，女子为瘕聚。带之为病，腹满，腰溶溶，若坐水中。此奇经八脉之为病也。

三十难曰：荣气之行，常与卫气相随不？然：经言人受气于谷，谷入于胃，乃传于五脏六腑，五脏六腑，皆受于气。其清者为荣，浊者为卫，荣行脉中，卫行脉外，营周不息，五十而复大会。阴阳相贯，如环之无端，故知荣卫相随也。

三十一难曰：三焦者，何禀？何生？何始？何终？其治常在何许？可晓以不？然：三焦者，水谷之道路，

气之所终始也。上焦者，在心下，下膈，在胃上口，主
内而不出，其治在膻中，玉堂下一寸六分，直两乳间陷
者是。中焦者，在胃中脘，不上不下，主腐熟水谷，其
治在脐傍。下焦者，当膀胱上口，主分别清浊，主出而
不内，以传道也，其治在脐下一寸。故名曰三焦，其府
在气街。

三十六难曰：脏各有一耳，肾独有两者，何也？然：
肾两者，非皆肾也，其左者为肾，右者为命门。命门者，
诸神精之所舍，原气之所系也，男子以藏精，女子以系
胞，故知肾有一也。

三十七难：五脏者，当上关于九窍也。故肺气通于
鼻，鼻和则知香臭矣；肝气通于目，目和则知白黑矣；
脾气通于口，口和则知谷味矣；心气通于舌，舌和则知
五味矣；肾气通于耳，耳和则知五音矣。

五脏不和，则七窍不通；六腑不和，则留结为痈。
邪在六腑，则阳脉不和，阳脉不和，则气留之；气留之，
则阳脉盛矣。邪在五脏，则阴脉不和；阴脉不和，则血
留之；血留之，则阴脉盛矣。阴气太盛，则阳气不得相
营也，故曰格。阳气太盛，则阴气不得相营也，故曰关。
阴阳俱盛，不得相营也，故曰关格，关格者，不得尽其
命而死矣。

四十难曰：经言：肝主色，心主臭，脾主味，肺主
声，肾主液。鼻者肺之候，而反知香臭；耳者肾之候，
而反闻声；其意何也？然：肺者，西方金也，金生于巳，
巳者南方火，火者心，心主臭，故令鼻知香臭；肾者，
北方水也，水生于申，申者西方金，金者肺，肺主声，
故令耳闻声。

四十四难曰：七冲门何在？然：唇为飞门，齿为户
门，会厌为吸门，胃为贲门，太仓下口为幽门，大肠小
肠会为阑门，下极为魄门，故曰七冲门也。

四十五难曰：经言八会者，何也？然：腑会太仓，

脏会季胁，筋会阳陵泉，髓会绝骨，血会膈俞，骨会大杼，脉会太渊，气会三焦外一筋直两乳内也。热病在内者，取其会之气穴也。

四十六难曰：老人卧而不寐，少壮寐而不寤者，何也？然：经言：少壮者，血气盛，肌肉滑，气道通，荣卫之行不失于常，故昼日精，夜不寤也。老人血气衰，肌肉不滑，荣卫之道涩，故昼日不能精，夜不得寐也。故知老人不得寐也。

四十七难曰：人面独能耐寒者，何也？然：人头者，诸阳之会也，诸阴脉皆至颈胸中而还，独诸阳脉皆上至头耳，故令面耐寒也。

四十九难曰：有正经自病，有五邪所伤，何以别之？然：经言忧愁思虑则伤心，形寒饮冷则伤肺，恚怒气逆上而不下则伤肝，饮食劳倦则伤脾，久坐湿地，强力入水则伤肾，是正经之自病也。

五十三难曰：经言：七传者死，间脏者生。何谓也？然：七传者，传其所胜也；间脏者，传其子也。何以言之？假令心病传肺，肺传肝，肝传脾，脾传肾，肾传心，一脏不再伤，故言七传者死也。

间脏者，传其所生也。假令心病传脾，脾传肺，肺传肾，肾传肝，肝传心，是子母相传，竟而复始，如环无端，故曰生也。

五十五难曰：病有积、有聚，何以别之？然：积者，阴气也；聚者，阳气也。故阴沉而伏，阳浮而动。气之所积，名曰积；气之所聚，名曰聚。故积者，五脏所生；聚者，六腑所成也。积者，阴气也，其始发有常处，其痛不离其部，上下有所终始，左右有所穷处；聚者，阳气也，其始发无根本，上下无所留止，其痛无常处，谓之聚。故以是别知积聚也。

五十七难曰：泄凡有几？皆有名不？然：泄凡有五，其名不同，有胃泄，有脾泄，有大肠泄，有小肠泄，有大瘕泄，名曰后重。

胃泄者，饮食不化，色黄。

脾泄者，腹胀满，泄注，食即呕吐逆

大肠泄者，食已窘迫，大便色白，肠鸣切痛。

小肠泄者，溲而便脓血，少腹痛。

大瘕泄者，里急后重，数至圊而不能便，茎中痛。此五泄之要法也。

五十八难曰：伤寒有几？其脉有变不？然：伤寒有五，有中风，有伤寒，有湿温，有热病，有温病，其所苦各不同。

中风之脉，阳濡浮而滑，阴濡而弱。湿温之脉，阳浮而弱，阴小而急。伤寒之脉，阴阳俱盛而紧涩。热病之脉，阴阳俱浮，浮之而滑，沉之散涩。温病之脉，行在诸经，不知何经之动也，各随其经所在而取之。

伤寒有汗出而愈，下之而死者；有汗出而死，下之而愈者，何也？然：阳虚阴盛，汗出而愈，下之即死；阳盛阴虚，汗出而死，下之而愈。

寒热之病，候之如何也？然：皮寒热者，皮不可近席，毛发焦，鼻槁不得汗。肌寒热者，皮肤痛，唇舌槁无汗。骨寒热者，病无所安，汗注不休，齿本槁痛。

五十九难曰：狂癫之病，何以别之？然：**狂疾之始发，少卧而不饥，自高贤也，自辨智也，自倨贵也，妄笑好歌乐，妄行不休是也。癫疾始发，意不乐，僵仆直视。其脉三部阴阳俱盛是也。**

六十难曰：头心之病，有厥痛，有真痛，何谓也？然：手三阳之脉，受风寒，伏留而不去者，则名厥头痛；入连在脑者，名真头痛。其五脏气相干，名厥心痛；其痛甚，但在心，手足青者，即名真心痛。其真心痛者，旦发夕死，夕发旦死。

六十一难曰：经言，望而知之谓之神，闻而知之谓之圣，问而知之谓之工，切脉而知之谓之巧。何谓也？

然：望而知之者，望见其五色，以知其病。闻而知之者，闻其五音，以别其病。问而知之者，问其所欲五味，以知其病所起所在也。切脉而知之者，诊其寸口，视其虚实，以知其病，病在何脏何腑也。

经言：**以外知之曰圣，以内知之曰神。此之谓也。**

六十八难曰：五脏六腑，皆有井、荥、俞、经、合，皆何所主？然**经言所出为井，所流为荥，所注为俞，所行为经，所入为合。井主心下满，荥主身热，俞主体重节痛，经主喘咳寒热，合主逆气而泄。此五脏六腑井、荥、俞、经、合所主病也。**

六十九难曰：经言，虚者补之，实者泻之，不虚不实，以经取之。何谓也？然：虚者补其母，实者泻其子，当先补之，然后泻之。不虚不实，以经取之者，是正经自生病，不中他邪也，当自取其经，故言以经取之。

七十五难曰：经言，东方实，西方虚，泻南方，补北方。何谓也？然：金木水火土，当更相平。东方木也，西方金也。木欲实，金当平之；火欲实，水当平之；土欲实，木当平之；金欲实，火当平之；水欲实，土当平之。东方肝也，则知肝实；西方肺也，则知肺虚。泻南方火，补北方水。南方火，火者，木之子也；北方水，水者，木之母也。水胜火，子能令母实，母能令子虚，故泻火补水，欲令金不得平木也。经曰：不能治其虚，何问其余。此之谓也。

七十七难曰：经言，上工治未病，中工治已病者，何谓也？然：**所谓治未病者，见肝之病，则知肝当传之与脾，故先实其脾气，无令得受肝之邪，故曰治未病焉。中工者见肝之病，不晓相传，但一心治肝，故曰治已病也。**

八十一难曰：经言，无实实虚虚，损不足而益有余。是寸口脉耶？将病自有虚实耶？其损益奈何？然：是病非谓寸口脉也，谓病自有虚实也。假令肝实而肺虚，肝者木也，肺者金也，金木当更相平，当知金平木。假令肺实而肝虚，微少气，用针不补其肝，而反重实其肺。故曰**实实虚虚，损不足而益有余**。此者中工之所害也。

第三章
伤寒论

张仲景原序

论曰：余每览越人入虢之诊，望齐侯之色，未尝不慨然叹其才秀也。怪当今居世之士，曾不留神医药，精究方术，上以疗君亲之疾，下以救贫贱之厄，中以保身长全，以养其生。但竞逐荣势，企踵权豪，孜孜汲汲，惟名利是务；崇饰其末，忽弃其本，华其外而悴其内。皮之不存，毛将安附焉？卒然遭邪风之气，婴非常之疾，患及祸至，而方震慄，降志屈节，钦望巫祝，告穷归天，束手受败。赍百年之寿命，持至贵之重器，委付凡医，恣其所措，咄嗟呜呼！厥身已毙，神明消灭，变为异物，幽潜重泉，徒为啼泣。痛夫！举世昏迷，莫能觉悟，不惜其命，若是轻生，彼何荣势之云哉！而进不能爱人知人，退不能爱身知己，遇灾值祸，身居厄地，蒙蒙昧昧，蠢若游魂。哀乎！趋世之士，驰竞浮华，不固根本，忘躯徇物，危若冰谷，至于是也。

余宗族素多，向余二百。建安纪元以来，犹未十稔，其死亡者三分有二，伤寒十居其七。感往昔之沦丧，伤横夭之莫救，乃勤求古训，博采众方，撰用《素问》、《九卷》、《八十一难》、《阴阳大论》、《胎胪药录》，并《平脉辨证》，为《伤寒杂病论》，合十六卷。虽未能尽愈诸病，庶可以见病知源。若能寻余所集，思过半矣。

夫天布五行，以运万类；人禀五常，以有五藏；经络府俞，阴阳会通；玄冥幽微，变化难极。自非才高识妙，岂能探其理致哉！上古有神农、黄帝、岐伯、伯高、雷公、少俞、少师、仲文，中世有长桑、扁鹊，汉有公乘阳庆及仓公，下此以往，未之闻也。观今之医，不念思求经旨，以演其所知，各承家技，始终顺旧，省疾问病，务在口给，相对斯须，便处汤药。按寸不及尺，握手不及足；人迎、趺阳，三部不参；动数发息，不满五十。短期未知决诊，九候曾无仿佛；明堂阙庭，尽不见察，所谓窥管而已。夫欲视死别生，实为难矣。

孔子云：生而知之者上，学则亚之。多闻博识，知之次也。余宿尚方术，请事斯语。

辨太阳病脉证并治（上）

1. 太阳之为病，脉浮，头项强痛而恶寒。

2. 太阳病，发热，汗出，恶风，脉缓者，名为中风。

3. 太阳病，或已发热，或未发热，必恶寒，体痛，呕逆，脉阴阳俱紧者，名为伤寒。

4. *伤寒一日，太阳受之，脉若静者，为不传，颇欲吐，若躁烦，脉数急者，为传也。*

5. *伤寒二三日，阳明、少阳证不见者，为不传也。*

6. *太阳病，发热而渴，不恶寒者，为温病。若发汗已，身灼热者，名风温。风温为病，脉阴阳俱浮，自汗出，身重，多眠睡，鼻息必鼾，语言难出。若被下者，小便不利，直视失溲。若被火者，微发黄色，剧则如惊痫，时瘛疭，若火熏之。一逆尚引日，再逆促命期。*

7. 病有发热恶寒者，发于阳也；无热恶寒者，发于阴也。发于阳，七日愈。发于阴，六日愈。以阳数七，阴数六故也。

8. 太阳病，头痛至七日以上自愈者，以行其经尽故也。若欲作再经者，针足阳明，使经不传则愈。

9. 太阳病，欲解时，从巳至未上。

10. 风家，表解而不了了者，十二日愈。

11. 病人身大热，反欲得衣者，热在皮肤，寒在骨髓也；身大寒，反欲不近衣者，寒在皮肤，热在骨髓也。

12. 太阳中风，阳浮而阴弱。阳浮者，热自发；阴弱者，汗自出。啬啬恶寒，淅淅恶风，翕翕发热，鼻鸣干呕者，桂枝汤主之。

13. 太阳病，头痛，发热，汗出，恶风，桂枝汤主之。

14. 太阳病，项背强几几，反汗出恶风者，桂枝加葛根汤主之。

15. 太阳病，下之后，其气上冲者，可与桂枝汤，方用前法；若不上冲者，不得与之。

16. 太阳病三日，已发汗，若吐、若下、若温针，仍不解者，此为坏病，桂枝不中与之也。观其脉证，知犯何逆，随证治之。桂枝本为解肌，若其人脉浮紧，发热汗不出者，不可与之也。常须识此，勿令误也。

17. 若酒客病，不可与桂枝汤，得之则呕，以酒客不喜甘故也。

18. 喘家，作桂枝汤加厚朴、杏子佳。

19. 凡服桂枝汤吐者，其后必吐脓血也。

20. 太阳病，发汗，遂漏不止，其人恶风，小便难，四肢微急，难以屈伸者，桂枝加附子汤主之。

21. 太阳病，下之后，脉促胸满者，桂枝去芍药汤主之。

22. 若微寒者，桂枝去芍药加附子汤主之。

23. 太阳病，得之八九日，如疟状，发热恶寒，热多寒少，其人不呕，清便欲自可，一日二三度发。脉微缓者，为欲愈也，脉微而恶寒者，此阴阳俱虚，不可更发汗、更下、更吐也；面色反有热色者，未欲解也，以其不能得小汗出，身必痒，宜桂枝麻黄各半汤。

24. 太阳病，初服桂枝汤，反烦不解者，先刺风池、风府，却与桂枝汤则愈。

25. 服桂枝汤，大汗出，脉洪大者，与桂枝汤，如前法。若形似疟，一日再发者，汗出必解，宜桂枝二麻黄一汤。

26. 服桂枝汤，大汗出后，大烦渴不解，脉洪大者，白虎加人参汤主之。

27. 太阳病，发热恶寒，热多寒少，脉微弱者，此无阳也，不可发汗，宜桂枝二越婢一汤。

28. 服桂枝汤，或下之，仍头项强痛，翕翕发热，无汗，心下满微痛，小便不利者，桂枝去桂加茯苓白术汤主之。

29. 伤寒，脉浮，自汗出，小便数，心烦，微恶寒，脚挛急，反与桂枝欲攻其表，此误也。得之便厥，咽中干，烦躁，吐逆者，作甘草干姜汤与之，以复其阳。若厥愈足温者，更作芍药甘草汤与之，其脚即伸；若胃气不和，谵语者，少与调胃承气汤；若重发汗，复加烧针者，四逆汤主之。

30. 问曰：证象阳旦，按法治之而增剧，厥逆，咽中干，两胫拘急而谵语。师曰：言夜半手足当温，两脚当伸，后如师言。何以知此？答曰：寸口脉浮而大，浮为风，大为虚，风则生微热，虚则两胫挛，病形象桂枝，因加附子参其间，增桂令汗出，附子温经，亡阳故也。厥逆，咽中干，烦躁，阳明内结，谵语，烦乱，更饮甘草干姜汤。夜半阳气还，两足当热，胫尚微拘急，重与芍药甘草汤，尔乃胫伸。以承气汤微溏，则止其谵语，故知病可愈。

辨太阳病脉证并治（中）

31. 太阳病，项背强几几，无汗，恶风，葛根汤主之。

32. 太阳与阳明合病者，必自下利，葛根汤主之。

33. 太阳与阳明合病，不下利，但呕者，葛根加半夏汤主之。

34. 太阳病，桂枝证，医反下之，利遂不止。脉促者，表未解也，喘而汗出者，葛根黄芩黄连汤主之。

35. 太阳病，头痛发热，身疼腰痛，骨节疼痛，恶风，无汗而喘者，麻黄汤主之。

36. 太阳与阳明合病，喘而胸满者，不可下，宜麻黄汤。

37. 太阳病，十日已去，脉浮细而嗜卧者，外已解也。设胸满胁痛者，与小柴胡汤，脉但浮者，与麻黄汤。

38. 太阳中风，脉浮紧，发热，恶寒，身疼痛，不汗出而烦躁者，大青龙汤主之。若脉微弱，汗出恶风者，不可服之，服之则厥逆，筋惕肉瞤，此为逆也。

39. 伤寒脉浮缓，身不疼，但重，乍有轻时，无少阴证者，大青龙汤发之。

40. 伤寒表不解，心下有水气，干呕，发热而咳，或渴，或利，或噎，或小便不利、少腹满，或喘者，小青龙汤主之。

41. 伤寒，心下有水气，咳而微喘，发热不渴。服汤已，渴者，此寒去欲解也，小青龙汤主之。

42. 太阳病，外证未解，脉浮弱者，当以汗解，宜桂枝汤。

43. 太阳病，下之微喘者，表未解故也，桂枝加厚朴杏子汤主之。

44. 太阳病，外证未解，不可下也，下之为逆。欲解外者，宜桂枝汤。

45. 太阳病，先发汗不解，而复下之，脉浮者不愈，浮为在外，而反下之，故令不愈。今脉浮，故在外，当须解外则愈，宜桂枝汤。

46. 太阳病，脉浮紧，无汗，发热，身疼痛，八九日不解，表证仍在，此当发其汗。服药已微除，其人发烦目瞑，剧者必衄，衄乃解。所以然者，阳气重故也。麻黄汤主之。

47. 太阳病，脉浮紧，发热，身无汗，自衄者，愈。

48. 二阳并病，太阳初得病时，发其汗，汗先出不彻，因转属阳明，续自微汗出，不恶寒。若太阳病证不罢者，不可下，下之为逆，如此可小发汗。设面色缘缘正赤者，阳气怫郁在表，当解之、熏之。若发汗不彻，不足言，阳气怫郁不得越，当汗不汗，其人躁烦，不知痛处，乍在腹中，乍在四肢，按之不可得，其人短气但坐，以汗出不彻故也，更发汗则愈。何以知汗出不彻？以脉涩故知也。

49. 脉浮数者，法当汗出而愈。若下之，身重心悸者，不可发汗，当自汗出乃解。所以然者，尺中脉微，此里虚，须表里实，津液自和，便自汗出愈。

50. 脉浮紧者，法当身疼痛，宜以汗解之。假令尺中迟者，不可发汗。何以知然？以荣气不足，血少故也。

51. 脉浮者，病在表，可发汗，宜麻黄汤。

52. 脉浮而数者，可发汗，宜麻黄汤。

53. 病常自汗出者，此为荣气和，荣气和者，外不谐，以卫气不共荣气谐和故尔。以荣行脉中，卫行脉外。复发其汗，荣卫和则愈，宜桂枝汤。

54. 病人脏无他病，时发热、自汗出而不愈者，此卫气不和也，先其时发汗则愈，宜桂枝汤。

55. 伤寒，脉浮紧，不发汗，因致衄者，麻黄汤主之。

56. 伤寒，不大便六七日，头痛有热者，与承气汤。其小便清者，知不在里，仍在表也，当须发汗。若头痛者，必衄，宜桂枝汤。

57. 伤寒发汗已解。半日许复烦，脉浮数者，可更发汗，宜桂枝汤。

58. 凡病，若发汗，若吐，若下，若亡血、亡津液，阴阳自和者，必自愈。

59. 大下之后，复发汗，小便不利者，亡津液故也。勿治之，得小便利，必自愈。

60. 下之后，复发汗，必振寒，脉微细。所以然者，以内外俱虚故也。

61. 下之后，复发汗，昼日烦躁不得眠，夜而安静，不呕、不渴、无表证，脉沉微，身无大热者，干姜附子汤主之。

62. 发汗后，身疼痛，脉沉迟者，桂枝加芍药生姜各一两人参三两新加汤主之。

63. 发汗后，不可更行桂枝汤，汗出而喘，无大热者，可与麻黄杏仁甘草石膏汤。

64. 发汗过多，其人叉手自冒心，心下悸，欲得按者，桂枝甘草汤主之。

65. 发汗后，其人脐下悸者，欲作奔豚，茯苓桂枝甘草大枣汤主之。

66. 发汗后，腹胀满者，厚朴生姜半夏甘草人参汤主之。

67. 伤寒，若吐、若下后，心下逆满，气上冲胸，起则头眩，脉沉紧，发汗则动经，身为振振摇者，茯苓桂枝白术甘草汤主之。

68. 发汗，病不解，反恶寒者，虚故也。芍药甘草附子汤主之。

69. 发汗，若下之，病仍不解，烦躁者，茯苓四逆汤主之。

70. 发汗后，恶寒者，虚故也；不恶寒，但热者，实也。当和胃气，与调胃承气汤。

71. 太阳病，发汗后，大汗出，胃中干，烦躁不得眠，欲得饮水者，少少与饮之，令胃气和则愈。若脉浮，小便不利，微热消渴者，五苓散主之。

72. 发汗已，脉浮数，烦渴者，五苓散主之。

73. 伤寒，汗出而渴者，五苓散主之；不渴者，茯苓甘草汤主之。

74. 中风发热，六七日不解而烦，有表里证，渴欲饮水，水入则吐者，名曰水逆，五苓散主之。

75. 未持脉时，病人手叉自冒心，师因教试令咳而不咳者，此必两耳聋无闻也。所以然者，以重发汗，虚，故如此。发汗后，饮水多，必喘；以水灌之亦喘。

76. 发汗吐下后，虚烦不得眠，若剧者，必反覆颠倒，心中懊憹，栀子豉汤主之；若少气者，栀子甘草豉汤主之；若呕者，栀子生姜豉汤主之。

77. 发汗，若下之，而烦热，胸中窒者，栀子豉汤主之。

78. 伤寒五六日，大下之后，身热不去，心中结痛者，未欲解也，栀子豉汤主之。

79. 伤寒下后，心烦，腹满，卧起不安者，栀子厚朴汤主之。

80. 伤寒，医以丸药大下之，身热不去，微烦者，栀子干姜汤主之。

81. 凡用栀子汤，病人旧微溏者，不可与服之。

82. 太阳病，发汗，汗出不解，其人仍发热，心下悸，头眩，身𥆧动，振振欲擗地者，真武汤主之。

83. 咽喉干燥者，不可发汗。

84. 淋家，不可发汗，发汗必便血。

85. 疮家，虽身疼痛，不可发汗，发汗则痉。

86. 衄家，不可发汗，汗出必额上陷，脉急紧，直视不能眴，不得眠。

87. 亡血家，不可发汗，发汗则寒慄而振。

88. 汗家重发汗，必恍惚心乱，小便已阴疼，与禹余粮丸。

89. 病人有寒，复发汗，胃中冷，必吐蛔。

90. 本发汗，而复下之，此为逆也。若先发汗，治不为逆。本先下之，而反汗之，为逆。若先下之，治不为逆。

91. 伤寒，医下之，续得下利清谷不止，身疼痛者，急当救里；后身疼痛，清便自调者，急当救表。救里宜四逆汤；救表宜桂枝汤。

92. 病发热，头痛，脉反沉，若不差，身体疼痛，当救其里，四逆汤方。

93. 太阳病，先下而不愈，因复发汗，以此表里俱虚，其人因致冒，冒家汗出自愈。所以然者，汗出表和故也。里未和，然后复下之。

94. 太阳病未解，脉阴阳俱停，必先振慄汗出而解。但阳脉微者，先汗出而解；但阴脉微者，下之而解。若欲下之，宜调胃承气汤。

95. 太阳病，发热、汗出者，此为荣弱卫强，故使汗出，欲救邪风者，宜桂枝汤。

96. 伤寒五六日，中风，往来寒热，胸胁苦满，嘿嘿不欲饮食，心烦喜呕，或胸中烦而不呕，或渴，或腹中痛，或胁下痞硬，或心下悸、小便不利，或不渴、身有微热，或咳者，小柴胡汤主之。

97. 血弱气尽，腠理开，邪气因入，与正气相抟，结于胁下。正邪分争，往来寒热，休作有时，嘿嘿不欲饮食，脏腑相连，其痛必下，邪高痛下，故使呕也，小柴胡汤主之。服柴胡汤已，渴者属阳明，以法治之。

98. 得病六七日，脉迟浮弱，恶风寒，手足温，医二三下之，不能食而胁下满痛，面目及身黄，颈项强，小便难者，与柴胡汤，后必下重。本渴饮水而呕者，柴胡汤不中与也，食谷者哕。

99. 伤寒四五日，身热，恶风，颈项强，胁下满，手足温而渴者，小柴胡汤主之。

100. 伤寒，阳脉涩，阴脉弦，法当腹中急痛，先与小建中汤，不差者，小柴胡汤主之。

101. 伤寒中风，有柴胡证，但见一证便是，不必悉具。凡柴胡汤证而下之，若柴胡汤证不罢者，复与柴胡汤，必蒸蒸而振，却复发热汗出而解。

102. 伤寒二三日，心中悸而烦者，小建中汤主之。

103. 太阳病，过经十余日，反二三下之，后四五日，柴胡证仍在者，先与小柴胡汤；呕不止，心下急，郁郁微烦者，为未解也，与大柴胡汤下之则愈。

*104. **伤寒十三日，不解，胸胁满而呕，日晡所发潮热，已而微利。此本柴胡证，下之以不得利，今反利者，知医以丸药下之，此非其治也。潮热者，实也。先宜服小柴胡汤以解外，后以柴胡加芒硝汤主之。***

105. 伤寒十三日，过经，谵语者，以有热也，当以汤下之。若小便利者，大便当硬，而反下利，脉调和者，知医以丸药下之，非其治也。若自下利者，脉当微厥；今反和者，此为内实也。调胃承气汤主之。

106. 太阳病不解，热结膀胱，其人如狂，血自下，下者愈。其外不解者，尚未可攻，当先解其外。外解已，但少腹急结者，乃可攻之，宜桃核承气汤。

107. 伤寒八九日，下之，胸满烦惊，小便不利，谵语，一身尽重，不可转侧者，柴胡加龙骨牡蛎汤主之。

108. 伤寒腹满谵语，寸口脉浮而紧，此肝乘脾也，名曰纵，刺期门。

109. 伤寒发热，啬啬恶寒，大渴欲饮水，其腹必满，自汗出，小便利，其病欲解，此肝乘肺也，名曰横，刺期门。

110. 太阳病，二日反躁，反熨其背而大汗出，大热入胃。胃中水竭，躁烦，必发谵语；十余日，振慄，自下利者，此为欲解也。故其汗从腰以下不得汗，欲小便不得，反呕，欲失溲，足下恶风，大便硬，小便当数，而反不数及不多；大便已，头卓然而痛，其人足心必热，谷气下流故也。

111. 太阳病中风，以火劫发汗。邪风被火热，血气流溢，失其常度。两阳相熏灼，其身发黄，阳盛则欲衄，阴虚小便难。阴阳俱虚竭，身体则枯燥。但头汗出，剂颈而还，腹满，微喘，口干咽烂，或不大便。久则谵语，甚者至哕，手足躁扰，捻衣摸床，小便利者，其人可治。

112. 伤寒，脉浮，医者以火迫劫之，亡阳，必惊狂，卧起不安者，桂枝去芍药加蜀漆牡蛎龙骨救逆汤主之。

113. 形作伤寒，其脉不弦紧而弱，弱者必渴，被火必谵语，弱者发热脉浮，解之，当汗出愈。

114. 太阳病，以火熏之，不得汗，其人必躁。到经不解，必清血，名为火邪。

115. 脉浮，热甚，而反灸之，此为实。实以虚治，因火而动，必咽燥吐血。

116. 微数之脉，慎不可灸，因火为邪，则为烦逆，追虚逐实，血散脉中，火气虽微，内攻有力，焦骨伤筋，血难复也。脉浮，宜以汗解。用火灸之，邪无从出，因火而盛，病从腰以下必重而痹，名火逆也。欲自解者，必当先烦，烦乃有汗而解，何以知之？脉浮，故知汗出解。

117. 烧针令其汗，针处被寒，核起而赤者，必发奔豚，气从少腹上冲心者，灸其核上各一壮，与桂枝加桂汤，更加桂二两也。

118. 火逆下之，因烧针烦躁者，桂枝甘草龙骨牡蛎汤主之。

119. 太阳伤寒者，加温针必惊也。

120. 太阳病，当恶寒发热，今自汗出，反不恶寒发热，关上脉细数者，以医吐之过也。一二日吐之者，腹中饥，口不能食，三四日吐之者，不喜糜粥，欲食冷食，朝食暮吐。以医吐之所致也，此为小逆。

121. 太阳病吐之，但太阳病当恶寒，今反不恶寒，不欲近衣，此为吐之内烦也。

122. 病人脉数，数为热，当消谷引食，而反吐者，此以发汗，令阳气微，膈气虚，脉乃数也。数为客热，不能消谷，以胃中虚冷，故吐也。

123. 太阳病，过经十余日，心下温温欲吐而胸中痛，大便反溏，腹微满，郁郁微烦，先此时自极吐下者，与调胃承气汤。若不尔者，不可与。但欲呕，胸中痛，微溏者，此非柴胡汤证，以呕故知极吐下也，调胃承气汤。

124. 太阳病，六七日表证仍在，脉微而沉，反不结胸，其人发狂者，以热在下焦，少腹当硬满。小便自利者，下血乃愈。所以然者，以太阳随经，瘀热在里故也。抵当汤主之。

125. 太阳病身黄，脉沉结，少腹硬，小便不利者，为无血也。小便自利，其人如狂者，血证谛也，抵当汤主之。

126. 伤寒有热，少腹满，应小便不利，今反利者，为有血也。当下之，不可余药，宜抵当丸。

127. 太阳病，小便利者，以饮水多，必心下悸；小便少者，必苦里急也。

辨太阳病脉证并治（下）

128. 问曰：病有结胸，有脏结，其状何如？答曰：按之痛，寸脉浮，关脉沉，名曰结胸也。

129. 何谓脏结？答曰：如结胸状，饮食如故，时时下利，寸脉浮，关脉小细沉紧，名曰脏结，舌上白胎滑者，难治。

130. 脏结无阳证，不往来寒热，其人反静，舌上胎滑者，不可攻也。

131. **病发于阳，而反下之，热入因作结胸；病发于阴，而反下之，因作痞也。所以成结胸者，以下之太早故也。结胸者，项亦强，如柔痉状，下之则和，宜大陷胸丸。**

132. **结胸证，其脉浮大者，不可下，下之则死。**

133. 结胸证悉具，烦躁者亦死。

134. 太阳病，脉浮而动数，浮则为风，数则为热，动则为痛，数则为虚。头痛发热，微盗汗出，而反恶寒者，表未解也。医反下之，动数变迟，膈内拒痛，胃中空虚，客气动膈，短气躁烦，心中懊恼，阳气内陷，心下因硬，则为结胸，大陷胸汤主之。若不结胸，但头汗出，余处无汗，剂颈而还，小便不利，身必发黄。

135. **伤寒六七日，结胸热实，脉沉而紧，心下痛，按之石硬者，大陷胸汤主之。**

136. 伤寒十余日，热结在里，复往来寒热者，与大柴胡汤；但结胸，无大热者，此为水结在胸胁也，但头微汗出者，大陷胸汤主之。

137. 太阳病，重发汗而复下之，不大便五六日，舌上燥而渴，日晡所小有潮热。从心下至少腹硬满而痛不可近者，大陷胸汤主之。

138. **小结胸病，正在心下，按之则痛，脉浮滑者，小陷胸汤主之。**

139. 太阳病，二三日，不能卧，但欲起，心下必结，脉微弱者，此本有寒分也。反下之，若利止。必作结胸；未止者，四日复下之，此作协热利也。

140. 太阳病，下之，其脉促，不结胸者，此为欲解也；脉浮者，必结胸，脉紧者，必咽痛，脉弦者，必两胁拘急；脉细数者，头痛未止；脉沉紧者，必欲呕，脉沉滑者，协热利；脉浮滑者，必下血。

141. 病在阳，应以汗解之，反以冷水潠之，若灌之，其热被劫不得去，弥更益烦，肉上粟起，意欲饮水，反不渴者，服文蛤散；若不差者，与五苓散。寒实结胸，无热证者，与三物小陷胸汤，白散亦可服。

142. 太阳与少阳并病，头项强痛，或眩冒，时如结胸，心下痞硬者，当刺大椎第一间、肺俞、肝俞，慎不可发汗。发汗则谵语，脉弦，五日谵语不止，当刺期门。

143. 妇人中风，发热恶寒，经水适来，得之七八日，热除而脉迟身凉，胸胁下满如结胸状，谵语者。此为热入血室也。当刺期门，随其实而取之。

144. 妇人中风，七八日续得寒热，发作有时，经水适断者，此为热入血室。其血必结，故使如疟状，发作有时，小柴胡汤主之。

145. 妇人伤寒，发热，经水适来，昼日明了，暮则谵语，如见鬼状者，此为热入血室。无犯胃气，及上二焦，必自愈。

146. 伤寒六七日，发热，微恶寒，支节烦疼，微呕，心下支结，外证未去者，柴胡桂枝汤主之。

147. 伤寒五六日，已发汗而复下之，胸胁满微结，小便不利，渴而不呕，但头汗出，往来寒热，心烦者，此为未解也，柴胡桂枝干姜汤主之。

148. 伤寒五六日，头汗出，微恶寒，手足冷，心下满，口不欲食，大便硬，脉细者，此为阳微结，必有表，复有里也。脉沉，亦在里也。汗出为阳微。假令纯阴结，不得复有外证，悉入在里，此为半在里半在外也。脉虽沉紧，不得为少阴病。所以然者，阴不得有汗，今头汗出，故知非少阴也。可与小柴胡汤。设不了了者，得屎而解。

149. 伤寒五六日，呕而发热者，柴胡汤证具，而以他药下之，柴胡证仍在者，复与柴胡汤。此虽已下之，不为逆，必蒸蒸而振，却发热汗出而解。若心下满而硬痛者，此为结胸也。大陷胸汤主之。但满而不痛者，此为痞，柴胡不中与之，宜半夏泻心汤。

150. 太阳少阳并病，而反下之，成结胸，心下硬，下利不止，水浆不下，其人心烦。

151. 脉浮而紧，而复下之，紧反入里则作痞。按之自濡，但气痞耳。

152. 太阳中风，下利呕逆，表解者，乃可攻之。其人漐漐汗出，发作有时，头痛，心下痞硬满，引胁下痛，干呕短气，汗出不恶寒者，此表解里未和也。十枣汤主之。

153. 太阳病，医发汗，遂发热恶寒，因复下之，心下痞，表里俱虚。阴阳气并竭，无阳则阴独，复加烧针，因胸烦，面色青黄。肤𥅴者，难治；今色微黄，手足温者，易愈。

154. 心下痞，按之濡，其脉关上浮者，大黄黄连泻心汤主之。

155. 心下痞，而复恶寒汗出者，附子泻心汤主之。

156. 本以下之，故心下痞，与泻心汤；痞不解，其人渴而口燥烦，小便不利者，五苓散主之。

157. 伤寒汗出解之后，胃中不和，心下痞硬，干噫食臭，胁下有水气，腹中雷鸣，下利者，生姜泻心汤主之。

158. 伤寒中风，医反下之，其人下利日数十行，谷不化，腹中雷鸣，心下痞硬而满，干呕，心烦不得安。医见心下痞，谓病不尽，复下之，其痞益甚。此非结热，但以胃中虚，客气上逆，故使硬也。甘草泻心汤主之。

159. 伤寒服汤药，下利不止，心下痞硬。服泻心汤已，复以他药下之，利不止，医以理中与之，利益甚。理中者，理中焦，此利在下焦，赤石脂禹余粮汤主之。复不止者，当利其小便。

160. 伤寒吐下后，发汗，虚烦，脉甚微，八九日心下痞硬，胁下痛，气上冲咽喉，眩冒，经脉动惕者，久而成痿。

161. 伤寒发汗，若吐若下，解后心下痞硬，噫气不除者，旋覆代赭汤主之。

162. 下后不可更行桂枝汤，若汗出而喘，无大热者，可与麻黄杏子甘草石膏汤。

163. 太阳病，外证未除，而数下之，遂协热而利，利下不止，心下痞硬，表里不解者，桂枝人参汤主之。

164. 伤寒大下后，复发汗，心下痞，恶寒者，表未解也，不可攻痞，当先解表，表解乃可攻痞。解表宜桂枝汤，攻痞宜大黄黄连泻心汤。

165. 伤寒发热，汗出不解，心中痞硬，呕吐而下利者，大柴胡汤主之。

166. 病如桂枝证，头不痛，项不强，寸脉微浮，胸中痞硬，气上冲喉咽，不得息者，此为胸有寒也。当吐之，宜瓜蒂散。

167. 病胁下素有痞，连在脐傍，痛引少腹，入阴筋者，此名脏结，死。

168. 伤寒若吐若下后，七八日不解，热结在里，表里俱热，时时恶风，大渴，舌上干燥而烦，欲饮水数升者，白虎加人参汤主之。

169. 伤寒无大热，口燥渴，心烦，背微恶寒者，白虎加人参汤主之。

170. 伤寒脉浮，发热无汗，其表不解，不可与白虎汤。渴欲饮水，无表证者，白虎加人参汤主之。

171. 太阳少阳并病，心下硬，颈项强而眩者，当刺大椎、肺俞、肝俞，慎勿下之。

172. 太阳与少阳合病，自下利者，与黄芩汤；若呕者，黄芩加半夏生姜汤主之。

173. 伤寒胸中有热，胃中有邪气，腹中痛，欲呕吐者，黄连汤主之。

174. 伤寒八九日，风湿相搏，身体疼烦，不能自转

侧，不呕，不渴，脉浮虚而涩者，桂枝附子汤主之。若
其人大便硬，小便自利者，去桂加白术汤主之。

175. 风湿相抟，骨节疼烦，掣痛不得屈伸，近之则
痛剧，汗出短气，小便不利，恶风不欲去衣，或身微肿
者，甘草附子汤主之。

**176. 伤寒脉浮滑，此以表有热，里有寒，白虎汤
主之。**

177. 伤寒脉结代，心动悸，炙甘草汤主之。

178. 脉按之来缓，时一止复来者，名曰结。又脉来
动而中止，更来小数，中有还者反动，名曰结，阴也。
脉来动而中止，不能自还，因而复动者，名曰代，阴也。
得此脉者，必难治。

辨阳明病脉证并治

**179. 问曰：病有太阳阳明，有正阳阳明，有少阳阳
明，何谓也？答曰：太阳阳明者，脾约是也；正阳阳明
者，胃家实是也；少阳阳明者，发汗利小便已，胃中燥
烦实，大便难是也。**

180. 阳明之为病，胃家实是也。

181. 问曰：何缘得阳明病？答曰：太阳病，若发
汗，若下，若利小便，此亡津液，胃中干燥，因转属阳
明，不更衣，内实，大便难者，此名阳明也。

**182. 问曰：阳明病外证云何？答曰：身热，汗自
出，不恶寒，反恶热也。**

183. 问曰：病有得之一日，不发热而恶寒者，何
也？答曰：虽得之一日，恶寒将自罢，即自汗出而恶
热也。

**184. 问曰：恶寒何故自罢？答曰：阳明居中，主土
也，万物所归，无所复传，始虽恶寒，二日自止，此为
阳明病也。**

185. 本太阳初得病时，发其汗，汗先出不彻，因转属阳明也。伤寒发热无汗，呕不能食，而反汗出濈濈然者，是转属阳明也。

186. 伤寒三日，阳明脉大。

187. 伤寒脉浮而缓，手足自温者，是为系在太阴。太阴者，身当发黄，若小便自利者，不能发黄。至七八日大便硬者，为阳明病也。

188. 伤寒转系阳明者，其人濈然微汗出也。

189. 阳明中风，口苦咽干，腹满微喘，发热恶寒，脉浮而紧。若下之，则腹满，小便难也。

190. 阳明病，若能食，名中风，不能食，名中寒。

191. 阳明病，若中寒者，不能食，小便不利，手足濈然汗出，此欲作固瘕，必大便初硬后溏。所以然者，以胃中冷，水谷不别故也。

192. 阳明病，初欲食，小便反不利，大便自调，其人骨节疼，翕翕如有热状，奄然发狂，濈然汗出而解者，此水不胜谷气，与汗共并，脉紧则愈。

193. 阳明病，欲解时，从申至戌上。

194. 阳明病，不能食，攻其热必哕，所以然者，胃中虚冷故也。以其人本虚，攻其热必哕。

195. 阳明病，脉迟，食难用饱，饱则微烦头眩，必小便难，此欲作谷瘅。虽下之，腹满如故，所以然者，脉迟故也。

196. 阳明病，法多汗，反无汗，其身如虫行皮中状者，此以久虚故也。

197. 阳明病，反无汗，而小便利，二三日呕而咳，手足厥者，必苦头痛，若不咳不呕，手足不厥者，头不痛。

198. 阳明病，但头眩，不恶寒，故能食而咳，其人咽必痛，若不咳者，咽不痛。

199. 阳明病，无汗，小便不利，心中懊侬者，身必发黄。

200. 阳明病，被火，额上微汗出，而小便不利者，必发黄。

201. 阳明病，脉浮而紧者，必潮热，发作有时。但浮者，必盗汗出。

202. 阳明病，口燥，但欲漱水，不欲咽者，此必衄。

203. 阳明病，本自汗出，医更重发汗，病已瘥，尚微烦不了了者，此必大便硬故也。以亡津液，胃中干燥，故令大便硬。当问其小便日几行，若本小便日三四行，今日再行，故知大便不久出。今为小便数少，以津液当还入胃中，故知不久必大便也。

204. 伤寒呕多，虽有阳明证，不可攻之。

205. 阳明病，心下硬满者，不可攻之，攻之利遂不止者死，利止者愈。

206. 阳明病，面合色赤，不可攻之，（攻之）必发热，色黄者，小便不利也。

207. 阳明病，不吐不下，心烦者，可与调胃承气汤。

208. 阳明病，脉迟，虽汗出不恶寒者，其身必重，短气腹满而喘，有潮热者，此外欲解，可攻里也。手足濈然汗出者，此大便已硬也，大承气汤主之；若汗多，微发热恶寒者，外未解也，其热不潮，未可与承气汤；若腹大满不通者，可与小承气汤微和胃气，勿令至大泄下。

209. 阳明病，潮热，大便微硬者，可与大承气汤，不硬者不可与之。若不大便六七日，恐有燥屎，欲知之法，少与小承气汤，汤入腹中，转矢气者，此有燥屎也，乃可攻之。若不转矢气者，此但初头硬，后必溏，不可攻之，攻之必胀满不能食也。欲饮水者，与水则哕。其后发热者，必大便复硬而少也，以小承气汤和之。不转

矢气者，慎不可攻也。

210. 夫实则谵语，虚则郑声。郑声者，重语也。直视谵语，喘满者死，下利者亦死。

211. 发汗多，若重发汗者，亡其阳，谵语，脉短者死，脉自和者不死。

212. 伤寒若吐若下后不解，不大便五六日，上至十余日，日晡所发潮热，不恶寒，独语如见鬼状。若剧者，发则不识人，循衣摸床，惕而不安，微喘直视，脉弦者生，涩者死，微者，但发热谵语者，大承气汤主之。若一服利，则止后服。

213. 阳明病，其人多汗，以津液外出，胃中燥，大便必硬，硬则谵语，小承气汤主之。若一服谵语止者，更莫复服。

214. 阳明病，谵语发潮热，脉滑而疾者，小承气汤主之。因与承气汤一升，腹中转气者，更服一升，若不转气者，勿更与之。明日又不大便，脉反微涩者，里虚也，为难治，不可更与承气汤也。

215. 阳明病，谵语有潮热，反不能食者，胃中必有燥屎五六枚也；若能食者，但硬耳，宜大承气汤下之。

216. 阳明病，下血谵语者，此为热入血室，但头汗出者，刺期门，随其实而泻之，濈然汗出则愈。

217. 汗出谵语者，以有燥屎在胃中，此为风也。须下者，过经乃可下之。下之若早，语言必乱，以表虚里实故也。下之则愈，宜大承气汤。

218. 伤寒四五日，脉沉而喘满，沉为在里。而反发其汗，津液越出，大便为难。表虚里实，久则谵语。

219. 三阳合病，腹满身重，难于转侧，口不仁面垢，谵语遗尿。发汗则谵语。下之则额上生汗，手足逆冷。若自汗出者，白虎汤主之。

220. 二阳并病，太阳证罢，但发潮热，手足漐漐汗出，大便难而谵语者，下之则愈，宜大承气汤。

221. 阳明病，脉浮而紧，咽燥口苦，腹满而喘，发热汗出，不恶寒，反恶热，身重。若发汗则躁，心愦愦反谵语，若加温针，必怵惕，烦躁不得眠。若下之，则胃中空虚，客气动膈，心中懊侬。舌上胎者。栀子豉汤主之。

222. 若渴欲饮水，口干舌燥者，白虎加人参汤主之。

223. 若脉浮发热，渴欲饮水，小便不利者，猪苓汤主之。

224. 阳明病，汗出多而渴者，不可与猪苓汤。以汗多胃中燥，猪苓汤复利其小便故也。

225. 脉浮而迟，表热里寒，下利清谷者，四逆汤主之。

226. 若胃中虚冷，不能食者，饮水则哕。

227. 脉浮发热，口干鼻燥，能食者则衄。

228. 阳明病，下之，其外有热，手足温，不结胸，心中懊侬，饥不能食，但头汗出者，栀子豉汤主之。

229. 阳明病，发潮热，大便溏，小便自可，胸胁满不去者，与小柴胡汤。

230. 阳明病，胁下硬满，不大便而呕，舌上白胎者，可与小柴胡汤。上焦得通，津液得下，胃气因和，身濈然汗出而解。

231. 阳明中风，脉弦浮大而短气，腹都满，胁下及心痛，久按之气不通，鼻干，不得汗，嗜卧，一身及目悉黄，小便难，有潮热，时时哕，耳前后肿。刺之小差，外不解。病过十日，脉续浮者，与小柴胡汤。

232. 脉但浮，无余证者，与麻黄汤；若不尿，腹满加哕者，不治。

233. 阳明病，自汗出，若发汗，小便自利者，此为津液内竭，虽硬不可攻之，当须自欲大便，宜蜜煎导而通之。若土瓜根及大猪胆汁，皆可为导。

234. 阳明病，脉迟，汗出多，微恶寒者，表未解也，可发汗，宜桂枝汤。

235. 阳明病，脉浮，无汗而喘者，发汗则愈，宜麻黄汤。

236. 阳明病，发热汗出者，此为热越，不能发黄也。但头汗出，身无汗，剂颈而还，小便不利，渴引水浆者，此为瘀热在里，身必发黄，茵陈蒿汤主之。

237. 阳明证，其人喜忘者，必有蓄血。所以然者，本有久瘀血，故令喜忘。屎虽硬，大便反易，其色必黑者，宜抵当汤下之。

238. 阳明病，下之，心中懊憹而烦，胃中有燥屎者，可攻。腹微满，初头硬，后必溏，不可攻之。若有燥屎者，宜大承气汤。

239. 病人不大便五六日，绕脐痛，烦躁，发作有时者，此有燥屎，故使不大便也。

240. 病人烦热，汗出则解，又如疟状，日晡所发热者，属阳明也。脉实者，宜下之；脉浮虚者，宜发汗。下之，与大承气汤，发汗宜桂枝汤。

241. 大下后，六七日不大便，烦不解，腹满痛者，此有燥屎也。所以然者，本有宿食故也，宜大承气汤。

242. 病人小便不利，大便乍难乍易，时有微热，喘冒不能卧者，有燥屎也，宜大承气汤。

243. 食谷欲呕，属阳明也，吴茱萸汤主之。得汤反剧者，属上焦也。

244. 太阳病，寸缓关浮尺弱，其人发热汗出，复恶寒，不呕，但心下痞者，此以医下之也。如其不下者，病人不恶寒而渴者，此转属阳明也。小便数者，大便必硬，不更衣十日，无所苦也。渴欲饮水，少少与之，但以法救之。渴者，宜五苓散。

245. 脉阳微而汗出少者，为自和也，汗出多者，为太过。阳脉实，因发其汗，出多者，亦为太过。太过者，为阳绝于里，亡津液，大便因硬也。

246. 脉浮而芤，浮为阳，芤为阴。浮芤相抟，胃气生热，其阳则绝。

247. 趺阳脉浮而涩，浮则胃气强，涩则小便数。浮涩相抟，大便则硬，其脾为约。麻子仁丸主之。

248. 太阳病三日，发汗不解，蒸蒸发热者，属胃也。调胃承气汤主之。

249. 伤寒吐后，腹胀满者，与调胃承气汤。

250. 太阳病若吐若下若发汗后，微烦，小便数，大便因硬者，与小承气汤和之愈。

251. 得病二三日，脉弱，无太阳、柴胡证，烦躁，心下硬，至四五日，虽能食，以小承气汤，少少与，微和之，令小安，至六日，与承气汤一升。若不大便六七日，小便少者，虽不能食，但初头硬，后必溏，未定成硬，攻之必溏；须小便利，屎定硬，乃可攻之，宜大承气汤。

252. 伤寒六七日，目中不了了，睛不和，无表里证，大便难，身微热者，此为实也，急下之，宜大承气汤。

253. 阳明病，发热汗多者，急下之，宜大承气汤。

254. 发汗不解，腹满痛者，急下之，宜大承气汤。

255. 腹满不减，减不足言，当下之，宜大承气汤。

256. 阳明少阳合病，必下利。其脉不负者，为顺也。负者，失也，互相克贼，名为负也。脉滑而数者，有宿食也，当下之，宜大承气汤。

257. 病人无表里证，发热七八日，虽脉浮数者，可下之。假令已下，脉数不解，合热则消谷善饥，至六七日不大便者，有瘀血，宜抵当汤。

258. 若脉数不解，而下不止，必协热便脓血也。

259. 伤寒发汗已，身目为黄。所以然者，以寒湿在里不解故也。以为不可下也，于寒湿中求之。

260. 伤寒七八日，身黄如橘子色，小便不利，腹微满者，茵陈蒿汤主之。

261. 伤寒身黄发热，栀子柏皮汤主之。

262. 伤寒瘀热在里，身必黄，麻黄连轺赤小豆汤主之。

辨少阳病脉证并治

263. 少阳之为病，口苦，咽干，目眩也。

264. 少阳中风，两耳无所闻，目赤，胸中满而烦者，不可吐下，吐下则悸而惊。

265. 伤寒，脉弦细，头痛发热者，属少阳。少阳不可发汗，发汗则谵语。此属胃，胃和则愈，胃不和，烦而悸。

266. 本太阳病不解，转入少阳者，胁下硬满，干呕不能食，往来寒热。尚未吐下，脉沉紧者，与小柴胡汤。

267. 若已吐下发汗温针，谵语，柴胡汤证罢，此为坏病。知犯何逆，以法治之。

268. 三阳合病，脉浮大，上关上，但欲眠睡，目合则汗。

269. 伤寒六七日，无大热，其人躁烦者，此为阳去入阴故也。

270. 伤寒三日，三阳为尽，三阴当受邪，其人反能食而不呕，此为三阴不受邪也。

271. 伤寒三日，少阳脉小者，欲已也。

272. 少阳病，欲解时，从寅至辰上。

辨太阴病脉证并治

273. 太阴之为病，腹满而吐，食不下，自利益甚，时腹自痛。若下之，必胸下结硬。

274. 太阴中风，四肢烦疼，脉阳微阴涩而长者，为欲愈。

275. 太阴病，欲解时，从亥至丑上。

276. 太阴病，脉浮者，可发汗，宜桂枝汤。

277. 自利不渴者，属太阴，以其脏有寒故也。当温之，宜服四逆辈。

278. 伤寒脉浮而缓，手足自温者，系在太阴。太阴当发身黄，若小便自利者，不能发黄；至七八日，虽暴烦下利日十余行，必自止，以脾家实，腐秽当去故也。

*279. **本太阳病，医反下之，因而腹满时痛者，属太阴也，桂枝加芍药汤主之；大实痛者，桂枝加大黄汤主之。***

280. 太阴为病，脉弱，其人续自便利，设当行大黄芍药者，宜减之。以其人胃气弱，易动故也。

辨少阴病脉证并治

281. 少阴之为病，脉微细，但欲寐也。

282. 少阴病，欲吐不吐，心烦，但欲寐，五六日自利而渴者，属少阴也，虚故引水自救；若小便色白者，少阴病形悉具，小便白者，以下焦虚有寒，不能制水，故令色白也。

283. 病人脉阴阳俱紧，反汗出者，亡阳也，此属少阴，法当咽痛而复吐利。

284. 少阴病，咳而下利谵语者，被火气劫故也，小便必难，以强责少阴汗也。

285. 少阴病，脉细沉数，病为在里，不可发汗。

286. 少阴病，脉微，不可发汗，亡阳故也，阳已虚，尺脉弱涩者，复不可下之。

287. 少阴病，脉紧，至七八日，自下利，脉暴微，手足反温，脉紧反去者，为欲解也，虽烦下利，必自愈。

288. 少阴病，下利，若利自止，恶寒而蜷卧，手足温者，可治。

289. 少阴病，恶寒而蜷，时自烦，欲去衣被者，可治。

290. 少阴中风，脉阳微阴浮者，为欲愈。

291. 少阴病，欲解时，从子至寅上。

292. 少阴病，吐利，手足不逆冷，反发热者，不死。脉不至者，灸少阴七壮。

293. 少阴病八九日，一身手足尽热者，以热在膀胱，必便血也。

294. 少阴病，但厥无汗，而强发之，必动其血，未知从何道出，或从口鼻，或从目出者，是名下厥上竭，为难治。

295. 少阴病，恶寒身蜷而利，手足逆冷者，不治。

296. 少阴病，吐利躁烦，四逆者，死。

297. 少阴病，下利止而头眩，时时自冒者，死。

298. 少阴病，四逆恶寒而身蜷，脉不至，不烦而躁者死。

299. 少阴病，六七日，息高者死。

300. 少阴病，脉微细沉，但欲卧，汗出不烦，自欲吐，至五六日，自利，复烦躁不得卧寐者死。

301. 少阴病，始得之，反发热，脉沉者，麻黄细辛附子汤主之。

302. 少阴病，得之二三日，麻黄附子甘草汤微发汗。以二三日无（里）证，故微发汗也。

303. 少阴病，得之二三日以上，心中烦，不得卧，黄连阿胶汤主之。

304. 少阴病，得之一二日，口中和，其背恶寒者，当灸之，附子汤主之。

305. 少阴病，身体痛，手足寒，骨节痛，脉沉者，附子汤主之。

306. **少阴病，下利便脓血者，桃花汤主之。**

307. **少阴病，二三日至四五日，腹痛，小便不利，下利不止，便脓血者，桃花汤主之。**

308. 少阴病，下利便脓血，可刺。

309. **少阴病，吐利，手足逆冷，烦躁欲死者，吴茱萸汤主之。**

310. 少阴病，下利咽痛，胸满心烦，猪肤汤主之。

311. 少阴病，二三日，咽痛者，可与甘草汤，不瘥，与桔梗汤。

312. 少阴病，咽中伤，生疮，不能语言，声不出者，苦酒汤主之。

313. *少阴病，咽中痛，半夏散及汤主之。*

314. 少阴病，下利，白通汤主之。

315. *少阴病，下利脉微者，与白通汤。利不止，厥逆无脉，干呕烦者，白通加猪胆汁汤主之。服汤脉暴出者死。微续者生。*

316. 少阴病，二三日不已，至四五日，腹痛，小便不利，四肢沉重疼痛，自下利者，此为有水气。其人或咳，或小便利，或下利，或呕者，真武汤主之。

317. 少阴病，下利清谷，里寒外热，手足厥逆，脉微欲绝，身反不恶寒，其人面色赤。或腹痛，或干呕，或咽痛，或利止脉不出者，通脉四逆汤主之。

318. 少阴病，四逆，其人或咳，或悸，或小便不利，或腹中痛，或泄利下重者，四逆散主之。

319. 少阴病，下利六七日，咳而呕渴，心烦不得眠者，猪苓汤主之。

320. *少阴病，得之二三日，口燥咽干者，急下之，宜大承气汤。*

321. *少阴病，自利清水，色纯青，心下必痛，口干燥者，可下之，宜大承气汤。*

322. *少阴病，六七日，腹胀不大便者，急下之，宜*

大承气汤。

323. 少阴病，脉沉者，急温之，宜四逆汤。

324. 少阴病，饮食入口则吐，心中温温欲吐，复不能吐。始得之，手足寒，脉弦迟者，此胸中实，不可下也，当吐之。若膈上有寒饮，干呕者，不可吐也。当温之，宜四逆汤。

325. 少阴病，下利，脉微涩，呕而汗出，必数更衣，反少者，当温其上，灸之。

辨厥阴病脉证并治

326. 厥阴之为病，消渴，气上撞心，心中疼热，饥而不欲食，食则吐蛔。下之利不止。

327. 厥阴中风，脉微浮为欲愈，不浮为未愈。

328. 厥阴病，欲解时，从丑至卯上。

329. 厥阴病，渴欲饮水者，少少与之愈。

330. 诸四逆厥者，不可下之，虚家亦然。

331. 伤寒先厥，后发热而利者，必自止，见厥复利。

332. 伤寒始发热六日，厥反九日而利。凡厥利者。当不能食，今反能食者，恐为除中。食以索饼，不发热者，知胃气尚在，必愈，恐暴热来出而复去也，后三日脉之，其热续在者，期之旦日夜半愈。所以然者，本发热六日，厥反九日，复发热三日，并前六日，亦为九日，与厥相应。故期之旦日夜半愈。后三日脉之而脉数，其热不罢者，此为热气有余，必发痈脓也。

333. 伤寒脉迟六七日，而反与黄芩汤彻其热。脉迟为寒，今与黄芩汤，复除其热，腹中应冷，当不能食，今反能食，此名除中，必死。

334. 伤寒先厥后发热，下利必自止，而反汗出，咽中痛者，其喉为痹。发热无汗，而利必自止，若不止，必便脓血，使脓血者，其喉不痹。

335. 伤寒一二日至四五日，厥者必发热，前热者后必厥，厥深者热亦深，厥微者热亦微。厥应下之，而反发汗者，必口伤烂赤。

336. 伤寒病，厥五日，热亦五日。设六日当复厥，不厥者自愈。厥终不过五日，以热五日，故知自愈。

337. 凡厥者，阴阳气不相顺接，便为厥。厥者，手足逆冷者是也。

338. 伤寒脉微而厥，至七八日肤冷，其人躁无暂安时者，此为脏厥，非蛔厥也。蛔厥者，其人当吐蛔。今病者静，而复时烦者，此为脏寒。蛔上入其膈，故烦，须臾复止，得食而呕又烦者，蛔闻食臭出，其人常自吐蛔。蛔厥者，乌梅丸主之。又主久利。

339. 伤寒热少微厥，指头寒，嘿嘿不欲食，烦躁，数日小便利，色白者，此热除也，欲得食，其病为愈。若厥而呕，胸胁烦满者，其后必便血。

340. 病者手足厥冷，言我不结胸，小腹满，按之痛者，此冷结在膀胱关元也。

341. 伤寒发热四日，厥反三日，复热四日，厥少热多者，其病当愈。四日至七日，热不除者，必便脓血。

342. 伤寒厥四日，热反三日，复厥五日，其病为进。寒多热少，阳气退，故为进也。

343. 伤寒六七日，脉微，手足厥冷，烦躁，灸厥阴，厥不还者，死。

344. 伤寒发热，下利厥逆，躁不得卧者，死。

345. 伤寒发热，下利至甚，厥不止者，死。

346. 伤寒六七日不利，便发热而利，其人汗出不止者，死，有阴无阳故也。

347. 伤寒五六日，不结胸，腹濡，脉虚复厥者，不可下，此亡血，下之死。

348. 发热而厥，七日下利者，为难治。

349. 伤寒脉促，手足厥逆，可灸之。

350. 伤寒脉滑而厥者，里有热，白虎汤主之。

351. 手足厥寒，脉细欲绝者，当归四逆汤主之。

352. 若其人内有久寒者，宜当归四逆加吴茱萸生姜汤。

353. 大汗出，热不去，内拘急，四肢疼，又下利厥逆而恶寒者，四逆汤主之。

354. 大汗，若大下利而厥冷者，四逆汤主之。

355. 病人手足厥冷，脉乍紧者，邪结在胸中，心下满而烦，饥不能食者，病在胸中，当须吐之，宜瓜蒂散。

356. 伤寒厥而心下悸，宜先治水，当服茯苓甘草汤，却治其厥。不尔，水渍入胃，必作利也。

357. 伤寒六七日，大下后，寸脉沉而迟，手足厥逆，下部脉不至，喉咽不利，唾脓血，泄利不止者，为难治。麻黄升麻汤主之。

358. 伤寒四五日，腹中痛，若转气下趣少腹者，此欲自利也。

359. 伤寒本自寒下，医复吐下之，寒格更逆吐下，若食入口即吐，干姜黄芩黄连人参汤主之。

360. 下利，有微热而渴，脉弱者，今自愈。

361. 下利，脉数，有微热汗出，今自愈；设复紧为未解。

362. 下利，手足厥冷，无脉者，灸之。不温，若脉不还，反微喘者，死。少阴负趺阳者，为顺也。

363. 下利，寸脉反浮数，尺中自涩者，必清脓血。

364. 下利清谷，不可攻表，汗出必胀满。

365. 下利，脉沉弦者，下重也；脉大者，为未止；脉微弱数者，为欲自止，虽发热，不死。

366. 下利，脉沉而迟，其人面少赤，身有微热，下利清谷者，必郁冒汗出而解，病人必微厥。所以然者，其面戴阳，下虚故也。

367. 下利，脉数而渴者，今自愈。设不差，必清脓血，以有热故也。

368. 下利后脉绝，手足厥冷，晬时脉还，手足温者生，脉不还者死。

369. 伤寒下利，日十余行，脉反实者死。

370. 下利清谷，里寒外热，汗出而厥者，通脉四逆汤主之。

371. 热利下重者，白头翁汤主之。

372. 下利腹胀满，身体疼痛者，先温其里，乃攻其表，温里宜四逆汤；攻表宜桂枝汤。

373. 下利欲饮水者，以有热故也，白头翁汤主之。

374. 下利谵语者，有燥屎也，宜小承气汤。

375. 下利后更烦，按之心下濡者，为虚烦也，宜栀子豉汤。

376. 呕家有痈脓者，不可治呕，脓尽自愈。

377. 呕而脉弱，小便复利，身有微热，见厥者难治，四逆汤主之。

378. 干呕吐涎沫，头痛者，吴茱萸汤主之。

379. 呕而发热者，小柴胡汤主之。

380. 伤寒大吐大下之，极虚，复极汗者，其人外气怫郁，复与之水，以发其汗，因得哕。所以然者，胃中寒冷故也。

381. 伤寒哕而腹满，视其前后，知何部不利，利之则愈。

辨霍乱病脉证并治

382. 问曰：病有霍乱者何？答曰：呕吐而利，此名霍乱。

383. 问曰：病发热头痛，身疼恶寒，吐利者，此属何病？答曰：此名霍乱。霍乱自吐下，又利止，复更发热也。

384. 伤寒，其脉微涩者，本是霍乱，今是伤寒，却四五日，至阴经上，转入阴必利，本呕下利者，不可治也。欲似大便，而反失气，仍不利者，此属阳明也，便必硬，十三日愈。所以然者，经尽故也。下利后，当便硬，硬则能食者愈。今反不能食，到后经中，颇能食，复过一经能食，过之一日当愈，不愈者，不属阳明也。

385. **恶寒脉微而复利，利止亡血也，四逆加人参汤主之。**

386. **霍乱，头痛发热，身疼痛，热多欲饮水者，五苓散主之；寒多不用水者，理中丸主之。**

387. 吐利止，而身痛不休者，当消息和解其外，宜桂枝汤小和之。

388. *吐利汗出，发热恶寒，四肢拘急，手足厥冷者，四逆汤主之。*

389. *既吐且利，小便复利，而大汗出，下利清谷，内寒外热，脉微欲绝者，四逆汤主之。*

390. *吐已下断，汗出而厥，四肢拘急不解，脉微欲绝者，通脉四逆加猪胆汤主之。*

391. 吐利发汗，脉平，小烦者，以新虚不胜谷气故也。

辨阴阳易瘥后劳复病脉证并治

392. 伤寒阴阳易之为病，其人身体重，少气，少腹里急，或引阴中拘挛，热上冲胸，头重不欲举，眼中生花，膝胫拘急者，烧裈散主之。

393. **大病差后，劳复者，枳实栀子豉汤主之。**

394. 伤寒差以后，更发热，小柴胡汤主之。脉浮者，以汗解之；脉沉实者，以下解之。

395. 大病差后，从腰以下有水气者，牡蛎泽泻散主之。

396. 大病差后，喜唾，久不了了，胸上有寒，当以丸药温之，宜理中丸。

397. 伤寒解后，虚羸少气，气逆欲吐，竹叶石膏汤主之。

398. 病人脉已解，而日暮微烦，以病新差，人强与谷，脾胃气尚弱，不能消谷，故令微烦，损谷则愈。

第四章

金匮要略

脏腑经络先后病脉证第一

问曰：上工治未病，何也？师曰：夫治未病者，见肝之病，知肝传脾，当先实脾，四季脾旺不受邪，即勿补之。中工不晓相传，见肝之病，不解实脾，惟治肝也。

夫肝之病，补用酸，助用焦苦，益用甘味之药调之。酸入肝，焦苦入心，甘入脾。脾能伤肾，肾气微弱，则水不行；水不行，则心火气盛，则伤肺；肺被伤，则金气不行，金气不行，则肝气盛，则肝自愈。此治肝补脾之要妙也。肝虚则用此法，实则不在用之。经曰：虚虚实实，补不足，损有余，是其义也。余脏准此。

夫人禀五常，因风气而生长，风气虽能生万物，亦能害万物，如水能浮舟，亦能覆舟。若五脏元真通畅，人即安和。客气邪风，中人多死。千般疢难，不越三条；一者，经络受邪，入脏腑，为内所因也；二者，四肢九窍，血脉相传，壅塞不通，为外皮肤所中也；三者，房室、金刃、虫兽所伤。以此详之，病由都尽。

问曰：有未至而至，有至而不至，有至而不去，有至而太过，何谓也？师曰：冬至之后，甲子夜半少阳起，少阴之时，阳始生，天得温和。以未得甲子，天因温和，此为未至而至也；以得甲子，而天未温和，为至而不至也；以得甲子，而天大寒不解，此为至而不去也；以得甲子，而天温如盛夏五六月时，此为至而太过也。

师曰：病人脉浮者在前，其病在表；浮者在后，其病在里，腰痛背强不能行，必短气而极也。

问曰：经云："厥阳独行"，何谓也？师曰：此为有阳无阴，故称厥阳。

师曰：寸脉沉大而滑，沉则为实，滑则为气，实气相抟，血气入脏即死，入腑即愈，此为卒厥，何谓也？师曰：唇口青，身冷，为入脏，即死；如身和，汗自出，为入腑，即愈。

问曰：脉脱，入脏即死，入腑即愈，何谓也？师曰：非为一病，百病皆然。譬如浸淫疮，从口起流向四肢者可治，从四肢流来入口者不可治；病在外者可治，入里者即死。

清邪居上，浊邪居下，大邪中表，小邪中里，槃饪之邪，从口入者，宿食也。五邪中人，各有法度，风中于前，寒中于暮，湿伤于下，雾伤于上，风令脉浮，寒令脉急，雾伤皮肤，湿流关节，食伤脾胃，极寒伤经，极热伤络。

问曰：病有急当救里救表者，何谓也？师曰：病，医下之，续得下利清谷不止，身体疼痛者，急当救里；后身体疼痛，清便自调者，急当救表也。夫病痼疾加以卒病，当先治其卒病，后乃治其痼疾也。

痉湿暍病脉证第二

太阳病，发热无汗，反恶寒者，名曰刚痉。

太阳病，发热汗出，而不恶寒，名曰柔痉。

太阳病，发热，脉沉而细者，名曰痉，为难治。

太阳病，发汗太多，因致痉。

夫风病，下之则痉，复发汗，必拘急。

疮家，虽身疼痛，不可发汗，汗出则痉。

太阳病，其证备，身体强，几几然，脉反沉迟，此为痉，栝蒌桂枝汤主之。

太阳病，无汗而小便反少，气上冲胸，口噤不得语，欲作刚痉，葛根汤主之。

痉为病，胸满口噤，卧不着席，脚挛急，必龂齿，可与大承气汤。

太阳病，关节疼痛而烦，脉沉而细者，此名湿痹。湿痹之候，小便不利，大便反快，但当利其小便。湿家之为病，一身尽疼，发热，身色如熏黄也。

风湿相抟，一身尽疼痛，法当汗出而解，值天阴雨不止，医云此可发汗，汗之病不愈者，何也？盖发其汗，汗大出者，但风气去，湿气在，是故不愈也。若治风湿者发其汗，但微微似欲出汗者，风湿俱去也。

湿家病，身疼发热，面黄而喘，头痛鼻塞而烦，其脉大，自能饮食，腹中和无病，病在头中**寒湿，故鼻塞，内药鼻中则愈。**

湿家身烦疼，可与麻黄加术汤发其汗为宜，慎不可以火攻之。

病者一身尽疼，发热，日晡所剧者，名风湿。此病伤于汗出当风，或久伤取冷所致也。可与麻黄杏仁薏苡甘草汤。

风湿，脉浮身重，汗出恶风者，防己黄芪汤主之。

伤寒八九日，风湿相抟，身体疼烦，不能自转侧，不呕不渴，脉浮虚而涩者，桂枝附子汤主之；若大便坚，小便自利者，去桂加白术汤主之。

风湿相抟，骨节疼烦，掣痛不得伸屈，近之则痛剧，汗出短气，小便不利，恶风不欲去衣，或身微肿者，甘草附子汤主之。

太阳中热者，暍是也。汗出恶寒，身热而渴，白虎加人参汤主之。

太阳中暍，身热疼重，而脉微弱，此以夏月伤冷水，水行皮中所致也。一物瓜蒂汤主之。

百合狐惑阴阳毒病证治第三

论曰：百合病者，百脉一宗，悉致其病也。意欲食复不能食，常默默，欲卧不能卧，欲行不能行，饮食或有美时，或有不用闻食臭时，如寒无寒，如热无热，口苦，小便赤，诸药不能治，得药则剧吐利，如有神灵者，身形如和，其脉微数。

每溺时头痛者，六十日乃愈；若溺时头不痛，淅然者，四十日愈；若溺快然，但头眩者，二十日愈。其证或未病而预见，或病四五日而出，或病二十日，或一月微见者，各随证治之。

百合病，发汗后者，百合知母汤主之。

百合病，下之后者，滑石代赭汤主之。

百合病，吐之后者，用后方（百合鸡子汤方）主之。

百合病，不经吐、下、发汗，病形如初者，百合地黄汤主之。

百合病一月不解，变成渴者，百合洗方主之。

百合病，渴不差者，用后方（栝蒌牡蛎散）主之

百合病，变发热者，百合滑石散主之。

百合病见于阴者，以阳法救之；见于阳者，以阴法救之。见阳攻阴，复发其汗，此为逆；见阴攻阳，乃复下之，此亦为逆。

狐惑之为病，状如伤寒，默默欲眠，目不得闭，卧起不安，蚀于喉为惑，蚀于阴为狐，不欲饮食，恶闻食臭，其面目乍赤、乍黑、乍白。蚀于上部则声喝（一作嗄），甘草泻心汤主之。

蚀于下部则咽干，苦参汤洗之。

蚀于肛者，雄黄熏之。

病者脉数，无热微烦，默默但欲卧，汗出，初得之

三四日，目赤如鸠眼；七八日，目四眦黑。若能食者，脓已成也，赤小豆当归散主之。

阳毒之为病，面赤斑斑如锦文，咽喉痛，唾脓血。五日可治，七日不可治，升麻鳖甲汤主之。

阴毒之为病，面目青，身痛如被杖，咽喉痛。五日可治，七日不可治，升麻鳖甲汤去雄黄、蜀椒主之。

疟病脉证并治第四

师曰：疟脉自弦，弦数者多热，弦迟者多寒。弦小紧者下之差，弦迟者可温之，弦紧者可发汗、针灸也，浮大者可吐之，弦数者风发也，以饮食消息止之。

病疟，以月一日发，当以十五日愈，设不差，当月尽解。如其不差，当云何？师曰：此结为癥瘕，名曰疟母，急治之，宜鳖甲煎丸。

师曰：阴气孤绝，阳气独发，则热而少气烦冤，手足热而欲呕，名曰瘅疟。若但热不寒者，邪气内藏于心，外舍分肉之间，令人消铄脱肉。

温疟者，其脉如平，身无寒但热，骨节疼烦，时呕，白虎加桂枝汤主之。

疟多寒者，名曰牝疟，蜀漆散主之。

中风历节病脉证并治第五

夫风之为病，当半身不遂；或但臂不遂者，此为痹。脉微而数，中风使然。

寸口脉浮而紧，紧则为寒，浮则为虚，寒虚相抟，邪在皮肤。浮者血虚，络脉空虚，贼邪不泻，或左或右，邪气反缓，正气即急，正气引邪，㖞僻不遂。

邪在于络，肌肤不仁；邪在于经，即重不胜；邪入于腑，即不识人；邪入于脏，舌即难言，口吐涎。

寸口脉迟而缓,迟则为寒,缓则为虚;荣缓则为亡血,卫缓则为中风。邪气中经,则身痒而瘾疹;心气不足,邪气入中,则胸满而短气。

寸口脉沉而弱,沉即主骨,弱即主筋,沉即为肾,弱即为肝。汗出入水中,如水伤心。历节黄汗出,故曰历节。

诸肢节疼痛,身体魁羸,脚肿如脱,头眩短气,温温欲吐,桂枝芍药知母汤主之。

味酸则伤筋,筋伤则缓,名曰泄;咸则伤骨,骨伤则痿,名曰枯。枯泄相抟,名曰断泄。荣气不通,卫不独行,荣卫俱微,三焦无所御,四属断绝,身体羸瘦,独足肿大,黄汗出,胫冷。假令发热,便为历节也。

病历节不可屈伸,疼痛,乌头汤主之。

侯氏黑散 治大风,四肢烦重,心中恶寒不足者。(《外台》治风癫)

风引汤 除热瘫痫。

防己地黄汤 治病如狂状,妄行,独语不休,天寒热,其脉浮。

矾石汤 治脚气冲心。

《古今录验》续命汤 治中风痱,身体不能自收,口不能言,冒昧不知痛处;或拘急,不得转侧。

《千金》三黄汤 治中风,手足拘急,百节疼痛,烦热心乱恶寒,经日不欲饮食。

《近效方》术附汤 治风虚头重眩,苦极,不知食味,暖肌补中,益精气。

崔氏八味丸 治脚气上入,少腹不仁。

《千金方》越婢加术汤 治肉极热,则身体津脱,腠理开,汗大泄,历风气,下焦脚弱。

血痹虚劳病脉证并治第六

问曰：血痹病从何得之？师曰：夫尊荣人，骨弱肌肤盛，重因疲劳汗出，卧不时动摇，加被微风，遂得之。但以脉自微涩，在寸口、关上小紧，宜针引阳气，令脉和，紧去则愈。

血痹，阴阳俱微，寸口关上微，尺中小紧，外证身体不仁，如风痹状，黄芪桂枝五物汤主之。

夫男子平人，脉大为劳，极虚亦为劳。

夫失精家，少腹弦急，阴头寒，目眩发落，脉极虚芤迟，为清谷，亡血失精。脉得诸芤动微紧，男子失精，女子梦交，桂枝加龙骨牡蛎汤主之。

脉弦而大，弦则为减，大则为芤，减则为寒，芤则为虚，虚寒相抟，此名为革。妇人则半产漏下，男子则亡血失精。

虚劳里急，悸，衄，腹中痛，梦失精，四肢痠疼，手足烦热，咽干口燥，小建中汤主之。

虚劳里急，诸不足，黄芪建中汤主之。

虚劳腰痛，少腹拘急，小便不利者，八味肾气丸主之。

虚劳诸不足，风气百疾，薯蓣丸主之。

虚劳虚烦不得眠，酸枣汤主之。

五劳虚极羸瘦，腹满不能饮食，食伤、忧伤、饮伤、房室伤、饥伤、劳伤、经络荣卫气伤，内有干血，肌肤甲错，两目黯黑。缓中补虚，大黄䗪虫丸主之。

《千金翼》炙甘草汤　治虚劳不足，汗出而闷，脉结悸，行动如常，不出百日，危急者十一日死。

《肘后》獭肝散　治冷劳，又主鬼疰一门相染。

肺痿肺痈咳嗽上气病脉证治第七

问曰：热在上焦者，因咳为肺痿。肺痿之病何从得之？师曰：或从汗出，或从呕吐，或从消渴，小便利数，或从便难，又被快药下利，重亡津液，故得之。曰：寸口脉数，其人咳，口中反有浊唾涎沫者何？师曰：为肺痿之病。若口中辟辟燥，咳即胸中隐隐痛，脉反滑数，此为肺痈，咳唾脓血。脉数虚者为肺痿，数实者为肺痈。

肺痿吐涎沫而不咳者，其人不渴，必遗尿，小便数，所以然者，以上虚不能制下故也。此为肺中冷，必眩，多涎唾，甘草干姜汤以温之。若服汤已渴者，属消渴。

咳而上气，喉中水鸡声，射干麻黄汤主之。

咳逆上气，时时吐浊，但坐不得眠，皂荚丸主之。

咳而脉浮者，厚朴麻黄汤主之。

脉沉者，泽漆汤主之。

大逆上气，咽喉不利，止逆下气者，麦门冬汤主之。

肺痈，喘不得卧，葶苈大枣泻肺汤主之。

咳而胸满，振寒脉数，咽干不渴，时出浊唾腥臭，久久吐脓如米粥者，为肺痈，桔梗汤主之。

咳而上气，此为肺胀，其人喘，目如脱状，脉浮大者，越婢加半夏汤主之。

肺胀，咳而上气，烦躁而喘，脉浮者，心下有水，小青龙加石膏汤主之。

肺痈胸满胀，一身面目浮肿，鼻塞清涕出，不闻香臭酸辛，咳逆上气，喘鸣迫塞，葶苈大枣泻肺汤主之。

《外台》炙甘草汤 治肺痿涎唾多，心中温温液液者。

《千金》生姜甘草汤 治肺痿咳唾涎沫不止，咽燥而渴。

《千金》桂枝去芍药加皂荚汤　治肺痿吐涎沫。

《外台》桔梗白散　治咳而胸满，振寒，脉数，咽干不渴，时出浊唾腥臭，久久吐脓如米粥者，为肺痈。

《千金》苇茎汤 治咳有微热，烦满，胸中甲错，是为肺痈。

奔豚气病脉证治第八

师曰：病有奔豚，有吐脓，有惊怖，有火邪，此四部病，皆从惊发得之。

师曰：奔豚病，从少腹起，上冲咽喉，发作欲死，复还止，皆从惊恐得之。

奔豚气上冲胸，腹痛，往来寒热，奔豚汤主之。

发汗后，烧针令其汗，针处被寒，核起而赤者，必发奔豚，气从少腹上至心，灸其核上各一壮，与桂枝加桂汤主之。

发汗后，脐下悸者，欲作奔豚，茯苓桂枝甘草大枣汤主之。

胸痹心痛短气病脉证治第九

师曰：夫脉当取太过不及，阳微阴弦，即胸痹而痛，所以然者，责其极虚也。今阳虚知在上焦，所以胸痹、心痛者，以其阴弦故也。

胸痹之病，喘息咳唾，胸背痛，短气，寸口脉沉而迟，关上小紧数，栝蒌薤白白酒汤主之。

胸痹不得卧，心痛彻背者，栝蒌薤白半夏汤主之。

胸痹心中痞，留气结在胸，胸满，胁下逆抢心，枳实薤白桂枝汤主之；人参汤亦主之。

胸痹，胸中气塞，短气，茯苓杏仁甘草汤主之，橘枳姜汤亦主之。

胸痹缓急者，薏苡附子散主之。

心中痞，诸逆心悬痛，桂枝生姜枳实汤主之。

心痛彻背，背痛彻心，乌头赤石脂丸主之。

腹满寒疝宿食病脉证治第十

趺阳脉微弦，法当腹满，不满者必便难，两胠疼痛，此虚寒从下上也，以温药服之。

病者腹满，按之不痛为虚，痛者为实，可下之。舌黄未下者，下之黄自去。

腹满时减，复如故，此为寒，当与温药。

病腹满，发热十日，脉浮而数，饮食如故，厚朴七物汤主之。

腹中寒气，雷鸣切痛，胸胁逆满，呕吐，附子粳米汤主之。

痛而闭者，厚朴三物汤主之。

按之心下满痛者，此为实也，当下之，宜大柴胡汤。

腹满不减，减不足言，当须下之，宜大承气汤。

心胸中大寒痛，呕不能饮食，腹中寒，上冲皮起，出见有头足，上下痛而不可触近，大建中汤主之。

胁下偏痛，发热，其脉紧弦，此寒也，以温药下之，宜大黄附子汤。

寒气厥逆，赤丸主之。

腹痛，脉弦而紧，弦则卫气不行，即恶寒，紧则不欲食，邪正相搏，即为寒疝。寒疝绕脐痛，若发则白汗出，手足厥冷，其脉沉弦者，大乌头煎主之。

寒疝腹中痛，及胁痛里急者，当归生姜羊肉汤主之。

寒疝腹中痛，逆冷，手足不仁，若身疼痛，灸刺诸药不能治，抵当乌头桂枝汤主之。

其脉数而紧乃弦，状如弓弦，按之不移。脉数弦者，当下其寒；脉紧大而迟者，必心下坚；脉大而紧者，阳中有阴，可下之。

问曰：人病有宿食，何以别之？师曰：寸口脉浮而大，按之反涩，尺中亦微而涩，故知有宿食，大承气汤主之。

脉数而滑者实也，此有宿食，下之愈，宜大承气汤。

下利不饮食者，有宿食也，当下之，宜大承气汤。

宿食在上脘，当吐之，宜瓜蒂散。

脉紧，头痛风寒，腹中有宿食不化也。

《外台》乌头汤　治寒疝腹中绞痛，贼风入攻五脏，拘急，不得转侧，发作有时，使人阴缩，手足厥逆。

《外台》柴胡桂枝汤　治心腹卒中痛者。

《外台》走马汤　治中恶心痛腹胀，大便不通。

五脏风寒积聚病脉证并治第十一

肝着，其人常欲蹈其胸上，先未苦时，但欲饮热，旋覆花汤主之。

趺阳脉浮而涩，浮则胃气强，涩则小便数，浮涩相抟，大便则坚，其脾为约，麻子仁丸主之。

肾着之病，其人身体重，腰中冷，如坐水中，形如水状，反不渴，小便自利，饮食如故，病属下焦，身劳汗出，衣里冷湿，久久得之，腰以下冷痛，腹重如带五千钱，甘姜苓术汤主之。

师曰：热在上焦者，因咳为肺痿；热在中焦者，则为坚；热在下焦者，则尿血，亦令淋秘不通。大肠有寒者，多鹜溏；有热者，便肠垢。小肠有寒者，其人下重便血；有热者，必痔。

问曰：病有积、有聚、有槃气，何谓也？师曰：积者，脏病也，终不移；聚者，腑病也，发作有时，展转痛移，为可治；槃气者，胁下痛，按之则愈，复发，为槃气。诸积大法：脉来细而附骨者，乃积也。寸口积在胸中；微出寸口，积在喉中；关上积在脐旁；上关上，积在心下；微下关，积在少腹。尺中，积在气冲；脉出左，积在左；脉出右，积在右；脉两出，积在中央；各以其部处之。

痰饮咳嗽病脉证并治第十二

问曰：夫饮有四，何谓也？师曰：有痰饮，有悬饮，有溢饮，有支饮。

问曰：四饮何以为异？师曰：其人素盛今瘦，水走肠间，沥沥有声，谓之痰饮；饮后水流在胁下，咳唾引痛，谓之悬饮；饮水流行，归于四肢，当汗出而不汗出，身体疼重，谓之溢饮；咳逆倚息，短气不得卧，其形如肿，谓之支饮。

夫心下有留饮，其人背寒冷如手大。

胸中有留饮，其人短气而渴，四肢历节痛。脉沉者，有留饮。

膈上病痰，满喘咳吐，发则寒热，背痛腰疼，目泣自出，其人振振身瞤剧，必有伏饮。

病痰饮者，当以温药和之。

心下有痰饮，胸胁支满，目眩，苓桂术甘汤主之。

夫短气有微饮，当从小便去之，苓桂术甘汤主之；肾气丸亦主之。

病者脉伏，其人欲自利，利反快，虽利，心下续坚满，此为留饮欲去故也，甘遂半夏汤主之。

病悬饮者，十枣汤主之。

病溢饮者，当发其汗，大青龙汤主之；小青龙汤亦主之。

膈间支饮，其人喘满，心下痞坚，面色黧黑，其脉沉紧，得之数十日，医吐下之不愈，木防己汤主之。虚者即愈，实者三日复发，复与不愈者，宜木防己汤去石

膏加茯苓芒硝汤主之。

　　心下有支饮，其人苦冒眩，泽泻汤主之。

　　支饮胸满者，厚朴大黄汤主之。

　　支饮不得息，葶苈大枣泻肺汤主之。

　　呕家本渴，渴者为欲解，今反不渴，心下有支饮故也，小半夏汤主之。

　　腹满，口舌干燥，此肠间有水气，已椒苈黄丸主之。

　　卒呕吐，心下痞，膈间有水，眩悸者，小半夏加茯苓汤主之。

　　假令瘦人脐下有悸，吐涎沫而癫眩，此水也，五苓散主之。

　　咳家其脉弦，为有水，十枣汤主之。

　　夫有支饮家，咳烦胸中痛者，不卒死，至一百日或一岁，宜十枣汤。

　　久咳数岁，其脉弱者可治，实大数者死；其脉虚者必苦冒，其人本有支饮在胸中故也，治属饮家。

　　咳逆倚息不得卧，小青龙汤主之。

　　青龙汤下已，多唾口燥，寸脉沉，尺脉微，手足厥逆，气从小腹上冲胸咽，手足痹，其面翕热如醉状，因复下流阴股，小便难，时复冒者；与茯苓桂枝五味甘草汤，治其气冲。

　　冲气即低，而反更咳，胸满者，用桂苓五味甘草汤去桂，加干姜、细辛，以治其咳满。

　　咳满即止，而更复渴，冲气复发者，以细辛、干姜为热药也。服之当遂渴，而渴反止者，为支饮也。支饮者，法当冒，冒者必呕，呕者复内半夏，以去其水。

　　水去呕止，其人形肿者，加杏仁主之。其证应内麻黄，以其人遂痹，故不内之。若逆而内之者，必厥。所以然者，以其人血虚，麻黄发其阳故也。

　　若面热如醉，此为胃热上冲熏其面，加大黄以利之。

　　先渴后呕，为水停心下，此属饮家，小半夏茯苓汤主之。

《外台》茯苓饮 治心胸中有停痰宿水，自吐出水后，心胸间虚，气满不能食。消痰气，令能食。

消渴小便不利淋病脉证并治第十三

厥阴之为病，消渴，气上冲心，心中疼热，饥而不欲食，食即吐，下之不肯止。

男子消渴，小便反多，以饮一斗，小便一斗，肾气丸主之。

脉浮，小便不利，微热消渴者，宜利小便发汗，五苓散主之。

渴欲饮水，水入则吐者，名曰水逆，五苓散主之。

渴欲饮水不止者，文蛤散主之。

淋之为病，小便如粟状，小腹弦急，痛引脐中。

趺阳脉数，胃中有热，即消谷引食，大便必坚，小便即数。

淋家不可发汗，发汗则必便血。

小便不利者，有水气，其人若渴，栝蒌瞿麦丸主之。

小便不利，蒲灰散主之；滑石白鱼散、茯苓戎盐汤并主之。

渴欲饮水，口干舌燥者，白虎加人参汤主之。

脉浮，发热，渴欲饮水，小便不利者，猪苓汤主之。

水气病脉证并治第十四

师曰：病有风水、有皮水、有正水、有石水、有黄汗。风水，其脉自浮，外证骨节疼痛，恶风；皮水，其脉亦浮，外证胕肿，按之没指，不恶风，其腹如鼓，不渴，当发其汗；正水，其脉沉迟，外证自喘；石水，其脉自沉，外证腹满不喘；黄汗，其脉沉迟，身发热，胸

满，四肢头面肿，久不愈，必致痈脓。

里水者，一身面目黄肿，其脉沉，小便不利，故令病水。假如小便自利，此亡津液，故令渴也，越婢加术汤主之。

夫水病人，目下有卧蚕，面目鲜泽，脉伏，其人消渴。病水腹大，小便不利，其脉沉绝者，有水，可下之。

师曰：**诸有水者，腰以下肿，当利小便；腰以上肿，当发汗乃愈。**

风水，脉浮身重，汗出恶风者，防己黄芪汤主之。腹痛者加芍药。

风水恶风，一身悉肿，脉浮不渴，续自汗出，无大热，越婢汤主之。

皮水为病，四肢肿，水气在皮肤中，四肢聂聂动者，防己茯苓汤主之。

里水，越婢加术汤主之，甘草麻黄汤亦主之。

水之为病，其脉沉小，属少阴；浮者为风；无水虚胀者为气；水，发其汗即已。脉沉者宜麻黄附子汤；浮者宜杏子汤。

厥而皮水者，蒲灰散主之。

问曰：黄汗之为病，身体肿，发热汗出而渴，状如风水，汗沾衣，色正黄如柏汁，脉自沉，何从得之？师曰：以汗出入水中浴，水从汗孔入得之，宜芪芍桂酒汤主之。

黄汗之病，两胫自冷；假令发热，此属历节。食已汗出，又身常暮盗汗出者，此劳气也，若汗出已，反发热者，久久其身必甲错。发热不止者，必生恶疮。若身重，汗出已辄轻者，久久必身𥆧。𥆧即胸中痛，又从腰以上必汗出，下无汗，腰髋弛痛，如有物在皮中状，剧者不能食，身疼重，烦躁，小便不利，此为黄汗，桂枝加黄芪汤主之。

师曰：寸口脉迟而涩，迟则为寒，涩为血不足。趺阳脉微而迟，微则为气，迟则为寒。寒气不足，则手足逆冷；手足逆冷则营卫不利；营卫不利，则腹满胁鸣相逐，气转膀胱，荣卫俱劳；阳气不通即身冷，阴气不通即骨疼；阳前通则恶寒，阴前通则痹不仁；阴阳相得，其气乃行，大气一转，其气乃散；实则失气，虚则遗尿，名曰气分。

气分，心下坚大如盘，边如旋杯，水饮所作，桂枝去芍药加麻辛附子汤主之。

心下坚，大如盘，边如旋盘，水饮所作，枳术汤主之。

黄疸病脉证并治第十五

额上黑，微汗出，手足中热，薄暮即发，膀胱急，小便自利，名曰女劳疸，腹如水状不治。

心中懊憹而热，不能食，时欲吐，名曰酒疸。

酒疸，心中热，欲呕者，吐之愈。酒疸下之，久久为黑疸，目青面黑，心中如啖蒜齑状，大便正黑，皮肤爪之不仁，其脉浮弱，虽黑微黄，故知之。

师曰：病黄疸，发热烦喘，胸满口燥者，以病发时火劫其汗，两热所得。然黄家所得，从湿得之。一身尽发热而黄，肚热，热在里，当下之。

脉沉，渴欲饮水，小便不利者，皆发黄。

腹满，舌痿黄，燥不得睡，属黄家。（舌痿疑作身痿）

黄疸之病，当以十八日为期，治之十日以上瘥，反极为难治。

谷疸之为病，寒热不食，食即头眩，心胸不安，久久发黄为谷疸，茵陈蒿汤主之。

黄家日晡所发热，而反恶寒，此为女劳得之。膀胱急，少腹满，身尽黄，额上黑，足下热，因作黑疸。其腹胀如水状，大便必黑，时溏，此女劳之病，非水也，腹满者难治，硝石矾石散主之。

酒黄疸，心中懊侬或热痛，栀子大黄汤主之。

诸病黄家，但利其小便；假令脉浮，当以汗解之，宜桂枝加黄芪汤主之。

诸黄，猪膏发煎主之。

黄疸病，茵陈五苓散主之。

黄疸腹满，小便不利而赤，自汗出，此为表和里实，当下之，宜大黄硝石汤。

黄疸病，小便色不变，欲自利，腹满而喘，不可除热，热除必哕，哕者，小半夏汤主之。

诸黄，腹痛而呕者，宜柴胡汤。

男子黄，小便自利，当与虚劳小建中汤。

惊悸吐血下血胸满瘀血
病脉证治第十六

病人胸满，唇痿舌青，口燥，但欲漱水，不欲咽，无寒热，脉微大来迟，腹不满，其人言我满，为有瘀血。

病者如热状，烦满，口干燥而渴，其脉反无热，此为阴状，是瘀血也，当下之。火邪者，桂枝去芍药加蜀漆牡蛎龙骨救逆汤主之。

心下悸者，半夏麻黄丸主之。

吐血不止者，柏叶汤主之。

下血，先便后血，此远血也，黄土汤主之。

下血，先血后便，此近血也，赤小豆当归散主之。

心气不足，吐血，衄血，泻心汤主之。

呕吐哕下利病脉证治第十七

夫呕家有痈脓，不可治呕，脓尽自愈。

先呕却渴者，此为欲解；先渴却呕者，为水停心下，此属饮家；呕家本渴，今反不渴者，以心下有支饮故也，此属支饮。

问曰：病人脉数，数为热，当消谷引食，而反吐者，何也？师曰：以发其汗，令阳微膈气虚，脉乃数，数为客热，不能消谷，胃中虚冷故也。脉弦者虚也，胃气无余，朝食暮吐，变为胃反。寒在于上，医反下之，今脉反弦，故名曰虚。

趺阳脉浮而涩，浮则为虚，涩则伤脾，脾伤则不磨，朝食暮吐，暮食朝吐，宿谷不化，名曰胃反。脉紧而涩，其病难治。

病人欲吐者，不可下之。

呕而胸满者，茱萸汤主之。

干呕，吐涎沫，头痛者，茱萸汤主之。

呕而肠鸣，心下痞者，半夏泻心汤主之。

干呕而利者，黄芩加半夏生姜汤主之。

诸呕吐，谷不得下者，小半夏汤主之。

呕吐而病在膈上，后思水者解，急与之。思水者，猪苓散主之。

呕而脉弱，小便复利，身有微热，见厥者，难治，四逆汤主之。

呕而发热者，小柴胡汤主之。

胃反呕吐者，大半夏汤主之。（《千金》云：治胃反不受食，食入即吐。《外台》云：治呕心下痞硬者。）

食已即吐者，大黄甘草汤主之。

胃反，吐而渴，欲饮水者，茯苓泽泻汤主之。

吐后，渴欲得水而贪饮者，文蛤汤主之。兼主微风，脉紧，头痛。

干呕，吐逆，吐涎沫，半夏干姜散主之。

病人胸中似喘不喘，似呕不呕，似哕不哕，彻心中愦愦然无奈者，生姜半夏汤主之。

干呕，哕，若手足厥者，橘皮汤主之。

哕逆者，橘皮竹茹汤主之。

下利腹胀满，身体疼痛者，先温其里，乃攻其表。温里宜四逆汤，攻表宜桂枝汤。

下利三部脉皆平，按之心下坚者，急下之，宜大承气汤。

下利，脉迟而滑者，实也，利未欲止，急下之，宜大承气汤。

下利，脉反滑者，当有所去，下乃愈，宜大承气汤。

下利已差，至其年月日时复发者，以病不尽故也，当下之，宜大承气汤。

下利谵语者，有燥屎也，小承气汤主之。

下利便脓血者，桃花汤主之。

热利下重者，白头翁汤主之。

下利后，更烦，按之心下濡者，为虚烦也，栀子豉汤主之。

下利清谷，里寒外热，汗出而厥者，通脉四逆汤主之。

下利肺痛，紫参汤主之。

气利，诃梨勒散主之。

疮痈肠痈浸淫病脉证并治第十八

诸浮数脉，应当发热，而反洒淅恶寒，若有痛处，当发其痈。

师曰：诸痈肿，欲知有脓无脓，以手掩肿上，热者为有脓，不热者为无脓。

肠痈之为病，其身甲错，腹皮急，按之濡，如肿状，腹无积聚，身无热，脉数，此为腹内有痈脓，薏苡附子败酱散主之。

肠痈者，少腹肿痞，按之即痛，如淋，小便自调，时时发热，自汗出，复恶寒。其脉迟紧者，脓未成，可下之，当有血。脉洪数者，脓已成，不可下也。大黄牡丹汤主之。

浸淫疮，从口流向四肢者，可治；从四肢流来入口者，不可治。

浸淫疮，黄连粉主之。

趺蹶手指臂肿转筋阴狐疝蛔虫病脉证治第十九

病人常以手指臂肿动，此人身体瞤瞤者，藜芦甘草汤主之。

转筋之为病，其人臂脚直，脉上下行，微弦。转筋入腹者，鸡屎白散主之。

阴狐疝气者，偏有小大，时时上下，蜘蛛散主之。

问曰：病腹痛有虫，其脉何以别之？师曰：腹中痛，其脉当沉，若弦，反洪大，故有蛔虫。

蛔虫之为病，令人吐涎，心痛发作有时，毒药不止，甘草粉蜜汤主之。

蛔厥者，当吐蛔，今病者静而复时烦，此为脏寒，蛔上入膈，故烦，须臾复止，得食而呕，又烦者，蛔闻食臭出，其人当自吐蛔。蛔厥者，乌梅丸主之。

妇人妊娠病脉证并治第二十

师曰：妇人得平脉，阴脉小弱，其人渴，不能食，无寒热，名妊娠，桂枝汤主之。

妇人宿有癥病，经断未及三月，而得漏下不止，胎动在脐上者，为癥痼害。

妊娠六月动者，前三月经水利时，胎也；下血者，后断三月衃也。所以血不止者，其癥不去故也。当下其癥，桂枝茯苓丸主之。

妇人怀娠六七月，脉弦发热，其胎愈胀，腹痛恶寒者，少腹如扇，所以然者，子脏开故也，当以附子汤温其脏。

师曰：**妇人有漏下者，有半产后因续下血都不绝者，有妊娠下血者，假令妊娠腹中痛，为胞阻，胶艾汤主之。**

妇人怀妊，腹中㽲痛，当归芍药散主之。

妊娠呕吐不止，干姜人参半夏丸主之。

妊娠小便难，饮食如故，当归贝母苦参丸主之。

妊娠有水气，身重，小便不利。洒淅恶寒，起即头眩，葵子茯苓散主之。

妇人妊娠，宜常服当归散主之。（妊娠常服即易产，胎无疾苦。产后百病悉主之。）

妊娠养胎，白术散主之。

妇人伤胎，怀身腹满，不得小便，从腰以下重，如有水气状，怀身七月，太阴当养不养，此心气实，当刺泻劳宫及关元。小便微利则愈。

妇人产后病脉证治第二十一

问曰：新产妇人有三病，一者病痉，二者病郁冒，三者大便难，何谓也？师曰：新产血虚、多出汗、喜中风，故令病痉；亡血复汗、寒多，故令郁冒；亡津液，胃燥，故大便难。

产妇郁冒，其脉微弱，不能食，大便反坚，但头汗出，所以然者，血虚而厥，厥而必冒。冒家欲解，必大汗出。以血虚下厥，孤阳上出，故头汗出。所以产妇喜汗出者，亡阴血虚，阳气独盛，故当汗出，阴阳乃复。大便坚，呕不能食，小柴胡汤主之。

　　病解能食，七八日更发热者，此为胃实，大承气汤主之。

　　产后腹中疞痛，当归生姜羊肉汤主之；并治腹中寒疝虚劳不足。

　　产后腹痛，烦满不得卧，枳实芍药散主之。

　　师曰：产妇腹痛，法当以枳实芍药散，假令不愈者，此为腹中有干血着脐下，宜下瘀血汤主之。亦主经水不利。

　　产后七八日，无太阳证，少腹坚痛，此恶露不尽。不大便，烦躁发热，切脉微实，再倍发热，日晡时烦躁者，不食，食则谵语，至夜即愈，宜大承气汤主之。热在里，结在膀胱也。

　　产后风，续之数十日不解，头微痛，恶寒，时时有热，心下闷，干呕汗出，虽久，阳旦证续在耳，可与阳旦汤。

　　产后，中风发热，面正赤，喘而头痛，竹叶汤主之。

　　妇人乳中虚，烦乱呕逆，安中益气，竹皮大丸主之。

　　产后下利虚极，白头翁加甘草阿胶汤主之。

　　《千金》三物黄芩汤　治妇人在草蓐，自发露得风，四肢苦烦热。头痛者，与小柴胡汤；头不痛，但烦者，此汤主之。

　　《千金》内补当归建中汤　治妇人产后虚羸不足，腹中刺痛不止，吸吸少气，或苦少腹中急摩痛引腰背，不能食饮。产后一月，日得四五剂为善。令人强壮，宜。

妇人杂病脉证并治第二十二

　　妇人中风七八日，续来寒热发作有时，经水适断，此为热入血室。其血必结，故使如疟状，发作有时，小柴胡汤主之。

妇人伤寒发热，经水适来，昼日明了，暮则谵语，如见鬼状者，此为热入血室；治之无犯胃气及上二焦，必自愈。

妇人中风，发热恶寒，经水适来，得七八日，热除脉迟，身凉和，胸胁满，如结胸状，谵语者，此为热入血室也，当刺期门，随其实而取之。

妇人咽中如有炙脔，半夏厚朴汤主之。

妇人脏躁，喜悲伤欲哭，象如神灵所作，数欠伸，甘麦大枣汤主之。

妇人吐涎沫，医反下之，心下即痞，当先治其吐涎沫，小青龙汤主之；涎沫止，乃治痞，泻心汤主之。

妇人之病，因虚、积冷、结气，为诸经水断绝。至有历年，血寒积结，胞门寒伤，经络凝坚。在上呕吐涎唾，久成肺痈，形体损分；在中盘结，绕脐寒疝；或两胁疼痛，与脏相连；或结热中，痛在关元，脉数无疮，肌若鱼鳞，时着男子，非止女身；在下未多，经候不匀，令阴掣痛，少腹恶寒，或引腰脊，下根气街，气冲急痛，膝胫疼烦，奄忽眩冒，状如厥癫；或有忧惨，悲伤多嗔，此皆带下，非有鬼神。

久则羸瘦，脉虚多寒，三十六病，千变万端；审脉阴阳，虚实紧弦，行其针药，治危得安；其虽同病，脉各异源；子当辨记，勿谓不然。

问曰：妇人年五十，所病下利数十日不止，暮即发热，少腹里急，腹满，手掌烦热，唇口干燥，何也？师曰：此病属带下。何以故？曾经半产，瘀血在少腹不去，何以知之？其证唇口干燥，故知之。当以温经汤主之。（亦主妇人少腹寒，久不受胎，兼取崩中去血，或月水来过多，及至期不来。）

带下经水不利，少腹满痛，经一月再见者，土瓜根散主之。

　　寸口脉弦而大，弦则为减，大则为芤，减则为寒，芤则为虚，寒虚相抟，此名曰革，妇人则半产漏下，旋覆花汤主之。

　　妇人陷经，漏下黑不解，胶姜汤主之。

　　妇人少腹满如敦状，小便微难而不渴，生后者，此为水与血俱结在血室也，大黄甘遂汤主之。

　　妇人经水不利下，抵当汤主之。（亦治男子膀胱满急有瘀血者）

　　妇人经水闭不利，脏坚癖不止，中有干血，下白物，矾石丸主之。

　　妇人六十二种风，及腹中血气刺痛，红蓝花酒主之。

　　妇人腹中诸疾痛，当归芍药散主之。

　　妇人腹中痛，小建中汤主之。

　　问曰：妇人病，饮食如故，烦热不得卧，而反倚息者，何也？师曰：此名转胞不得溺也。以胞系了戾，故致此病，但利小便则愈，宜肾气丸主之。

　　蛇床子散方　温阴中坐药。

　　少阴脉滑而数者，阴中即生疮，阴中蚀疮烂者，狼牙汤洗之。

　　胃气下泄，阴吹而正喧，此谷气之实也，膏发煎导之。

禽兽鱼虫禁忌并治
第二十四（节录）

　　凡饮食滋味，以养于生，食之有妨，反能为害。自非服药炼液，焉能不饮食乎？切见时人，不闲调摄，疾疢竞起，若不因食而生，苟全其生，须知切忌者矣，所食之味，有与病相宜，有与身为害，若得宜则益体，害则成疾，以此致危，例皆难疗。凡煮药饮汁以解毒者，虽云救急，不可热饮，诸毒病得热更甚，宜冷饮之。

肝病禁辛，心病禁咸，脾病禁酸，肺病禁苦，肾病禁甘。春不食肝，夏不食心，秋不食肺，冬不食肾，四季不食脾。辩曰：春不食肝者，为肝气王，脾气败，若食肝，则又补肝，脾气败尤甚，不可救。又肝王之时，不可以死气入肝，恐伤魂也。若非王时即虚，以肝补之佳，余脏准此。

第五章

温 病 学

温热论

清 叶天士

1. 温病大纲

温邪上受，首先犯肺，逆传心包。肺主气属卫，心主血属营，辨营卫气血虽与伤寒同，若论治法则与伤寒大异也。(1)

大凡看法，卫之后方言气，营之后方言血。在卫，汗之可也，到气，才可清气，入营，犹可透热转气，如犀角、玄参、羚羊角等物，入血，就恐耗血动血，直须凉血散血，如生地、丹皮、阿胶、赤芍等物。否则前后不循缓急之法，虑其动手便错，反致慌张矣。(8)

2. 邪在肺卫

盖伤寒之邪留恋在表，然后化热入里；温邪则热变最速，未传心包，邪尚在肺，肺主气，其合皮毛，故云在表。在表初用辛凉轻剂。挟风则加入薄荷、牛蒡之属，挟湿加芦根、滑石之流。或透风于热外，或渗湿于热下，不与热相抟，势必孤矣。(2)

不尔，风挟温热而燥生，清窍必干，谓水主之气不能上荣，两阳相劫也。湿与温合，蒸郁而蒙蔽于上，清窍为之壅塞，浊邪害清也。其病有类伤寒，其验之之法，伤寒多有变证，温热虽久，在一经不移，以此为辨。(3)

3. 流连气分

若其邪始终在气分流连者，可冀其战汗透邪，法宜益胃，令邪与汗并，热达腠开，邪从汗出。解后胃气空虚，当肤冷一昼夜，待气还自温暖如常矣。盖战汗而解，邪退正虚，阳从汗泄，故渐肤冷，未必即成脱证。此时宜令病者安舒静卧，以养阳气来复，旁人切勿惊惶，频频呼唤，扰其元神，使其烦躁，但诊其脉，若虚软和缓，虽倦卧不语，汗出肤冷，却非脱证；若脉急疾，躁扰不卧，肤冷汗出，便为气脱之证矣。更有邪盛正虚，不能一战而解，停一二日再战汗而愈者，不可不知。(6)

再论气病有不传血分，而邪留三焦，亦如伤寒中少阳病也。彼则和解表里之半，此则分消上下之势，随证变法，如近时杏、朴、苓等类；或如温胆汤之走泄。因其仍在气分，犹可望其战汗之门户，转疟之机括。(7)

4. 里结阳明

再论三焦不得从外解，必致成里结。里结于何，在阳明胃与肠也。亦须用下法，不可以气血之分，就不可下也。但伤寒邪热在里，劫烁津液，下之宜猛；此多湿邪内抟，下之宜轻。伤寒大便溏为邪已尽，不可再下；湿温病大便溏为邪未尽，必大便硬，慎不可再攻也，以粪燥为无湿也。(10)

再人之体，脘在腹上，其地位处于中，按之痛，或自痛，或痞胀，当用苦泄，以其入腹近也。必验之于舌，或黄或浊，可与小陷胸汤或泻心汤，随证治之，或白不燥，或黄白相兼，或灰白不渴，慎不可乱投苦泄。其中有外邪未解，里先结者，或邪郁未伸，或素属中冷者，虽有脘中痞闷，宜从开泄，宣通气滞，以达归于肺，如近俗之杏、蔻、橘、桔等，是轻苦微辛，具流动之品可耳。(11)

再前云舌黄或浊，须要有地之黄，若光滑者，乃无形湿热中有虚象，大忌前法。其脐以上为大腹，或满或胀或痛，此必邪已入里矣，表证必无，或十只存一。亦要验之于舌，或黄甚，或如沉香色，或如灰黄色，或老黄色，或中有断纹，皆当下之，如小承气汤，用槟榔、青皮、枳实、玄明粉、生首乌等。若未见此等舌，不宜用此等法，恐其中有湿聚太阴为满，或寒湿错杂为痛，或气壅为胀，又当以别法治之。(12)

5. 论湿

且吾吴湿邪害人最广，如面色白者，须要顾其阳气，湿盛则阳微也。法应清凉，然到十分之六七，既不可过于寒凉，恐成功反弃，何以故耶？湿热一去，阳亦衰微也。面色苍者，须要顾其津液，清凉到十分之六七，往往热减身寒者，不可就云虚寒而投补剂，恐炉烟虽熄，灰中有火也，须细察精详，方少少与之，慎不可直率而往也。又有酒客里湿素盛，外邪入里，里湿为合。在阳旺之躯，胃湿恒多；在阴盛之体，脾湿亦不少，然其化热则一。热病救阴犹易，通阳最难，救阴不在血，而在津与汗，通阳不在温，而在利小便，然较之杂证，则有不同矣。(9)

6. 邪入营血

前言辛凉散风，甘淡驱湿，若病仍不解，是渐欲入营也。营分受热，则血液受劫，心神不安，夜甚无寐，或斑点隐隐，即撤去气药。如从风热陷入者，用犀角、竹叶之属；如从湿热陷入者，犀角、花露之品，参入凉血清热方中。若加烦躁，大便不通，金汁亦可加入；老年或平素有寒者，以人中黄代之，急急透斑为要。(4)

若斑出热不解者，胃津亡也。主以甘寒，重则如玉女煎，轻则如梨皮、蔗浆之类。或其人肾水素亏，虽未及下焦，先自彷徨矣，必验之于舌，如甘寒之中加入咸寒，务在先安未受邪之地，恐其陷入易易耳。(5)

7. 辨舌

[白苔] 再舌苔白厚而干燥者，此胃燥气伤也，滋润药中加甘草，令甘守津还之意。舌白而薄者，外感风寒也，当疏散之。若白干薄者，肺津伤也，加麦冬、花露、芦根汁等轻清之品，为上者上之也。若白苔绛底者，湿遏热伏也，当先泄湿透热，防其就干。勿忧之，再从里透于外，则变润也。初病舌就干，神不昏者，急加养正透邪之药；若神已昏，此内匮矣，不可救药。(19)

舌苔不燥，自觉闷极者，属脾湿盛也。或有伤痕血迹者，必问曾经搔挖否？不可以有血便为枯证，仍从湿治可也。再有神情清爽，舌胀大不能出口者，此脾湿胃热，郁极化风而毒延口也。用大黄磨入当用剂内，则舌胀自消矣。(21)

再舌上白苔粘腻，吐出浊厚涎沫，口必甜味也，为脾瘅病。乃湿热气聚，与谷气相抟，土有余也，盈满则上泛。当用省头草，芳香辛散以逐之则退。若舌上苔如碱者，胃中宿滞挟浊秽郁伏，当急急开泄，否则闭结中焦，不能从膜原达出矣。(22)

若舌白如粉而滑，四边色紫绛者，温疫病初入膜原，未归胃府，急急透解，莫待传陷而入，为险恶之病。且见此舌者，病必见凶，须要小心。(26)

[黄苔] 再黄苔不甚厚而滑者，热未伤津，犹可清热透表；若虽薄而干者，邪虽去而津受伤也，苦重之药当禁，宜甘寒轻剂可也。(13)

[黑苔] 若舌无苔而有如烟煤隐隐者，不渴肢寒，知挟阴病。如口渴烦热，平时胃燥舌也，不可攻之。若燥者，甘寒益胃；若润者，甘温扶中。此何故？外露而里无也。(23)

若舌黑而滑者，水来克火，为阴证，当温之。若见短缩，此肾气竭也，为难治。欲救之，加人参、五味子勉希万一。舌黑而干者，津枯火炽，急急泻南补北。若

燥而中心厚者，土燥水竭，急以咸苦下之。(24)

[**芒刺**] 又不拘何色，舌上生芒刺者，皆是上焦热极也，当用青布拭冷薄荷水揩之，即去者轻，旋即生者险矣。(20)

[**红绛苔**] 再论其热传营，舌色必绛。绛，深红色也。初传绛色中兼黄白色，此气分之邪未尽也，泄卫透营，两和可也。纯绛鲜泽者，包络受病也，宜犀角、鲜生地、连翘、郁金、石菖蒲等。延之数日，或平素心虚有痰，外热一陷，里络就闭，非菖蒲、郁金等所能开，须用牛黄丸、至宝丹之类以开其闭，恐其昏厥为痉也。(14)

再色绛而舌中心干者，乃心胃火燔，劫烁津液，即黄连、石膏亦可加入。若烦渴烦热，舌心干，四边色红，中心或黄或白者，此非血分也，乃上焦气热烁津，急用凉膈散，散其无形之热，再看其后转变可也。慎勿用血药，以滋腻难散。至舌绛望之若干，手扪之原有津液，此津亏湿热熏蒸，将成浊痰蒙蔽心包也。(15)

舌色绛而上有粘腻似苔非苔者，中挟秽浊之气，急加芳香逐之。舌绛欲伸出口。而抵齿难骤伸者，痰阻舌根，有内风也。舌绛而光亮，胃阴亡也，急用甘凉濡润之品。若舌绛而干燥者，火邪劫营，凉血清火为要。舌绛而有碎点白黄者，当生疳也，大红点者，热毒乘心也，用黄连、金汁。其有虽绛而不鲜，干枯而萎者，肾阴涸也，急以阿胶、鸡子黄、地黄、天冬等救之，缓则恐涸极而无救也。(17)

其有舌独中心绛干者，此胃热，心营受灼也，当于清胃方中，加入清心之品，否则延及于尖，为津干火盛也。舌尖绛独干，此心火上炎，用导赤散泻其腑。(18)

[**紫舌**] 再有热传营血，其人素有瘀伤宿血在胸膈中，挟热而抟，其舌色必紫而暗，扪之湿，当加入散血之品，如琥珀、丹参、桃仁、丹皮等。不尔，瘀血与热

为伍，阻遏正气，遂变如狂发狂之证。若紫而肿大者，乃酒毒冲心。若紫而干晦者，肾肝色泛也，难治。(16)

[淡红舌] 舌淡红无色者，或干而色不荣者，当是胃津伤而气无化液也，当用炙甘草汤，不可用寒凉药。(25)

8. 验齿

再温热之病，看舌之后亦须验齿。齿为肾之余，龈为胃之络。热邪不燥胃津，必耗肾液，且二经之血皆走其地，病深动血，结瓣于上。阳血者色必紫，紫如干漆；阴血者色必黄，黄如酱瓣。阳血若见，安胃为主；阴血若见，救肾为要。然豆瓣色者多险，若证还不逆者尚可治，否则难治矣。何以故邪？盖阴下竭，阳上厥也。(31)

齿若光燥如石者，胃热甚也。若无汗恶寒，卫偏胜也，辛凉泄卫，透汗为要。若如枯骨色者，肾液枯也，为难治。若上半截润，水不上承，心火上炎也，急急清心救水，俟枯处转润为妥。(32)

若咬牙啮齿者，湿热化风，痉病；但咬牙者，胃热气走其络也。若咬牙而脉证皆衰者，胃虚无谷以内荣，亦咬牙也。何以故耶？虚则喜实也。舌本不缩而硬，而牙关咬定难开者，此非风痰阻络，即欲作痉证，用酸物擦之即开，木来泄土故也。(33)

若齿垢如灰糕样者，胃气无权，津亡湿浊用事，多死。而初病齿缝流清血，痛者，胃火冲激也；不痛者，龙火内燔也。齿焦无垢者，死；齿焦有垢者，肾热胃劫也，当微下之，或玉女煎清胃救肾可也。

9. 辨斑疹

凡斑疹初见，须用纸捻照见胸背两胁。点大而在皮肤之上者为斑，或云头隐隐，或琐碎小粒者为疹，又宜见而不宜多见。按方书谓斑色红者属胃热，紫者热极，

黑者胃烂，然亦必看外证所合，方可断之。(27)

若斑色紫，小点者，心包热也；点大而紫，胃中热也。黑斑而光亮者，热胜毒盛，虽属不治，若其人气血充者，或依法治之，尚可救；若黑而晦者必死；若黑而隐隐，四旁赤色，火郁内伏，大用清凉透发，间有转红成可救者。若挟斑带疹，皆是邪之不一，各随其部而泄。然斑属血者恒多，疹属气者不少。斑疹皆是邪气外露之象，发出宜神情清爽，为外解里和之意；如斑疹出而昏者，正不胜邪，内陷为患，或胃津内涸之故。(29)

然而春夏之间，湿病俱发疹为甚，且其色要辨。如淡红色，四肢清，口不甚渴，脉不洪数，非虚斑即阴斑。或胸微见数点，面赤足冷，或下利清谷，此阴盛格阳于上而见，当温之。(28)

10. 辨白㾦

再有一种白㾦，小粒如水晶色者，此湿热伤肺，邪虽出而气液枯也，必得甘药补之。或未至久延，伤及气液，乃湿郁卫分，汗出不彻之故，当理气分之邪，或白如枯骨者多凶，为气液竭也。(30)

11. 妇人温病

再妇人病温与男子同，但多胎前产后，以及经水适来适断。大凡胎前病，古人皆以四物加减用之，谓护胎为要，恐来害妊，如热极用井底泥，蓝布浸冷，覆盖腹上等，皆是保护之意，但亦要看其邪之可解处。用血腻之药不灵，又当省察，不可认板法。然须步步保护胎元，恐损正邪陷也。(35)

至于产后之法，按方书谓慎用苦寒，恐伤其已亡之阴也。然亦要辨其邪能从上中解者，稍从证用之，亦无妨也。不过勿犯下焦，且属虚体，当如虚怯人病邪而治。总之无犯实实虚虚之禁，况产后当气血沸腾之候，最多空窦，邪势必乘虚内陷，虚处受邪，为难治也。(36)

如经水适来适断，邪将陷血室，少阳伤寒言之详悉，不必多赘。但数动与正伤寒不同，仲景立小柴胡汤，提出所陷热邪，参、枣扶胃气，以冲脉隶属阳明也，此与虚者为合治。若热邪陷入，与血相结者，当从陶氏小柴胡汤去参、枣加生地、桃仁、楂肉、丹皮或犀角等。若本经血结自甚，必少腹满痛，轻者刺期门，重者小柴胡汤去甘药加延胡、归尾、桃仁，挟寒加肉桂心，气滞者加香附、陈皮、枳壳等。然热陷血室之证，多有谵语如狂之象，防是阳明胃实，当辨之。血结者身体必重，非若阳明之轻旋便捷者。何以故耶？阴主重浊，络脉被阻，侧旁气痹，连胸背皆拘束不遂，故祛邪通络，正合其病。往往延久，上逆心包，胸中痛，即陶氏所谓血结胸也。王海藏出一桂枝红花汤加海蛤、桃仁，原是表里上下一齐尽解之理，看此方大有巧手，故录出以备学者之用。(37)

湿热病篇

清 薛雪

1. 湿热病提纲

湿热证，始恶寒，后但热不寒，汗出胸痞，舌白，口渴不引饮。(1)

2. 邪在卫表

湿热证，恶寒无汗，身重头痛，湿在表分。宜藿香、香薷、羌活、苍术皮、薄荷、牛蒡子等味。头不痛者，去羌活。(2)

湿热证，恶寒发热，身重关节疼痛，湿在肌肉，不为汗解。宜滑石、大豆黄卷、茯苓皮、苍术皮、藿香叶、鲜荷叶、白通草、桔梗等味。不恶寒者，去苍术皮。

(3)

湿热证，胸痞发热，肌肉微疼，始终无汗者，腠理暑邪内闭。宜六一散一两，薄荷叶三、四分，泡汤调下即汗解。(21)

3. 邪在气分

3.1. 邪在上焦

湿热证，咳嗽昼夜不安，甚至喘不得眠者，暑邪入于肺络，宜葶苈、枇杷叶、六一散等味。(18)

湿热证，初起壮热口渴，脘闷懊憹，眼欲闭，时谵语，浊邪蒙闭上焦。宜涌泄，用枳壳、桔梗、淡豆豉、生山栀，无汗者加葛根。(31)

湿热证，初起即胸闷不知人，瞀乱大叫痛，湿热阻闭中上二焦。宜草果、槟榔、鲜菖蒲、芫荽、六一散各重用，或加皂角，地浆水煎。(14)

3.2 邪在中焦

湿热证，寒热如疟，湿热阻遏膜原，宜柴胡、厚朴、槟榔、草果、藿香、苍术、半夏、干菖蒲、六一散等味。(8)

湿热证，舌遍体白，口渴，湿滞阳明，宜用辛开，如厚朴、草果、半夏、干菖蒲等味。(12)

湿热证，初起发热，汗出胸痞，口渴舌白，湿伏中焦。宜藿梗、蔻仁、杏仁、枳壳、桔梗、郁金、苍术、厚朴、草果、半夏、干菖蒲、佩兰叶、六一散等味。(10)

湿热证，舌根白，舌尖红，湿渐化热，余湿犹滞。宜辛泄佐清热，如蔻仁、半夏、干菖蒲、大豆黄卷、连翘、绿豆衣、六一散等味。(13)

湿热证，壮热口渴，自汗，身重，胸痞，脉洪大而长者，此太阴之湿与阳明之热相合。宜白虎加苍术汤(37)

3.3 邪在下焦

湿热证，数日后自利，溺赤，口渴，湿流下焦，宜滑石、猪苓、茯苓、泽泻、萆薢、通草等味。(11)

湿热证，四五日，忽大汗出，手足冷，脉细如丝或绝，口渴，茎痛，而起坐自如，神清语亮。乃汗出过多，卫外之阳暂亡，湿热之邪仍结，一时表里不通，脉故伏，非真阳外脱也，宜五苓散去术加滑石、酒炒川连、生地、芪皮等味。(29)

4. 邪入营血

湿热证，壮热口渴，舌黄或焦红，发痉，神昏谵语或笑，邪灼心包，营血已耗。宜犀角、羚羊角、连翘、生地、玄参、钩藤、银花露、鲜菖蒲、至宝丹等味。(5)

湿热证，壮热烦渴，舌焦红或缩。斑疹，胸痞，自利，神昏痉厥，热邪充斥表里三焦。宜大剂犀角、羚羊角、生地、玄参、银花露、紫草、方诸水、金汁、鲜菖蒲等味。(7)

湿热证，上下失血或汗血，毒邪深入营分，走窜欲泄。宜大剂犀角、生地、赤芍、丹皮、连翘、紫草、茜根、银花等味。(33)

湿热证，经水适来，壮热口渴，谵语神昏，胸腹痛，或舌无苔，脉滑数，邪陷营分。宜大剂犀角、紫草、茜根、贯众、连翘、鲜菖蒲、银花露等味。(32)

5. 变证

5.1 湿热致痉

湿热证，三四日即口噤，四肢牵引拘急，甚则角弓反张，此湿热侵入经络脉隧中。宜鲜地龙、秦艽、威灵仙、滑石、苍耳子、丝瓜藤、海风藤、酒炒黄连等味。(4)

湿热证，发痉，神昏笑妄，脉洪数有力，开泄不效

者，湿热蕴结胸膈，宜仿凉膈散；若大便数日不通者，热邪闭结肠胃，宜仿承气微下之例（6）

　　湿热证，发痉撮空，神昏笑妄，舌苔干黄起刺或转黑色，大便不通者，热邪闭结胃腑。宜用承气汤下之。（36）

　　湿热证，口渴，舌黄起刺，脉弦缓，囊缩舌硬，谵语昏不知人，两手撮搦，津枯邪滞。宜鲜生地、芦根、生首乌、鲜稻根等味。若脉有力，大便不通，大黄亦可加入。（35）

　　湿热证，数日后，汗出热不除，或痉，忽头痛不止者，营液大亏，厥阴风火上升，宜羚羊角、蔓荆子、钩藤、元参、生地、女贞子等味。（20）

　　湿热证，发痉神昏，独足冷阴缩。下体外受客寒，仍宜从湿热治，只用辛温之品煎汤熏洗。（30）

　　湿热证，七八日，口不渴，声不出，与饮食亦不却，默默不语，神识昏迷，进辛香凉泄，芳香逐秽俱不效。此邪入厥阴，主客浑受。宜仿吴又可三甲散，醉地鳖虫、醋炒鳖甲、土炒穿山甲、生僵蚕、柴胡、桃仁泥等味。（34）

5.2 湿热致呕

　　湿热证，四五日，口大渴，胸闷欲绝，干呕不止，脉细数，舌光如镜，胃液受劫，胆火上冲。宜西瓜汁、金汁、鲜生地汁、甘蔗汁，磨服郁金、木香、香附、乌药等味。（15）

　　湿热证，呕吐清水或痰多，湿热内留，木火上逆。宜温胆汤加栝蒌、碧玉散等味。（16）

　　湿热证，呕恶不止，昼夜不差，欲死者，肺胃不和，胃热移肺，肺不受邪也，宜用川连三四分，苏叶二三分，两味煎汤，呷下即止。（17）

6. 类证

6.1 暑病

湿热证，湿热伤气，四肢困倦，精神减少，身热气高，心烦溺黄，口渴自汗，脉虚者，用东垣清暑益气汤主治。(38)

暑月热伤元气，气短倦怠，口渴多汗，肺虚而咳者，宜人参、麦冬、五味子等味。(39)

暑月乘凉饮冷，阳气为阴寒所遏，皮肤蒸热，凛凛畏寒，头痛头重，自汗烦渴，或腹痛吐泻者，宜香薷、厚朴、扁豆等味。(40)

6.2 寒湿

湿热证，身冷脉细，汗泄胸痞，口渴舌白，湿中少阴之阳，宜人参、白术、附子、茯苓、益智等味。(25)

暑月病初起，但恶寒，面黄，口不渴，神倦四肢懒，脉沉弱，腹痛下利，湿困太阴之阳，宜仿缩脾饮，甚则大顺散、来复丹等法。(26)

暑热内袭，腹痛吐利，胸痞脉缓者，湿浊内阻太阴，宜缩脾饮 (44)。

暑月饮冷过多，寒湿内留，水谷不分，上吐下泻，肢冷脉伏者，宜大顺散 (45)。

腹痛不利，胸痞，烦躁，口渴，脉数大，按之豁然空者，宜冷香饮子。(46)

6.3 下利

湿热证，十余日后，左关弦数，腹时痛，时圊血，肛门热痛，血液内燥，热邪传入厥阴之证，宜仿白头翁法。(23)

湿热证，十余日后，尺脉数，下利，或咽痛，口渴心烦，下泉不足，热邪直犯少阴之证，宜仿猪肤汤凉润法。(24)

湿热内滞太阴，郁久而为滞下，其证胸痞腹痛，下坠窘迫，脓血稠粘，里急后重，脉软数者，宜厚朴、黄

芩、神曲、广皮、木香、槟榔、柴胡、煨葛根、银花炭、荆芥炭等味。(41)

痢久伤阳，脉虚滑脱者，真人养脏汤加甘草、当归、白芍。(42)

痢久伤阴，虚坐努责者，宜用熟地炭、炒当归、炒白芍、炙甘草、广皮之属。(43)

7. 后期调理

湿热证，数日后脘中微闷，知饥不食，湿邪蒙绕三焦。宜藿香叶、薄荷叶、鲜荷叶、枇杷叶、佩兰叶、芦尖、冬瓜仁等味。(9)

湿热证，十余日，大势已退，唯口渴，汗出，骨节痛，余邪留滞经络，宜元米汤泡于术，隔一宿，去术煎饮。(19)

湿热证，按法治之，数日后，或吐下一时并至者，中气亏损。升降悖逆，宜生谷芽、莲心、扁豆、米仁、半夏、甘草、茯苓等味，甚则用理中法。(22)

湿热证，按法治之，诸证皆退，惟目瞑则惊悸梦惕，余邪内留，胆气未舒，宜酒浸郁李仁、姜汁炒枣仁、猪胆皮等味。(27)

湿热证，曾开泄下夺，恶候皆平，独神思不清，倦语不思食，溺数，唇齿干。胃气不输，肺气不布，元神大亏。宜人参、麦冬、石斛、木瓜、生甘草、生谷芽、鲜莲子等味。(28)

三时伏气外感篇

清 叶天士

概 论

夫春温、夏热、秋凉、冬寒，四时之序也。春应温而反大寒，夏应热而反大凉，秋应凉而反大热，冬应寒

而反大温，皆不正之乖气也。病自外感，治从阳分，若
因口鼻受气，未必恰在足太阳经矣。大凡吸入之邪，首
先犯肺，发热咳喘。口鼻均入之邪，先上继中，咳喘必
兼呕逆、膜胀，虽因外邪，亦是表中之里。设宗世医发
散阳经，虽汗不解，幼稚质薄神祛，日期多延，病变错
综。兹以四气常法列左。

春温

春温一证，由冬令收藏未固，昔人以冬寒内伏，藏
于少阴，入春发于少阳，以春木内应肝胆也。寒邪深伏，
已经化热。昔贤以黄芩汤为主方，苦寒直清里热，热伏
于阴，苦味坚阴乃正治也。知温邪忌散，不与暴感门同
法。若因外邪先受，引动在里伏热，必先辛凉以解新邪，
继进苦寒以清里热。况热乃无形之气，幼医多用消滞，
攻治有形，胃汁先涸，阴液劫尽者多矣。

风温

风温者，春月受风，其气已温。《经》谓：春气病
在头，治在上焦，肺位最高，邪必先伤。此手太阴气分
先病，失治则入手厥阴心包络，血分亦伤。盖足经顺传，
如太阳传阳明，人皆知之；肺病失治，逆传心包络，幼
科多不知者。俗医见身热咳喘，不知肺病在上之旨，妄
投荆、防、柴、葛，加入枳、朴、杏、苏、菔子、楂、
麦、广皮之属，辄云解肌消食。有见痰喘，便用大黄礞
石滚痰丸，大便数行，上热愈结。幼稚谷少胃薄，表里
苦辛化燥，胃汁已伤，复用大黄大苦沉降丸药，致脾胃
阳和伤极，陡变惊痫，莫救者多矣。

春季温暖，风温极多，温变热最速，若发散风寒、
消食，劫伤津液，变症尤速。初起咳嗽喘促，通行用薄
荷（汗多不用）、连翘、象贝、牛蒡、花粉、桔梗、沙
参、木通、枳壳、橘红、桑皮、甘草、山栀（泄泻不
用）、苏子（泻不用，降气）。表解，热不清，用黄芩、

连翘、桑皮、花粉、地骨皮、川贝、知母、山栀。里热不清，朝上凉，晚暮热，即当清解血分，久则滋清养阴。若热陷神昏，痰升喘促，急用牛黄丸、至宝丹之属。

暑　病

夏为热病，然夏至以前，时令未为大热，《经》以先夏至病温，后夏至病暑。温邪前已申明，暑热一证，医者易眩。夏暑发自阳明，古人以白虎汤为主方，后贤刘河间创议迥出诸家，谓温热时邪，当分三焦投药，以苦辛寒为主，若拘六经分证，仍是伤寒治法，致误多矣。盖伤寒外受之寒，必先从汗解，辛温散邪是矣。口鼻吸入之寒，即为中寒阴病，治当温里，分三阴见证施治。若夫暑病，专方甚少，皆因前人略于暑详于寒耳。考古如《金匮》暑、暍、痓之因，而洁古以动静分中暑中热，各具至理，兹不概述。论幼科病暑热夹杂别病有诸，而时下不外发散消导，加入香薷一味，或六一散一服。考本草香薷辛温发汗，能泄宿水。夏热气闭无汗，渴饮停水，香薷必佐杏仁。以杏仁苦降泄气，大顺散取义若此。长夏湿令，暑必兼湿。暑伤气分，湿亦伤气，汗则耗气伤阳，胃汁大受劫烁，变病由此甚多。发泄司令，里真自虚。张凤逵云：暑病首用辛凉，继用甘寒，再用酸泄酸敛，不必用下，可称要言不烦矣。然幼科因暑热蔓延，变生他病，兹摘其概。

暑邪必挟湿，状如外感风寒。忌用柴、葛、羌、防。如肌表热无汗，辛凉轻剂无误。香薷辛温气升，热服易吐，佐苦降如杏仁、川连、黄芩则不吐。宣通上焦，如杏仁、连翘、薄荷、竹叶。暑热深入，伏热烦渴，白虎汤、六一散。暑病头胀如蒙，皆热盛上炽，白虎、竹叶。酒湿食滞加辛温通里。

暑热邪伤，初在气分，日多不解，渐入血分，反渴不多饮，唇舌绛赤，芩、连、膏、知不应，必用血药，谅佐清气热一味足矣。轻则用青蒿、丹皮（忌多汗）、犀角、竹叶心、玄参、鲜生地、细生地、木通（亦能发汗）、淡竹叶，若热久痹结，泻心汤选用。又夏月热久入血，最多蓄血一证，谵语，昏狂。看法以小便清长者，大便必黑为是，桃仁承气汤为要药。

夏令受热，昏迷若惊，此为暑厥。即热气闭塞孔窍所致，其邪入络，与中络同法。牛黄丸、至宝丹芳香利窍可效。神苏以后用清凉血分，如连翘心、竹叶心、玄参、细生地、二冬之属。此证初起，大忌风药。初病暑热伤气，竹叶石膏汤，或清肺轻剂。大凡热深厥深，四肢逆冷，但看面垢齿燥、二便不通或泻不爽为是，大忌误认伤寒也。

秋　燥

秋深初凉，稚年发热咳嗽，证似春月风温证。但温乃渐热之称，凉即渐冷之意。春月为病，犹冬藏固密之余，秋令感伤，恰值夏热发泄之后，其体质虚实不同。但温自上受，燥自上伤，理亦相等，均是肺气受病。世人误认暴感风寒，混投三阳发散，津劫燥甚，喘急告危。若果属暴凉外束，身热痰嗽，只宜葱豉汤，或苏梗、前胡、杏仁、枳、桔之属，仅一、二剂亦可。更有粗工，亦知热病，与泻白散加芩、连之属，不知愈苦助燥，必增他变。当以辛凉甘润之方，气燥自平而愈，慎勿用苦燥，劫烁胃汁。

秋燥一证，气分先受，治肺为急。若延绵数十日之久，病必入血分，又非轻浮肺药可医，须审体质证端。古谓治病当活泼泼地，如盘走珠耳。

治病法论

治外感如将，治内伤如相，治上焦如羽（非轻不举），治中焦如衡（非平不安），治下焦如权（非重不沉）。

（出自吴瑭《温病条辨》）

温病条辨全文

清 吴瑭

原 病 篇

1. 《六元正纪大论》曰：辰戌之岁，初之气，民厉温病；卯酉之岁，二之气，厉大至，民善暴死；终之气，其病温；寅申之岁，初之气，温病乃起；丑未之岁，二之气，温厉大行，远近咸若；子午之岁，五之气，其病温；巳亥之岁，终之气，其病温厉。

2. 《阴阳应象大论》曰：喜怒不节，寒暑过度，生乃不固，故重阴必阳，重阳必阴。故曰：冬伤于寒，春必病温。

3. 《金匮真论言》曰：夫精者身之本也。故藏于精者，春不病温。

4. 《热论篇》曰：凡病伤寒而成温者，先夏至日者为病温；后夏至日者为病暑，暑当与汗出，勿止。

5. 《刺志论》曰：气盛身寒，得之伤寒，气虚身热，得之伤暑。

6. 《生气通天论》曰：因于暑，汗，烦则喘渴，静则多言。

7. 《论疾诊尺篇》曰：尺肤热盛：脉盛躁者，病温也。其脉盛而滑者，病且出也。

8. 《热病篇》曰：热病三日，而气口静，人迎躁者，取之诸阳五十九刺，以泻其热而出其汗，实其阴以补其不足者。身热甚，阴阳皆静者，勿刺也；可刺者急取之，不汗出则泄。所谓勿刺者有死征也。热病七日八日动喘而弦者，急刺之，汗且自出，浅刺手大指间。热病七日八日脉微小，病者溲血，口中干，一日半而死，脉代者一日死。热病已得汗出，而脉尚躁，喘且复热，勿刺肤，喘甚者死。热病七日八日，脉不躁，躁不散数，后三日中有汗，三日不汗，四日死，未曾汗者，勿腠刺之。热病不知所痛，耳聋不能自收，口干，阳热甚，阴颇有寒者，热在骨髓，死不可治。热病已得汗而脉尚躁盛，此阴脉之极也，死；其得汗而脉静者生。热病者，脉尚躁盛而不得汗者，此阳脉之极也，死。脉盛躁，得汗静者生。热病不可刺者有九：一曰汗不出，大颧发赤，哕者死。二曰泄而腹满甚者死。三曰目不明，热不已者死。四曰老人婴儿，热而腹满者死。五曰汗大出，呕，下血者死。六曰舌本烂，热不已者死。七曰咳而衄，汗不出，出不至足者死。八曰髓热者死。九曰热而痉者死，腰折、瘛疭、齿噤齘也。凡此九者，不可刺也。太阳之脉色荣颧骨，热病也。与厥阴脉争见者，死期不过三日。少阳之脉，色荣颊前，热病也。与少阴脉争见者，死期不过三日。

9.《评热病论》：帝曰：有温病者，汗出辄复热，脉躁汗疾，不为汗衰，狂言不能食，病名为何？岐伯曰：病名阴阳交，交者死也。人所以汗出者，皆生于谷，谷生于精，今邪气交争于骨肉而得汗者，是邪却而精胜也，精胜则当能食而不复热，复热者，邪气，汗者，精气也，今汗出而辄复热者，邪气胜也；不能食者，精无俾也；病而留者，其寿可立而倾也。且夫《热论》曰：汗出而脉尚躁盛者死。今脉不与汗相应，此不胜其病也，其死明矣。狂言者，是失志，失志者死。今见三死，不见一生，虽愈必死也。

10.《刺热篇》曰：肝热病者，先黄小便，腹痛多卧，身热。热争则狂言及惊，胁满痛，手足躁，不得安卧。庚辛甚，甲乙大汗，气逆则庚辛死。刺足厥阴、少阳，其逆则头痛员员，脉引冲头也。

11. 心热病者，先不乐，数日乃热。热争则卒心痛，烦闷善呕，头痛面赤无汗；壬癸甚，丙丁大汗，气逆则壬癸死。刺手少阴、太阳。

12. 脾热病者，先头重，颊痛，烦心，颜青，欲呕，身热；热争则腰痛不可用俯仰，腹满泄，两颔痛。甲乙甚，戊己大汗，气逆则甲乙死。刺足太阴、阳明。

13. 肺热病者，先淅然厥，起毫毛，恶风寒，舌上黄，身热。热争则喘咳，痛走胸膺背，不得太息，头痛不堪，汗出而寒。丙丁甚，庚辛大汗，气逆则丙丁死。刺手太阴、阳明，出血如大豆，立已。

14. 肾热病者先腰痛，胻酸，苦渴数饮，身热；热争则项痛而强，胻寒且酸，足下热，不欲言，其逆则项痛，员员澹澹然；戊己甚，壬癸大汗，气逆则戊己死；刺足少阴、太阳。

15. 肝热病者，左颊先赤，心热病者颜先赤，脾热病者，鼻先赤，肺热病者，右颊先赤，肾热病者，颐先赤。病虽未发，见赤色者刺之，名曰治未病。

16. 《热论篇》：帝曰：热病已愈，时有所遗者何也？岐伯曰：诸遗者，热甚而强食之，故有所遗也。若此者，皆病已衰而热有所藏，因其谷气相薄，两热相合，故有所遗也。帝曰：治遗奈何？岐伯曰：视其虚实，调其逆从，可使必已也。帝曰：病热当何禁之？岐伯曰：病热少愈，食肉则复，多食则遗，此其禁也。

17. 《刺法论》：帝曰：余闻五疫之至，皆相染易，无问大小，病状相似，不施疗救，如何可得不相移易者？岐伯曰：不相染者，正气存内，邪不可干。

18. 《玉板论要》曰：病温虚甚死。

19. 《平人气象论》曰：人一呼脉三动，一吸脉三动而躁，尺热曰病温，尺不热脉滑曰病风，脉涩曰痹。

卷一 上焦篇

风温、温热、温疫、温毒、冬温

1. 温病者，有风温、有温热、有温疫、有温毒、有暑温、有湿温、有秋燥、有冬温、有温疟。

2. 凡温病者，始于上焦，在手太阴。

3. 太阴之为病，脉不缓不紧而动数，或两寸独大，尺肤热，头痛，微恶风寒，身热自汗，口渴，或不渴而咳，午后热甚者，名曰温病。

4. 太阴风温、温热、温疫、冬温，初起恶风寒者，桂枝汤主之；但热不恶寒而渴者，辛凉平剂银翘散主之。温毒、暑温、湿温、温疟，不在此例。

5. 太阴温病，恶风寒，服桂枝汤已，恶寒解，余病不解者，银翘散主之；余证悉减者，减其制。

6. 太阴风温，但咳，身不甚热，微渴者，辛凉轻剂桑菊饮主之。

7. 太阴温病，脉浮洪，舌黄，渴甚，大汗，面赤，恶热者辛凉重剂白虎汤主之。

8. 太阴温病，脉浮大而芤，汗大出，微喘，甚至鼻孔扇者，白虎加人参汤主之。脉若散大者急用之，倍人参。

9. 白虎本为达热出表，若其人脉浮弦而细者，不可与也。脉沉者，不可与也。不渴者，不可与也。汗不出者，不可与也。常须识此，勿令误也。

10. 太阴温病，气血两燔者，玉女煎去牛膝加元参汤主之。

11. 太阴温病，血从上溢者，犀角地黄汤合银翘散主之。有中焦病者，以中焦法治之。若吐粉红血水者，死不治。血从上溢，脉七八至以上，面反黑者，死不治；可用清络育阴法。

12. 太阴温病，口渴甚者，雪梨浆沃之；吐白沫黏带不快者，五汁饮沃之。

13. 太阴病得之二三日，舌微黄，寸脉盛，心烦懊侬，起卧不安，欲呕不得呕，无中焦证，栀子豉汤主之。

14. 太阴病得之二三日，心烦不安，痰涎壅盛，胸中痞塞欲呕者，无中焦证，瓜蒂散主之，虚者加参芦。

15. 太阴温病，寸脉大，舌绛而干，法当渴，今反不渴者，热在营中也，清营汤去黄连主之。

16. 太阴温病，不可发汗，发汗而汗不出者，必发斑疹，汗出过多者，必神昏谵语。发斑者，化斑汤主之；发疹者，银翘散去豆豉，加细生地、丹皮、大青叶、倍元参主之。禁升麻、柴胡、当归、防风、羌活、白芷、葛根、三春柳。神昏谵语者，清宫汤主之。牛黄丸、紫雪丹、局方至宝丹亦主之。

17. 邪入心包，舌蹇肢厥，牛黄丸主之，紫雪丹亦主之。

18. 温毒咽痛喉肿，耳前耳后肿，颊肿面正赤，或喉不痛，但外肿，甚则耳聋，俗名大头温，虾蟆温者，普济消毒散去柴胡，升麻主之。初起一二日，再去芩、连，三四日加之佳。

19. 温毒外肿，水仙膏主之，并主一切痈疮。

20. 温毒敷水仙膏后，皮间有小黄疮如黍米者，不可再敷水仙膏，过敷则痛甚而烂，三黄二香散主之。

21. 温毒神昏谵语者，先与安宫牛黄丸，紫雪丹之属，继以清宫汤。

暑 温

22. 形似伤寒，但右脉洪大而数，左脉反小于右，口渴甚，面赤，汗大出者，名曰暑温，在手太阴，白虎汤主之。脉芤甚者，白虎加人参汤主之。

23. 《金匮》谓太阳中暍，发热恶寒，身重而疼痛，其脉弦细芤迟，小便已，洒然毛耸，手足逆冷，小有劳身即热，口开前板齿燥。若发其汗，则恶寒甚。加温针则发热甚，数下，则淋甚，可与东垣清暑益气汤。

24. 手太阴暑温，如上条证，但汗不出者，新加香薷饮主之。

25. 手太阴暑温，服香薷饮，微得汗，不可再服香薷饮重伤其表，暑必伤气，最令表虚，虽有余证，知在何经，以法治之。

26. 手太阴暑温，或已经发汗，或未发汗，而汗不止，烦渴而喘。脉洪大有力者，白虎汤主之；脉洪大而芤者，白虎加人参汤主之；身重者，湿也，白虎加苍术汤主之；汗多脉散大，喘喝欲脱者，生脉散主之。

27. 手太阴暑温，发汗后，暑证悉减，但头微胀，目不了了，余邪不解者，清络饮主之。邪不解而入中下焦者，以中下法治之。

28. 手太阴暑温，但咳无痰，咳声清高者，清络饮加甘草、桔梗、甜杏仁、麦冬、知母主之。

29. 两太阴暑温，咳而且嗽，咳声重浊，痰多不甚渴，渴不多饮者，小半夏加茯苓汤，再加厚朴、杏仁主之。

30. 脉虚夜寐不安，烦渴舌赤，时有谵语，目常开不闭，或喜闭不开，暑入手厥阴也。手厥阴暑温，清营汤主之，舌白滑者不可与也。

31. 手厥阴暑温，身热不恶寒，清神不了了，时时谵语者，安宫牛黄丸主之，紫雪丹亦主之。

32. 暑温寒热，舌白不渴，吐血者名曰暑瘵，为难治，清络饮加杏仁薏仁滑石汤主之。

33. 小儿暑温，身热，卒然痉厥，名曰暑痫，清营汤主之，亦可少与紫雪丹。

34. 大人暑痫，亦同上法，热初入营，肝风内动，手足瘛疭，可以清营汤中加钩藤、丹皮、羚羊角。

伏 暑

35. 暑兼湿热，偏于暑之热者为暑温，多手太阴证而宜清；偏于暑之湿者为湿温，多足太阴证而宜温。湿热平等者两解之。各宜分晓，不可混也。

36. 长夏受暑，过夏而发者，名曰伏暑。霜未降而发者少轻，霜既降而发者则重，冬日发者尤重，子、午、丑、未之年为多也。

37. 头痛微恶寒，面赤烦渴，舌白，脉濡而数者，虽在冬月，犹为太阴伏暑也。

38. 太阴伏暑，舌白口渴无汗者，银翘散去牛蒡、元参加杏仁、滑石主之。

39. 太阴伏暑，舌赤口渴无汗者，银翘散加生地、丹皮、赤芍、麦冬主之。

40. 太阴伏暑，舌白口渴，有汗，或大汗不止者，银翘散去牛蒡子、元参、芥穗，加杏仁、石膏、黄芩主之；脉洪大渴甚汗多者，仍用白虎法。脉虚大而芤者，仍用人参白虎法。

41. 太阴伏暑，舌赤口渴汗多，加减生脉散主之。

42. 伏暑、暑温、湿温，证本一源，前后互参，不可偏执。

湿温、寒湿

43. 头痛恶寒，身重疼痛，舌白不渴，脉弦细而濡，面色淡黄，胸闷不饥，午后身热，状若阴虚，病难速已，名曰湿温。汗之则神昏耳聋，甚则目瞑不欲言，下之则洞泄，润之则病深不解，长夏深秋冬日同法，三仁汤主之。

44. 湿温邪入心包，神昏肢逆，清宫汤去莲心、麦冬，加银花、赤小豆皮，煎送至宝丹，或紫雪丹亦可。

45. 湿温喉阻咽痛，银翘马勃散主之。

46. 太阴湿温，气分痹郁而哕者（俗名为呃），宣痹汤主之。

47. 太阴湿温喘促者，千金苇茎汤，加杏仁滑石主之。

48. 《金匮》谓太阳中暍，身热疼痛而脉微弱，此以夏月伤冷水，水行皮中所致也，一物瓜蒂汤主之。

49. 寒湿伤阳，形寒脉缓，舌淡或白滑，不渴，经络拘束，桂枝姜附汤主之。

温 疟

50. 骨节疼烦，时呕，其脉和平，但热不寒，名曰温疟，白虎加桂枝汤主之。

51. 但热不寒，或微寒多热，舌干口渴，此乃阴气先伤，阳气独发，名曰瘅疟，五汁饮主之。

52. 舌白渴饮，咳嗽频仍，寒从背起，伏暑所致，名曰肺疟，杏仁汤主之。

53. 热多昏狂，谵语烦渴，舌赤中黄，脉弱而数，名曰心疟，加减银翘散主之；兼秽，舌浊口气重者，安宫牛黄丸主之。

秋 燥

54. 秋感燥气，右脉数大，伤手太阴气分者，桑杏汤主之。

55. 感燥而咳者，桑菊饮主之。

56. 燥伤肺胃阴分，或热或咳者，沙参麦冬汤主之。

57. 燥气化火，清窍不利者，翘荷汤主之。

58. 诸气膹郁，诸痿喘呕之因于燥者，喻氏清燥救肺汤主之。

补秋燥胜气论

1. 秋燥之气，轻则为燥，重则为寒，化气为湿，复气为火。

2. 燥伤本脏，头微痛恶寒，咳嗽稀痰，鼻塞，嗌塞，脉弦无汗，杏苏散主之。

3. 伤燥，如伤寒太阳证，有汗，不咳，不呕，不痛者，桂枝汤小和之。

4. 燥金司令，头痛，身寒热，胸胁痛，甚则疝瘕痛者，桂枝柴胡各半汤加吴萸楝子茴香木香汤主之。

5. 燥淫传入中焦，脉短而涩，无表证，无下证，胸痛腹胁胀痛，或呕或泄，苦温甘辛以和之。

6. 阳明燥证，里实而坚，未从热化，下之以苦温，已从热化，下之以苦寒。

7. 燥气延入下焦，抟于血分而成癥者，无论男妇，化癥回生丹主之。

8. 燥气久伏下焦，不与血抟，老年八脉空虚，不可与化癥回生丹者，复亨丹生主之。

卷二　中焦篇

风温、温热、温疫、温毒、冬温

1. 面目俱赤，语声重浊，呼吸俱粗，大便闭，小便涩，舌苔老黄，甚则黑有芒刺，但恶热不恶寒，日晡益甚者，传至中焦，阳明温病也。脉浮洪躁甚者，白虎汤主之；脉沉数有力，甚则脉体反小而实者，大承气汤主之。暑温、湿温、温疟，不在此例。

2. 阳明温病，脉浮而促者，减味竹叶石膏汤主之。

3. 阳明温病，诸证悉有而微，脉不浮者，小承气汤微和之。

4. 阳明温病，汗多谵语，舌苔老黄而干者，宜小承气汤。

5. 阳明温病，无汗，小便不利，谵语者，先与牛黄丸；不大便，再与调胃承气汤。

6. 阳明温病，面目俱赤，肢厥，甚则通体皆厥，不瘈疭，但神昏，不大便，七八日以外，小便赤，脉沉伏，或并脉亦厥，胸腹满坚，甚则拒按，喜凉饮者，大承气汤主之。

7. 阳明温病，纯利稀水无粪者，谓之热结旁流，调胃承气汤主之。

8. 阳明温病，实热壅塞为哕者下之。连声哕者，中焦；声断续，时微时甚者，属下焦。

9. 阳明温病，下利谵语，阳明脉实，或滑疾者，小承气汤主之；脉不实者，牛黄丸主之，紫雪丹亦主之。

10. 温病三焦俱急，大热大渴，舌燥，脉不浮而躁甚，舌色金黄，痰涎壅甚，不可单行承气者，承气合小陷胸汤主之。

11. 阳明温病，无上焦证，数日不大便，当下之，若其人阴素虚，不可行承气者，增液汤主之。服增液汤已，周十二时观之，若大便不下者，合调胃承气汤微和之。

12. 阳明温病，下后汗出，当复其阴，益胃汤主之。

13. 下后无汗脉浮者，银翘汤主之；脉浮洪者，白虎汤主之；脉洪而芤者，白虎加人参汤主之。

14. 下后无汗，脉不浮而数，清燥汤主之。

15. 下后数日，热不退，或退不尽，口燥咽干，舌苔干黑，或金黄色。脉沉而有力者，护胃承气汤微和之；脉沉而弱者，增液汤主之。

16. 阳明温病，下后二、三日，下证复现，脉下甚沉，或沉而无力，止可与增液，不可与承气。

17. 阳明温病，下之不通，其证有五：应下失下，正虚不能运药，不运药者死，新加黄龙汤主之。喘促不宁，痰涎壅滞，右寸实大，肺气不降者，宣白承气汤主之。左尺牢坚，小便赤痛，时烦渴甚，导赤承气汤主之。邪闭心包，神昏舌短，内窍不通，饮不解渴者，牛黄承气汤主之。津液不足，无水舟停者，间服增液，再不下者，增液承气汤主之。

18. 下后虚烦不眠，心中懊憹，甚至反复巅倒，栀子豉汤主之；若少气者，加甘草；若呕者，加姜汁。

19. 阳明温病，干呕口苦而渴，尚未可下者，黄连黄芩汤主之。不渴而舌滑者属湿温。

20. 阳明温病，舌黄燥，肉色绛，不渴者，邪在血分，清营汤主之。若滑者，不可与也，当于湿温中求之。

21. 阳明斑者，化斑汤主之。

22. 阳明温病,下后疹续出者,银翘散去豆豉,加细生地大青叶元参丹皮汤主之。

23. 斑疹,用升提则衄,或厥,或呛咳,或昏痉,用壅补则瞀乱。

24. 斑疹阳明证悉具,外出不快,内壅特甚者,调胃承气汤微和之,得通则已,不可令大泄,大泄则内陷。

25. 阳明温毒发痘者,如斑疹法,随其所在而攻之。

26. 阳明温毒,杨梅疮者,以上法随其所偏而调之,重加败毒,兼与利湿。

27. 阳明温病,不甚渴,腹不满,无汗,小便不利,心中懊恼者,必发黄。黄者,栀子柏皮汤主之。

28. 阳明温病无汗,或但头汗出,身无汗,渴欲饮水,腹满,舌燥黄,小便不利者,必发黄,茵陈蒿汤主之。

29. 阳明温病,无汗,实证未剧,不可下,小便不利者,甘苦合化,冬地三黄汤主之。

30. 温病小便不利者,淡渗不可与也,忌五苓、八正辈。

31. 温病燥热,欲解燥者,先滋其干,不可纯用苦寒也,服之反燥甚。

32. 阳明温病,下后热退,不可即食,食者必复,周十二时后,缓缓与食,先取清者,勿令饱,饱则必复,复必重也。

33. 阳明温病,下后脉静,身不热,舌上津回,十数日不大便,可与益胃、增液辈,断不可再与承气也。下后舌苔未尽退,口微渴,面微赤,脉微数,身微热,日浅者亦与增液辈,日深舌微干者,属下焦复脉法也。(方见下焦)。勿轻与承气,轻与者肺燥而咳,脾滑而泄,热反不除,渴反甚也,百日死。

34. 阳明温病,渴甚者,雪梨浆沃之。

35. 阳明温病，下后微热，舌苔不退者，薄荷末拭之。

36. 阳明温病，斑疹温痘、温疮、温毒、发黄，神昏谵语者，安宫牛黄丸主之。

37. 风温、温热、温疫、温毒、冬温之在中焦，阳明病居多；湿温之在中焦，太阴病居多；暑温则各半也。

暑温伏暑

38. 脉洪滑，面赤身热头晕，不恶寒，但恶热，舌上黄滑苔，渴欲凉饮，饮不解渴，得水则呕，按之胸下痛，小便短，大便闭者，阳明暑温，水结在胸也，小陷胸汤加枳实主之。

39. 阳明暑温，脉滑数，不食不饥不便，浊痰凝聚，心下痞者，半夏泻心汤去人参、干姜、大枣、甘草，加枳实、杏仁主之。

40. 阳明暑温，湿气已化，热结独存，口燥咽干，渴欲饮水，面目俱赤，舌燥黄，脉沉实者，小承气汤各等分下之。

41. 暑温蔓延三焦，舌滑微黄，邪在气分者，三石汤主之；邪气久留，舌绛苔少，热抟血分者，加味清宫汤主之；神识不清，热闭内窍者，先与紫雪丹，再与清宫汤。

42. 暑温伏暑，三焦均受，舌灰白，胸痞闷，潮热呕恶，烦渴自利，汗出溺短者，杏仁滑石汤主之。

寒　湿

43. 湿之入中焦，有寒湿，有热湿，有自表传来，有水谷内蕴，有内外相合。其中伤也，有伤脾阳，有伤脾阴，有伤胃阳，有伤胃阴，有两伤脾胃。伤脾胃之阳者十常八九，伤脾胃之阴者十居一二。彼此混淆，治不中窾，遗患无穷，临证细推，不可泛论。

44. 足太阴寒湿，痞结胸满，不饥不食，半苓汤主之。

45. 足太阴寒湿，腹胀，小便不利，大便溏而不爽，若欲滞下者，四苓加厚朴秦皮汤主之，五苓散亦主之。

46. 足太阴寒湿，四肢乍冷自利，目黄，舌白滑，甚则灰，神倦不语，邪阻脾窍，舌蹇语重四苓加木瓜草果厚朴汤主之。

47. 足太阴寒湿，舌灰滑，中焦滞痞，草果茵陈汤主之；面目俱黄，四肢常厥者，茵陈四逆汤主之。

48. 足太阴寒湿，舌白滑，甚则灰，脉迟，不食，不寐，大便窒塞，浊阴凝聚，阳伤腹痛，痛甚则肢逆，椒附白通汤主之。

49. 阳明寒湿，舌白腐，肛坠痛，便不爽，不喜食，附子理中汤去甘草加广皮厚朴汤主之。

50. 寒湿伤脾胃两阳，寒热，不饥，吞酸，形寒，或脘中痞闷，或酒客湿聚，苓姜术桂汤主之。

51. 湿伤脾胃两阳，既吐且利，寒热身痛，或不寒热，但腹中痛，名曰霍乱。寒多，不欲饮水者，理中汤主之。热多，欲饮水者，五苓散主之。吐利汗出，发热恶寒，四肢拘急，手足厥冷，四逆汤主之。吐利止而身痛不休者，宜桂枝汤小和之。

52. 霍乱兼转筋者，五苓散加防己桂枝薏仁主之，寒甚脉紧者，再加附子。

53. 卒中寒湿，内挟秽浊，眩冒欲绝，腹中绞痛，脉沉紧而迟，甚则伏，欲吐不得吐，欲利不得利，甚则转筋，四肢欲厥，俗名发痧，又名干霍乱。转筋者俗名转筋火。古方书不载（不载者，不载上三条之俗名耳；若是证，当于《金匮》腹满、腹痛、心痛、寒疝诸条参看自得），蜀椒救中汤主之。九痛丸亦可服。语乱者，先服至宝丹，再与汤药。

湿温（附疟痢疸痹）

54. 湿热上焦未清，里虚内陷，神识如蒙，舌滑脉缓，人参泻心汤加白芍主之。

55. 湿热受自口鼻，由募原直走中道，不饥不食，机窍不灵，三香汤主之。

56. 吸受秽湿，三焦分布，热蒸头胀，身痛呕逆，小便不通，神识昏迷，舌白，渴不多饮，先宜芳香通神利窍，安宫牛黄丸。继用淡渗分消浊湿，茯苓皮汤。

57. 阳明湿温，气壅为哕者，新制橘皮竹茹汤主之。

58. 三焦湿郁，升降失司，脘连腹胀，大便不爽，一加减正气散主之。

59. 湿郁三焦，脘闷，便溏，身痛，舌白，脉象模糊，二加减正气散主之。

60. 秽湿着里，舌黄脘闷，气机不宣，久则酿热，三加减正气散主之。

61. 秽湿着里，邪阻气分，舌白滑，脉右缓，四加减正气散主之。

62. 秽湿着里，脘闷便泄，五加减正气散主之。

63. 脉缓身痛，舌淡黄而滑，渴不多饮，或竟不渴，汗出热解，继而复热，内不能运水谷之湿，外复感时令之湿，发表攻里，两不可施，误认伤寒，必转坏证。徒清热则湿不退，徒祛湿则热愈炽，黄芩滑石汤主之。

64. 阳明湿温，呕而不渴者，小半夏加茯苓汤主之。呕甚而痞者，半夏泻心汤去人参、干姜、大枣、甘草，加枳实、生姜主之。

65. 湿聚热蒸，蕴于经络，寒战热炽，骨骱烦疼，舌色灰滞，面目痿黄，病名湿痹，宣痹汤主之。

66. 湿郁经脉，身热身痛，汗多自利，胸腹白疹，内外合邪，纯辛走表，纯苦清热，皆在所忌，辛凉淡法，薏苡竹叶散主之。

67. 风暑寒湿，杂感混淆，气不主宣，咳嗽头胀，不饥舌白，肢体若废，杏仁薏苡汤主之。

68. 暑湿痹者，加减木防己汤主之。

69. 湿热不解,久酿成疸,古有成法,不及备载,聊列数则,以备规矩。(下疸、痢等证仿此)

70. 夏秋疸病,湿热气蒸,外干时令,内蕴水谷,必以宣通气分为要,失治则为肿胀,由黄疸而肿胀者,苦辛淡法,二金汤主之。

71. 诸黄疸小便短者,茵陈五苓散主之。

72. 黄疸脉沉,中痞恶心,便结溺赤,病属三焦里证,杏仁石膏汤主之。

73. 素积劳倦,再感湿温,误用发表,身面俱黄,不饥溺赤,连翘赤豆饮煎送保和丸。

74. 湿甚为热,疟邪痞结心下,舌白口渴,烦躁自利,初身痛,继则心下亦痛,泻心汤主之。

75. 疮家湿疟,忌用发散,苍术白虎汤加草果主之。

76. 背寒,胸中痞结,疟来日晏,邪渐入阴,草果知母汤主之。

77. 疟伤胃阳,气逆不降,热劫胃液,不饥不饱,不食不便,渴不欲饮,味变酸浊,加减人参泻心汤主之。

78. 疟伤胃阴,不饥不饱,不便,潮热,得食则烦热愈加,津液不复者,麦冬麻仁汤主之。

79. 太阴脾疟,寒起四末,不渴多呕,热聚心胸,黄连白芍汤主之;烦躁甚者,可另服牛黄丸一丸。

80. 太阴脾疟,脉濡,寒热,疟来日迟,腹微满,四肢不暖,露姜饮主之。

81. 太阴脾疟,脉弦而缓,寒战,甚则呕吐噫气,腹鸣溏泄,苦辛寒法,不中与也;苦辛温法,加味露姜饮主之。

82. 中焦疟,寒热久不止,气虚留邪,补中益气汤主之。

83. 脉左弦,暮热早凉,汗解渴饮,少阳疟偏于热重者,青蒿鳖甲汤主之。

84. 少阳疟如伤寒证者,小柴胡汤主之。渴甚者去半夏加栝蒌根。脉弦迟者，小柴胡加干姜陈皮汤主之。

85. 舌白脘闷，寒起四末，渴喜热饮，湿蕴之故，名曰湿疟，厚朴草果汤主之。

86. 湿温内蕴，夹杂饮食停滞，气不得运，血不得行，遂成滞下，俗名痢疾。古称重证，以深入脏腑也。初起腹痛胀者易治；日久不痛，并不胀者难治。脉小弱者易治；脉实大数者难治。老年久衰，实大小弱并难治；脉调和者易治。日数十行者易治；一二行或有或无者难治。面色便色鲜明者易治；秽暗者难治。噤口痢属实者尚可治；属虚者难治。先滞（俗所谓痢疾）后利（俗谓之泄泻）者易治；先利后滞者难治。先滞后疟者易治；先疟后滞者难治。本年新受者易治；上年伏暑酒客积热，老年阳虚积湿者难治。季胁少腹无动气疝瘕者易治；有者难治。

87. 自利不爽，欲作滞下，腹中拘急，小便短者，四苓合芩芍汤主之。

88. 暑温风寒杂感，寒热迭作，表证正盛，里证复急，腹不和而滞下者，活人败毒散主之。

89. 滞下已成，腹胀痛，加减芩芍汤主之。

90. 滞下湿热内蕴，中焦痞结，神识昏乱，泻心汤主之。

91. 滞下红白，舌色灰黄，渴不多饮，小溲不利，滑石藿香汤主之。

92. 湿温下利，脱肛，五苓散加寒水石主之。

93. 久痢阳明不合，人参石脂汤主之。

94. 自利腹满，小便清长，脉濡而小，病在太阴，法当温脏，勿事通腑，加减附子理中汤主之。

95. 自利不渴者属太阴，甚则哕（俗名呃忒）冲气逆，急救土败，附子粳米汤主之。

96. 疟邪热气，内陷变痢，久延时日，脾胃气衰，面浮腹膨，里急肛坠，中虚伏邪，加减小柴胡汤主之。

97. 春温内陷下痢，最易厥脱，加减黄连阿胶汤主之。

98. 气虚下陷，门户不藏，加减补中益气汤主之。

99. 内虚下陷，热利下重，腹痛，脉左小右大，加味白头翁汤主之。

秋　燥

100. 燥伤胃阴，五汁饮主之，玉竹麦门冬汤亦主之。

101. 胃液干燥，外感已净者，牛乳饮主之。

102. 燥证气血两燔者，玉女煎主之。

卷三　下焦篇

风温、温热、温疫、温毒、冬温

1. 风温、温热、温疫、温毒、冬温、邪在阳明久羁，或已下，或未下，身热面赤，口干舌燥，甚则齿黑唇裂。脉沉实者，仍可下之。脉虚大，手足心热甚于手足背者，加减复脉汤主之。

2. 温病误表，津液被劫，心中震震，舌强神昏，宜复脉法复其津液，舌上津回则生；汗自出，中无所主者，救逆汤主之。

3. 温病耳聋，病系少阴，与柴胡汤者必死，六七日以后，宜复脉辈复其精。

4. 劳倦内伤，复感温病，六七日以外不解者，宜复脉法。

5. 温病已汗而不得汗，已下而热不退，六七日以外；脉尚躁盛者，重与复脉汤。

6. 温病误用升散，脉结代，甚则脉两至者，重与复脉，虽有他证，后治之。

7. 汗下后，口燥咽干，神倦欲眠，舌赤苔老，与复脉汤。

8. 热邪深入，或在少阴，或在厥阴，均宜复脉。

9. 下后大便溏甚，周十二时三四行，脉仍数者，未可与复脉汤，一甲煎主之。服一二日，大便不溏者，可与一甲复脉汤。

10. 下焦温病，但大便溏者，即与一甲复脉汤。

11. 少阴温病，真阴欲竭，壮火复炽，心中烦，不得卧者，黄连阿胶汤主之。

12. 夜热早凉，热退无汗，热自阴来者，青蒿鳖甲汤主之。

13. 热邪深入下焦，脉沉数，舌干齿黑，手指但觉蠕动，急防痉厥，二甲复脉汤主之。

14. 下焦温病，热深厥甚，脉细促，心中憺憺大动，甚则心中痛者，三甲复脉汤主之。

15. 既厥且哕（俗名呃忒），脉细而劲，小定风珠主之。

16. 热邪久羁，吸烁真阴，或因误表，或因妄攻，神倦瘛疭，脉气虚弱，舌绛苔少，时时欲脱者，大定风珠主之。

17. 壮火尚盛者，不得用定风珠、复脉。邪少虚多者，不得用黄连阿胶汤。阴虚欲痉者，不得用青蒿鳖甲汤。

18. 痉厥神昏，舌短、烦躁，手少阴证未罢者。先与牛黄、紫雪辈，开窍搜邪。再与复脉汤存阴，三甲潜阳，临证细参，勿致倒乱。

19. 邪气久羁，肌肤甲错，或因下后邪欲溃，或因存阴得液蒸汗，正气已虚，不能即出，阴阳互争而战者，欲作战汗也，复脉汤热饮之。虚盛者加人参；肌肉尚盛者，但令静，勿妄动也。

20. 时欲漱口不欲咽，大便黑而易者，有瘀血也，犀角地黄汤主之。

21. 少腹坚满，小便自利，夜热昼凉，大便闭，脉沉实者，蓄血也，桃仁承气汤主之，甚则抵当汤。

22. 温病脉，法当数，今反不数而濡小者，热撤里虚也。里虚下利稀水，或便脓血者，桃花汤主之。

23. 温病七八日以后，脉虚数，舌绛苔少，下利日数十行，完谷不化，身虽热者，桃花粥主之。

24. 温病少阴下利，咽痛胸满心烦者，猪肤汤主之。

25. 温病少阴咽痛者，可与甘草汤；不瘥者，与桔梗汤。

26. 温病入少阴，呕而咽中伤，生疮不能语，声不出者，苦酒汤主之。

27. 妇女温病，经水适来，脉数耳聋，干呕烦渴，辛凉退热，兼清血分，甚至十数日不解，邪陷发痉者，竹叶玉女煎主之。

28. 热入血室，医与两清气血，邪去其半，脉数，余邪不解者，护阳和阴汤主之。

29. 热入血室，邪去八九，右脉虚数，暮微寒热者，加减复脉汤，仍用参主之。

30. 热病经水适至，十余日不解，舌痿饮冷，心烦热，神气忽清忽乱，脉右长左沉，瘀热在里也，加减桃仁承气汤主之。

31. 温病愈后，嗽稀痰而不咳，彻夜不寐者，半夏汤主之。

32. 饮退得寐，舌滑，食不进者，半夏桂枝汤主之。

33. 温病解后，脉迟，身冷如水，冷汗自出者，桂枝汤主之。

34. 温病愈后，面色痿黄，舌淡，不欲饮水，脉迟而弦，不食者，小建中汤主之。

35. 温病愈后，或一月至一年，面微赤，脉数，暮热，常思饮，不欲食者，五汁饮主之，牛乳饮亦主之。病后肌肤枯燥，小便溺管痛，或微燥咳，或不思食，皆胃阴虚也，与益胃、五汁辈。

暑温暑湿

36. 暑邪深入少阴消渴者，连梅汤主之；入厥阴麻痹者，连梅汤主之；心热烦躁神迷甚者，先与紫雪丹，再与连梅汤。

37. 暑邪深入厥阴，舌灰，消渴，心下板实，呕恶吐蛔，寒热，下利血水，甚者声音不出，上下格拒者，椒梅汤主之。

38. 暑邪误治，胃口伤残，延及中下，气塞填胸，燥乱口渴，邪结内踞，清浊交混者，来复丹主之。

39. 暑邪久热，寝不安，食不甘，神识不清，阴液元气两伤者，三才汤主之。

40. 蓄血，热入血室，与温热同法。

41. 伏暑、湿温胁痛，或咳，或不咳，无寒，但潮热，或竟寒热如疟状，不可误认柴胡证，香附旋覆花汤主之；久不解者，间用控涎丹。

寒 湿

42. 湿之为物也，在天之阳时为雨露，阴时为霜雪，在山为泉，在川为水，包含于土中者为湿。其在人身也，上焦与肺合，中焦与脾合，其流于下焦也，与少阴癸水合。

43. 湿久不治，伏足少阴，舌白身痛，足跗浮肿，鹿附汤主之。

44. 湿久，脾阳消乏，肾阳亦惫者，安肾汤主之。

45. 湿久伤阳，痿弱不振，肢体麻痹，痔疮下血，术附姜苓汤主之。

46. 先便后血，小肠寒湿，黄土汤主之。

47. 秋湿内伏，冬寒外加，脉紧无汗，恶寒身痛，喘咳稀痰，胸满舌白滑，恶水不欲饮，甚则倚息不得卧，腹中微胀，小青龙汤主之；脉数有汗，小青龙去麻、辛主之。大汗出者，倍桂枝，减干姜，加麻黄根。

48. 喘咳息促，吐稀涎，脉洪数，右大于左，喉哑，是为热饮，麻杏石甘汤主之。

49. 支饮不得息，葶苈大枣泻肺汤主之。

50. 饮家反渴，必重用辛，上焦加干姜、桂枝，中焦加枳实、橘皮，下焦加附子、生姜。

51. 饮家阴吹，脉弦而迟，不得固执《金匮》法，当反用之，橘半桂苓枳姜汤主之。

52. 暴感寒湿成疝，寒热往来，脉弦反数，舌白滑，或无苔不渴，当脐痛，或胁下痛，椒桂汤主之。

53. 寒疝脉弦紧，胁下偏痛发热，大黄附子汤主之。

54. 寒疝少腹或脐旁，下引睾丸，或掣胁，下掣腰，痛不可忍者，天台乌药散主之。

湿 温

55. 湿温久羁，三焦弥漫，神昏窍阻，少腹硬满，大便不下，宣清导浊汤主之。

56. 湿凝气阻，三焦俱闭，二便不通，半硫丸主之。

57. 浊湿久留，下注于肛，气闭肛门坠痛，胃不喜食，舌苔腐白，术附汤主之。

58. 疟邪久羁，因疟成劳，谓之劳疟；络虚而痛，阳虚而胀，胁有疟母，邪留正伤，加味异功汤主之。

59. 疟久不解，胁下成块，谓之疟母，鳖甲煎丸主之。

60. 太阴三疟，腹胀不渴，呕水，温脾汤主之。

61. 少阴三疟，久而不愈，形寒嗜卧，舌淡脉微，发时不渴，气血两虚，扶阳汤主之。

62. 厥阴三疟，日久不已，劳则发热，或有痞结，气逆欲呕，减味乌梅丸法主之。

63. 酒客久痢，饮食不减，茵陈白芷汤主之。

64. 老年久痢，脾阳受伤，食滑便溏，肾阳亦衰，双补汤主之。

65. 久痢小便不通，厌食欲呕，加减理阴煎主之。

66. 久痢带瘀血，肛中气坠，腹中不痛，断下渗湿汤主之。

67. 下痢无度，脉微细，肢厥，不进食，桃花汤主之。

68. 久痢，阴伤气陷，肛坠尻酸，地黄余粮汤主之。

69. 久痢伤肾，下焦不固，肠腻滑下，纳谷运迟，三神丸主之。

70. 久痢伤阴，口渴舌干，微热微咳，人参乌梅汤主之。

71. 痢久阴阳两伤，少腹肛坠，腰胯脊髀酸痛，由脏腑伤及奇经，参茸汤主之。

72. 久痢伤及厥阴，上犯阳明，气上撞心，饥不欲食，干呕腹痛，乌梅丸主之。

73. 休息痢，经年不愈，下焦阴阳皆虚，不能收摄，少腹气结，有似癥瘕，参芍汤主之。

74. 噤口痢，热气上冲，肠中逆阻似闭，腹痛在下尤甚者，白头翁汤主之。

75. 噤口痢，左脉细数，右手脉弦，干呕腹痛，里急后重，积下不爽，加减泻心汤主之。

76. 噤口痢，呕恶不饥，积少痛缓，形衰脉弦，舌白不渴，加味参苓白术散主之。

77. 噤口痢，胃关不开，由于肾关不开者，肉苁蓉汤主之。

秋 燥

78. 燥久伤及肝肾之阴，上盛下虚，昼凉夜热，或干咳，或不咳，甚则痉厥者，三甲复脉汤主之，定风珠亦主之，专翕大生膏亦主之。

第五部分

针 灸 篇

　　本部分内容均系针灸学最基本内容，当结合《灵枢·经脉篇》熟读成诵，自可成就针灸学基本功。

　　未标明出处者多出自相关教材或不详。

骨度分寸歌

杨甲三

用针取穴必中的，全身骨度君宜悉，
前后发际一尺二，定骨之间九寸别，
天突下九到胸歧，歧至脐中八寸厘，
脐至横骨五等分，两乳之间八寸宜，
脊柱腧穴椎间取，腰背诸穴依此列，
横度悉依同身寸，胛边脊中三寸别，
腋肘横纹九寸设，肘腕之间尺二折。
横辅上廉一尺八，内辅内踝尺三寸，
髀下尺九到膝中，膝至外踝十六从，
外踝尖至足底下，骨度折作三寸通。

经穴起止歌

明 徐凤

手肺少商中府起，大肠商阳迎香二，
足胃头维历兑三，脾部隐白大包四，
手心少冲极泉来，小肠少泽听宫去，
膀胱睛明至阴间，肾经涌泉俞府位，
心包中冲天池随，三焦关冲耳门继，
胆家窍阴瞳子髎，厥阴大敦期门已。
十二经穴始终歌，学人铭于肺腑记。

十四经分寸歌

手太阴肺经穴

一手太阴是肺经，臂内拇侧上下行。
中府乳上数三肋，云门锁骨下窝寻。

二穴相差隔一肋，距胸中线六寸平。
天府腋下三寸取，侠白府下一寸擒。
尺泽肘中肌腱外，孔最腕上七寸凭。
列缺腕上一寸半，经渠寸口动脉行。
太渊掌后横纹上，鱼际大鱼骨边中。
少商穴在大指外，去指甲角一分明。
胸肺疾患咳嗽喘，咳血发热咽喉痛。

手阳明大肠经穴

二手阳明属大肠，臂前外侧须审量。
商阳食指内侧取，二间握拳节前方。
三间握拳节后取，合谷虎口岐骨当。
阳溪腕上两筋陷，偏历腕上三寸量。
温溜腕后上五寸，池前四寸下廉乡。
池下三寸上廉穴，三里池下二寸长。
曲池屈肘纹头尽，肘髎肱骨外廉旁。
池上三寸寻五里，臂臑三角肌下方。
肩髃肩峰举臂取，巨骨肩尖骨陷藏。
天鼎扶下一寸取，扶突肌中结喉旁，
禾髎水沟旁半寸，鼻旁五分是迎香。
头面眼鼻口齿喉，腹痛泄秘热病良。

足阳明胃经穴

三足阳明是胃经，起于头面向下行。
承泣眼眶边缘上，四白就在眶下孔。
巨髎鼻旁直瞳子，地仓吻旁四分灵。
大迎颌前寸三陷，颊车咬肌高处迎。
下关张口骨支起，头维四五旁神庭。
人迎结喉旁寸五，水突迎下肌前凭。
肌间气舍平天突，缺盆锁骨陷凹中。
气户锁下一肋上，相去中线四寸平。
库房屋翳膺窗接，都隔一肋乳中停。

乳根乳下一肋处，胸部诸穴要记清。
不容巨阙旁二寸，其下承满与梁门。
关门太乙滑肉门，天枢脐旁二寸平。
外陵大巨水道穴，归来气冲曲骨邻。
诸穴相隔都一寸，俱距中线二寸程。
髀关髂下对承扶，伏兔膝上六寸中。
阴市膝上方三寸，梁丘膝上二寸呈。
膝外下陷是犊鼻，膝下三寸三里迎。
膝下六寸上巨虚，膝下八寸条口行，
再下一寸下巨虚，条外一指是丰隆。
解溪跗上系鞋处，冲阳跗上动脉凭。
陷谷本节庭后取，次中趾缝寻内庭。
历兑次趾外甲角，四十五穴须记清。
胃肠血病与神志，头面热病皮肤病。

足太阴脾经穴

四是脾经足太阴，由足到腹向上循。
隐白大趾内甲角，大都节前陷中寻。
太白节后白肉际，节后一寸公孙明。
商丘内踝前下找，踝上三寸三阴交。
踝上六寸漏谷是，陵下三寸地机朝。
膝内辅下阴陵泉，血海股内肌头间，
箕门血海上六寸，冲门曲骨三五偏。
冲上七分求府舍，距腹中线四寸远。
府上三寸是腹结，脐旁四寸大横连。
腹哀建里旁四寸，中庭旁六食窦全。
天溪胸乡周荣上，都隔一肋陷中间。
大包腋下方六寸，腋中线上六肋间。
脾胃肠腹泌尿好，五脏生殖血舌兼。

手少阴心经穴

五是心经小肠边，极泉腋窝动脉牵。

青灵肘上三寸觅，少海肘内横纹间。
灵道掌后一寸半，通里掌后一寸间。
阴郄五分在掌后，神门肌腱桡侧边。
少府小指本节后，少冲小指内侧偏。
心胸神志痛痒疮，烦热悸汗皆可选。

手太阳小肠经穴

六小肠经手太阳，臂外后缘尺侧详。
少泽小指外甲角，前谷泽后节前方。
后溪握拳节后取，腕骨腕前骨陷当。
阳谷三角骨下取，养老转手髁空藏。
支正腕后上五寸，小海二骨之中央。
肩贞纹头上一寸，臑俞贞上骨下方。
天宗冈下窝正中，秉风冈上窝中央。
曲垣胛冈内上缘，陶道旁三外俞章。
大椎旁二中俞穴，天窗扶后肌后旁。
天容耳下曲颊后，颧髎颧骨下廉乡。
听宫之穴归何处，耳小瓣前陷中央。
头项耳目热神志，咽喉少泽通乳良。

足太阳膀胱经穴

七足太阳膀胱经，内眦上外是睛明。
眉头陷中攒竹取，眉冲直上旁神庭。
曲差庭旁一寸半，五处直后上星平。
承光通天络却穴，后行俱是寸半程。
玉枕脑户旁寸三，天柱筋外平哑门。
再下脊旁寸半循，第一大杼二风门，
三椎肺俞四厥阴，心五督六膈俞七，
九肝十胆仔细分，十一脾俞十二胃，
十三三焦十四肾，气海十五大肠六，
七八关元小肠分，十九膀胱廿中膂，
廿一椎旁白环俞，上次中下四髎穴，

骶骨两旁骨陷中，尾骨之旁会阳穴。
第二侧线再细详，以下挟脊开三寸，
二三附分魄户当，四椎膏肓神堂五，
六七譩嘻膈关藏，第九魂门阳纲十。
十一意舍二胃仓，十三肓门四志室，
十九胞肓廿一秩，承扶臀下横纹中，
殷门骨后肌中央，委阳腘窝外侧取。
浮郄委阳上一寸，委中腘窝纹中处，
纹下二寸寻合阳。承筋合阳承山间，
承山腨下分肉藏。飞扬昆仑上七寸，
跗阳踝上三寸良，昆仑外踝跟腱间，
仆参跟骨下陷方，外踝直下申脉穴，
踝前骹陷金门乡，大骨外侧寻京骨，
小趾本节束骨良，通谷节前陷中好。
至阴小趾爪角巧，六十七穴分三段，
头后外侧次第找。热病神志身后筋，
脏腑头项目背腰。

足少阴肾经穴

八足少阴肾经属，后内侧线足走腹。
足心凹陷是涌泉，舟骨之下取然谷。
太溪内踝后陷中，大钟溪泉稍后主。
水泉太溪下一寸，照海内踝尖下住。
复溜溪上二寸取，交信溜前胫骨后。
溪上五寸寻筑宾，膝内两筋取阴谷。
从腹中线开半寸，横骨平取曲骨沿。
大赫气穴并四满，中注肓俞平脐现。
商曲又凭下脘取，石关阴都通谷言。
幽门适当巨阙侧，诸穴相距一寸连。
再从中线开二寸，穴穴均在肋隙间。
步廊却近中庭穴，神封灵墟神藏兼。
彧中俞府平璇玑，都隔一肋仔细研。

肠腹泌尿生殖喉，肝心脾肺肾胱兼。

手厥阴心包经穴

九心包络手厥阴，上肢内侧正中行。
天池乳头外一寸，天泉腋下二寸循。
曲泽腱内横纹上，郄门去腕五寸寻。
间使腕后方三寸，内关掌后二寸停。
掌后纹中大陵穴，两条肌腱标准明。
劳宫屈指掌心取，中指末端是中冲。
心胸肺胃效皆好，诸痛痒疮亦可寻。

手少阳三焦经穴

十手少阳三焦属，上外中线头侧绕。
关冲无名指甲外，液门握拳指缝讨。
中渚液门上一寸，阳池腕表有陷凹。
腕后二寸取外关，支沟腕后三寸安。
会宗沟外横一寸，三阳络在四寸间。
肘前五寸寻四渎，肘上一寸天井见。
肘上二寸清冷渊，消泺渊臑正中间。
臑会三角肌后下，肩髎肩峰后下陷。
天髎肩井曲垣间，天牖天容肌后缘。
乳突颌角取翳风，乳突中央瘈脉现。
乳突前上颅息取，折耳耳尖角孙连。
耳门屏上切迹前，和髎发后耳根前。
欲知丝竹空何在，眼眶外缘眉梢陷。
头侧耳目肋热喉，腹胀水肿遗尿癃。

足少阳胆经

十一胆经足少阳，从头走足行身旁。
外眦五分瞳子髎，听会耳前珠陷详。
上关下关上一寸，以下五穴细推商。
头维胃经连额厌，悬颅悬厘在下方。
曲鬓角孙前寸标，头维曲鬓串一行。

五穴间隔均相等，率谷入发寸半量。
天冲率后斜五分，浮白天冲完骨间。
窍阴乳突后上方，完骨乳尖后下方。
本神神庭三寸旁，阳白眉上一寸量。
入发五分头临泣，庭维之间取之良。
目窗正营及承灵，相距寸和寸半量。
脑空脑户旁二寸，粗隆上缘外两旁。
风池耳后发际陷，颅底筋外有陷凹。
肩井大椎肩峰间，渊腋腋下四肋间。
辄筋渊腋前一寸，日月乳下三肋现。
京门十二肋骨端，带脉脐下平脐看。
五枢髂前上棘前，略下五分维道见。
居髎前棘转子取，环跳髀枢陷中间。
风市横纹上七寸，其下二寸中渎陈。
阳关阳陵上三寸，腓骨前下阳陵泉。
外丘阳交骨前后，外踝尖上七寸云。
光明踝五阳辅四，踝上三寸悬钟寻。
踝前下陷丘墟闻，临泣四趾本节扪。
侠溪穴与地五会，跖趾关节前后寻。
四趾外端足窍阴，四十四穴仔细吟。
头侧耳目鼻喉恙，热病胸肋身侧祥。

足厥阴肝经穴

十二肝经足厥阴，下肢内前八寸分。
大敦拇趾外甲角，距趾甲角一分凭。
行间太冲节前后，踝前筋内取中封。
踝上五寸蠡沟穴，中都踝上七寸擒。
膝关阴陵后上一，曲泉屈膝尽横纹。
阴包膝上四寸取，五里气冲下三寸。
阴廉气二动脉中，急脉阴旁二五分。
十一肋端章门是，乳下二肋寻期门。
肝病妇科前阴病，疏肝行气理疝灵。

督脉穴

十三督脉行脊梁，尾闾骨端是长强。
二十一椎为腰俞，十六阳关平髋量。
命门十四三悬枢，十一椎下脊中藏。
中枢十椎九筋缩，七椎之下乃至阳。
六椎灵台五神道，三椎之下身柱藏，
陶道一椎之下取，大椎就在一椎上。
哑门入发五分处，风府一寸宛中当。
府上寸半寻脑户，强间户上寸半量。
后顶再上一寸半，百会七寸顶中央。
前顶囟会俱寸五，上星入发一寸量。
神庭五分入发际，素髎鼻尖准头乡。
水沟鼻唇沟上取，兑端上唇尖端藏。
龈交上齿龈缝里，经行背头居中央。
脑病为主次分段，急救热病及肛肠。

任脉穴

十四任脉走胸腹，直线上行居正中。
会阴两阴中间取，曲骨耻骨联合从。
中极关元石门穴，每穴相距一寸均。
气海脐下一寸半，脐下一寸阴交明。
肚脐中央名神阙，脐上诸穴一寸匀。
水分下脘与建里，中脘上脘巨阙行，
鸠尾岐骨下一寸，中庭膻下寸六凭。
膻中正在两乳间，玉堂紫宫华盖重。
相距一肋璇玑穴，胸骨上缘天突通。
廉泉颌下结喉上，承浆颐前下唇中。
强壮为主次分段，泌尿生殖作用宏。

井荥俞原经合歌

少商鱼际与太渊，经渠尺泽肺相连。

商阳二三间合谷，阳溪曲池大肠牵。
厉兑内庭陷谷胃，冲阳解溪三里连。
隐白大都足太阴，太白商丘并陵泉。
少冲少府属于心，神门灵道少海寻。
少泽前谷后溪腕，阳谷小海小肠经。
至阴通谷束京骨，昆仑委中膀胱焉。
涌泉然谷与太溪，复溜阴谷肾经传。
中冲劳宫心包络，大陵间使曲泽联。
关冲液门中渚焦，阳池支沟天井索。
窍阴侠溪临泣胆，丘墟阳辅阳陵泉。
大敦行间太冲看，中封曲泉属于肝。

（原载于《医经小学》，后《针灸大成》亦刊载）

原络穴歌

明　杨继洲

肺原太渊络列缺，大肠合谷偏历穴。
胃经冲阳络丰隆，脾原太白公孙也。
心原神门络通里，小肠支正腕骨别。
膀胱京骨络飞扬，肾经太溪大钟歇。
心包大陵络内关，三焦阳池外关且。
胆原丘墟光明络，肝原太冲蠡沟穴。
督络长强任鸠尾，脾之大络大包确。

十六郄穴歌

郄义即孔隙，本属气血集。肺向孔最取，
大肠温溜列，胃经是梁丘，脾属地机穴；
心则取阴郄，小肠养老列，膀胱金门守，
肾向水泉施；心包郄门刺，三焦会宗持，

胆郄在外丘，肝经中都是；阳跷跗阳走，
阴跷交信期，阳维阳交穴，阴维筑宾知。

十二募穴歌

天枢大肠肺中府，关元小肠巨阙心，
中极膀胱京门肾，胆日月肝期门寻，
脾募章门胃中脘，气化三焦石门针，
心包募穴何处取？胸前膻中觅浅深。

八会穴歌

腑会中脘脏章门，髓会绝骨筋阳陵，
血会膈俞骨大杼，脉太渊气膻中存。

八法交会歌

内关相应是公孙，外关临泣总相同，
列缺交经通照海，后溪申脉亦相从。

八脉交会八穴歌

公孙冲脉胃心胸，内关阴维下总同，
临泣胆经连带脉，阳维目锐外关逢，
后溪督脉内眦颈，申脉阳跷络亦通，
列缺任脉行肺系，阴跷照海膈喉咙。

（出自《医经小学》）

十二经子母穴补泻歌

肺泻尺泽补太渊，大肠二间曲池间；
胃泻厉兑解溪补，脾在商丘大都边；
心先神门后少冲，小肠小海后溪连；
膀胱束骨补至阴，肾泻涌泉复溜焉；
包络大陵中冲补，三焦天井中渚痊；
胆泻阳辅补侠溪，肝泻行间补曲泉。
五输五行相配合，实泻其子大病安；
井荥输经合五穴，虚补其母顺势间。

（出自清 李学川《绘图针灸易学》）

十二背俞穴歌

三椎肺俞厥阴四，心五肝九十胆俞，
十一脾俞十二胃，十三三焦椎旁居，
肾俞却与命门平，十四椎外穴是真，
大肠十六小十七，膀胱俞与十九平。

下合穴歌

胃经下合三里乡，上下巨虚大小肠。
膀胱当合委中穴，三焦下合属委阳。

四总穴歌

肚腹三里求，腰背委中留，头项寻列缺，
口面合谷收，酸痛取阿是，胸胁内关谋。

（首见于明代朱权《乾坤生意》（佚），后徐凤收于
《针灸大全》）

马丹阳十二穴歌

明　徐凤

三里内庭穴，曲池合谷接，委中配承山，太冲昆仑穴，
环跳与阳陵，通里并列缺，合担用法担，合截用法截，
三百六十穴，不出十二诀。治病如神灵，浑如汤泼雪。
北斗降真机，金锁教开彻。至人可传授，匪人莫浪说。
三里膝眼下，三寸两筋间。能通心腹胀，善治胃中寒，
肠鸣并泄泻，腿肿膝胻酸，伤寒羸瘦损，气蛊及诸般。
年过三旬后，针灸眼更宽。取穴当审的，八分三壮安。
内庭次趾外，本属足阳明。能治四肢厥，喜静恶闻声，
瘾疹咽喉痛，数欠及牙疼，疟疾不能食，针着便惺惺。
曲池拱手取，屈肘骨边求。善治肘中痛，偏风手不收，
挽弓开不得，筋缓莫梳头，喉闭促欲死，发热更无休，
偏身风癣癞，针著即时瘳。合谷在虎口，两指歧骨间。
头疼并面肿，疟疾热还寒，齿龋鼻衄血，口噤不开言。
针入五分深，令人即便安。委中曲腘里，横纹脉中央。
腰痛不能举，沉沉引脊梁，酸疼筋莫展，风痹复无常，
膝头难伸屈，针入即安康。承山名鱼腹，腨肠分肉间。
善治腰疼痛，痔疾大便难，脚气并膝肿，辗转战疼酸，
霍乱及转筋，穴中刺便安。太冲足大趾，节后二寸中。
动脉知生死，能医惊痫风，咽喉并心胀，两足不能行，
七疝偏坠肿，眼目似云朦，亦能疗腰痛，针下有神功。
昆仑足外踝，跟骨上边寻。转筋腰尻痛，暴喘满冲心，
举步行不得，一动即呻吟。若欲求安乐，须于此穴针。
环跳在髀枢，侧卧屈足取。折腰莫能顾，冷风并湿痹，
腿胯连腨痛，转侧重欷歔。若人针灸后，顷刻病消除。
阳陵居膝下，外廉一寸中。膝肿并麻木，冷痹及偏风，

举足不能起，坐卧似衰翁。针入六分止，神功妙不同。
通里腕侧后，去腕一寸中。欲言声不出，懊憹及怔忡。
实则四肢重，头腮面颊红，虚则不能食，暴喑面无容。
毫针微微刺，方信有神功。列缺腕侧上，次指手交叉。
善疗偏头患，遍身风痹麻。痰涎频壅上，口噤不开牙，
若能明补泻，应手即如拿。

回阳九针歌

明　高武

哑门劳宫三阴交，涌泉太溪中脘接，
环跳三里合谷并，此是回阳九针穴。

行针指要歌

明　高武

或针风，先向风府百会中。
或针水，水分挟脐上边取。
或针结，针着大肠泄水穴。
或针劳，须向膏肓及百劳。
或针虚，气海丹田委中奇。
或针气，膻中一穴分明记。
或针嗽、肺俞风门须用灸。
或针痰，先针中脘三里间。
或针吐，中脘气海膻中补。
翻胃吐食一般医，针中有妙少人知。

孙思邈先生针十三鬼穴歌
明 徐凤

百邪癫狂所为病，针有十三穴须认。
凡针之体先鬼宫，次针鬼信无不应。
一一从头逐一求，男从左起女从右。
一针人中鬼宫停，左边下针右出针。
第二手大指甲下，名鬼信刺三分深。
三针足大趾甲下，名曰鬼垒入二分。
四针掌后大陵穴，入寸五分为鬼心。
五针申脉名鬼路，火针三下七锃锃。
第六却寻大杼上，入发一寸名鬼枕。
七刺耳垂下五分，名曰鬼床针要温。
八针承浆名鬼市，从左出右君须记。
九针间使鬼市上，十针上星名鬼堂。
十一阴下缝三壮，女玉门头为鬼藏。
十二曲池名鬼臣，火针仍要七锃锃。
十三舌头当舌中，此穴须名是鬼封。
手足两边相对刺，若逢孤穴只单通。
此是先师真口诀，狂猖恶鬼走无踪。

长桑君天星秘诀歌

天星秘诀少人知，此法专分前后施。
若是胃中停宿食，后寻三里起璇玑。
脾病血气先合谷，后刺三阴交莫迟。
如中鬼邪先间使，手臂挛痹取肩髃。
脚若转筋并眼花，先针承山次内踝。
脚气酸痛肩井先，次寻三里阳陵泉。
如是小肠连脐痛，先刺阴陵后涌泉。

耳鸣腰痛先五会，次针耳门三里内。

小肠气痛先长强，后刺大敦不要忙。

足缓难行先绝骨，次寻条口及冲阳。

牙疼头痛兼喉痹，先刺二间后三里。

胸膈痞满先阴交，针到承山饮食喜。

肚腹浮肿胀膨膨，先针水分泻建里。

伤寒过经不出汗，期门三里先后看。

寒疟面肿及肠鸣，先取合谷后内庭。

冷风湿痹针何处？先取环跳次阳陵。

指痛挛急少商好，依法施之无不灵。

此是桑君真口诀，时医莫作等闲轻。

（首见于明代朱权《乾坤生意》（佚），后徐凤收于
《针灸大全》）

治病十一证歌

明 徐凤

攒竹丝空主头疼，偏正皆宜向此中，
更去大都徐泻动，风池又刺三分深；
曲池合谷先针泻，永与除疴病不侵，
依此下针无不应，管教随手便安宁。
头风头痛与牙疼，合谷三间两穴寻，
更向大都针眼痛，太渊穴内用针行。
牙疼三分针吕细，齿痛依前指上明，
更推大都左之右，交互相迎仔细寻。
听会兼之与听宫，七分针泻耳中聋，
耳门又泻三分许，更加七壮灸听宫；
大肠经内将针泻，曲池合谷七分中，
医者若能明此理，针下之时便见功。
肩背并和肩膊痛，曲池合谷七分深，

未愈尺泽加一寸，更于三间次第行；
各入七分于穴内，少海二府刺心经，
穴内浅深依法用，当时蠲疾两之经。
咽喉以下至于脐，胃脘之中百病危，
心气痛时胸结硬，伤寒呕哕闷涎随；
列缺下针三分许，三分针泻到风池，
二指三间并三里，中冲还刺五分依。
汗出难来刺腕骨，五分针泻要君知，
鱼际经渠并通里，一分针泻汗淋漓；
二指三间及三里，大指各刺五分宜，
汗至如若通遍体，有人明此是良医。
四肢无力中邪风，眼涩难开百病攻，
精神昏倦多不语，风池合谷用针通；
两手三间随后泻，三里兼之与太冲，
各入五分于穴内，迎随得法有神功。
风池手足指诸间，右瘫偏风左曰瘫，
各刺五分随后泻，更灸七壮便身安；
三里阴交行气泻，一寸三分量病看，
每穴又加三七壮，自然瘫痪即时安。
肘痛将针刺曲池，经渠合谷共相宜，
五分针刺于二穴，疟病缠身便得离；
未愈更加三间刺，五分深刺莫忧疑；
又兼气痛增寒热，间使行针莫用迟。
腿胯腰痛痞气攻，髋骨穴内七分穷，
更针风市兼三里，一寸三分补泻同；
又去阴交泻一寸，行间仍刺五分中，
刚柔进退随呼吸，去疾除痞捻针功。
肘膝疼时刺曲池，进针一寸是便宜，
左病针右右针左，依此三分泻气奇，
膝痛三分针犊鼻，三里阴交要七次，
但能仔细寻其理，劫病之功在片时。